duizhenganmo
yangliaoquanshu

对症按摩

养疗全书

时素华 编著

中国纺织出版社

图书在版编目(CIP)数据

对症按摩养疗全书 / 时素华编著. -- 北京 : 中国纺织出版社, 2016.6（2024.1重印）

ISBN 978-7-5180-2403-2

Ⅰ. ①对… Ⅱ. ①时… Ⅲ. ①按摩疗法（中医）Ⅳ. ①R244.1

中国版本图书馆CIP数据核字（2016）第040737号

策划编辑：樊雅莉　　责任印制：王艳丽

中国纺织出版社出版发行

地址：北京市朝阳区百子湾东里A407号楼　邮政编码：100124

销售电话：010—67004422　传真：010—87155801

http: //www.c-textilep. com

E-mail: faxing@c-textilep. com

中国纺织出版社天猫旗舰店

官方微博http://weibo.com/2119887771

金世嘉元（唐山）印务有限公司　各地新华书店经销

2016年6月第1版　2024年1月第3次印刷

开本：710×1000　1/16　印张：14

字数：126千字　定价：49.80元

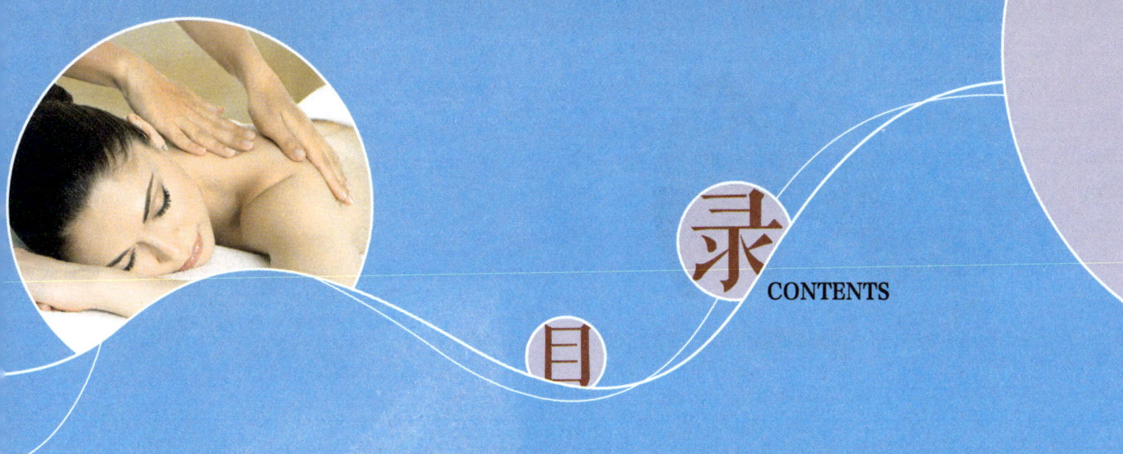

目录 CONTENTS

第一章 按摩基础知识

第二章 日常按摩养生操

第三章 日常保健养生按摩

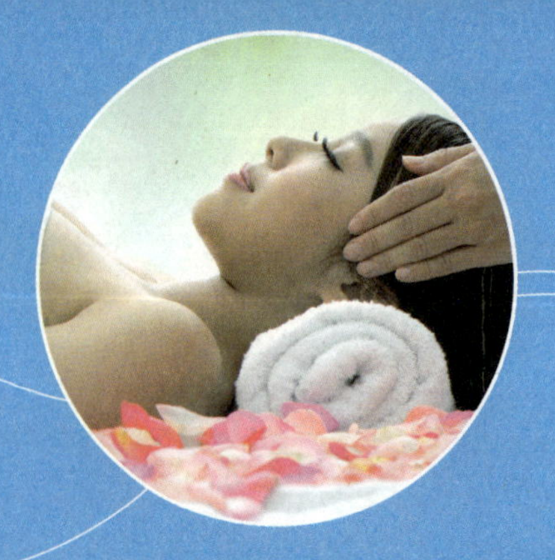

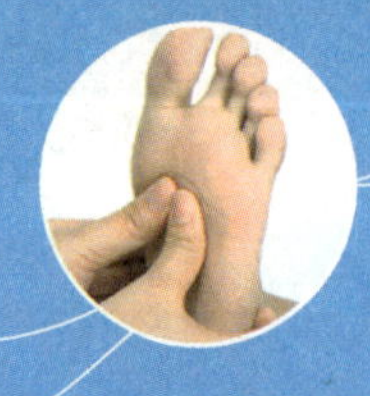

第四章 缓解常见不适的按摩

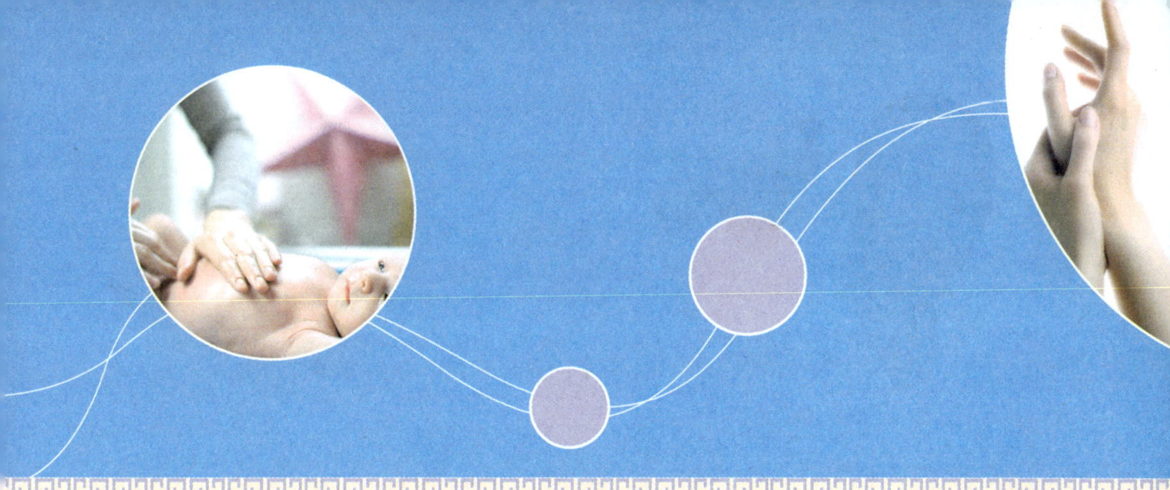

第五章 调理慢性病的按摩

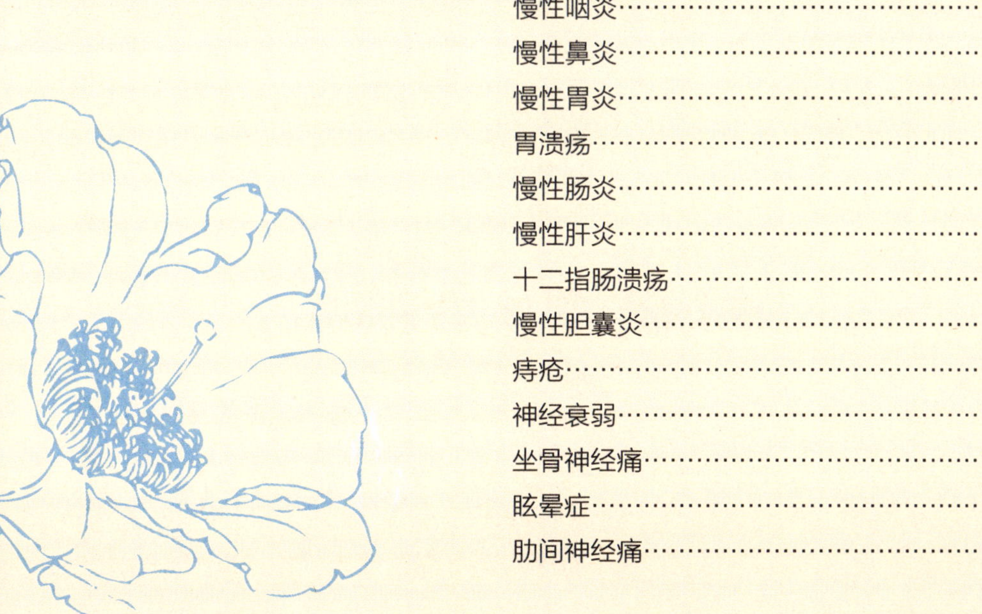

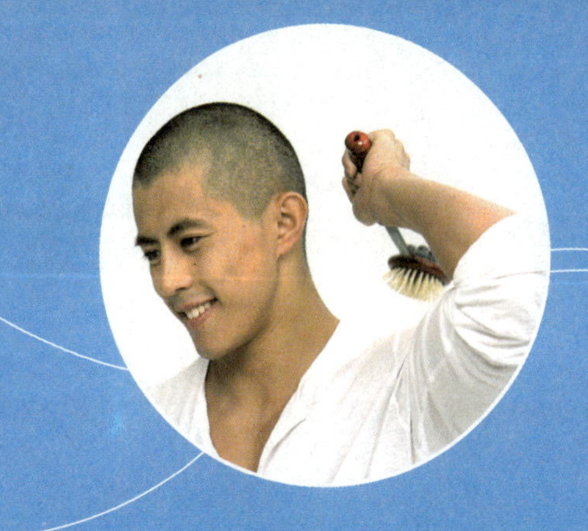
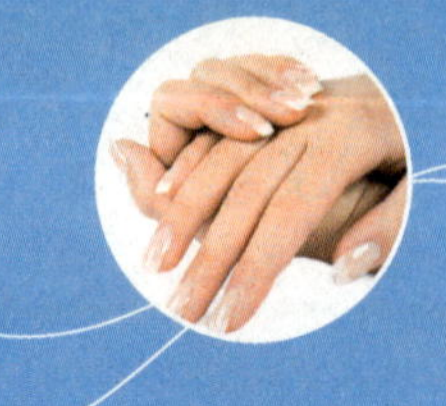
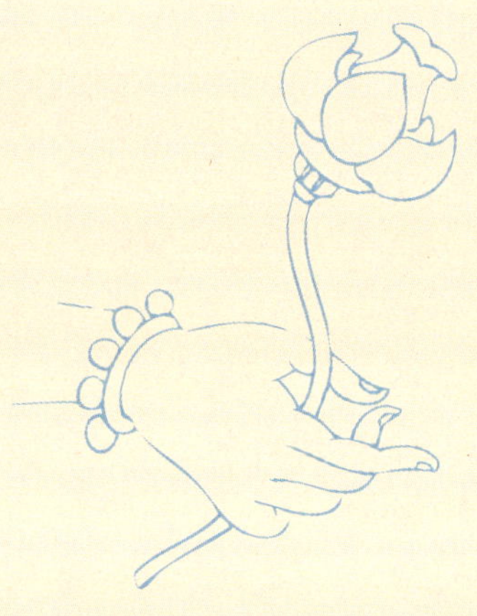

第六章 塑身美容按摩

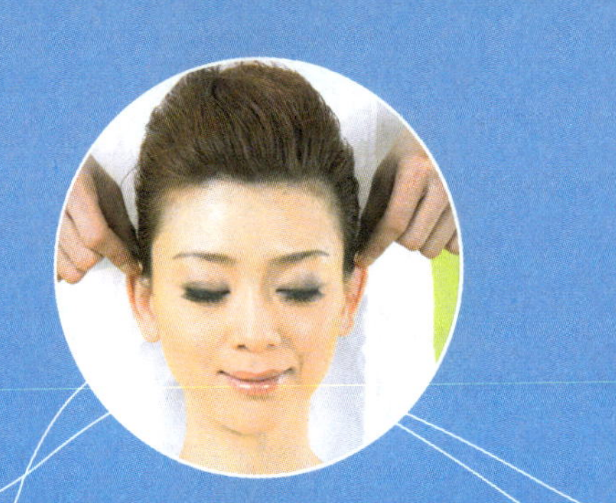

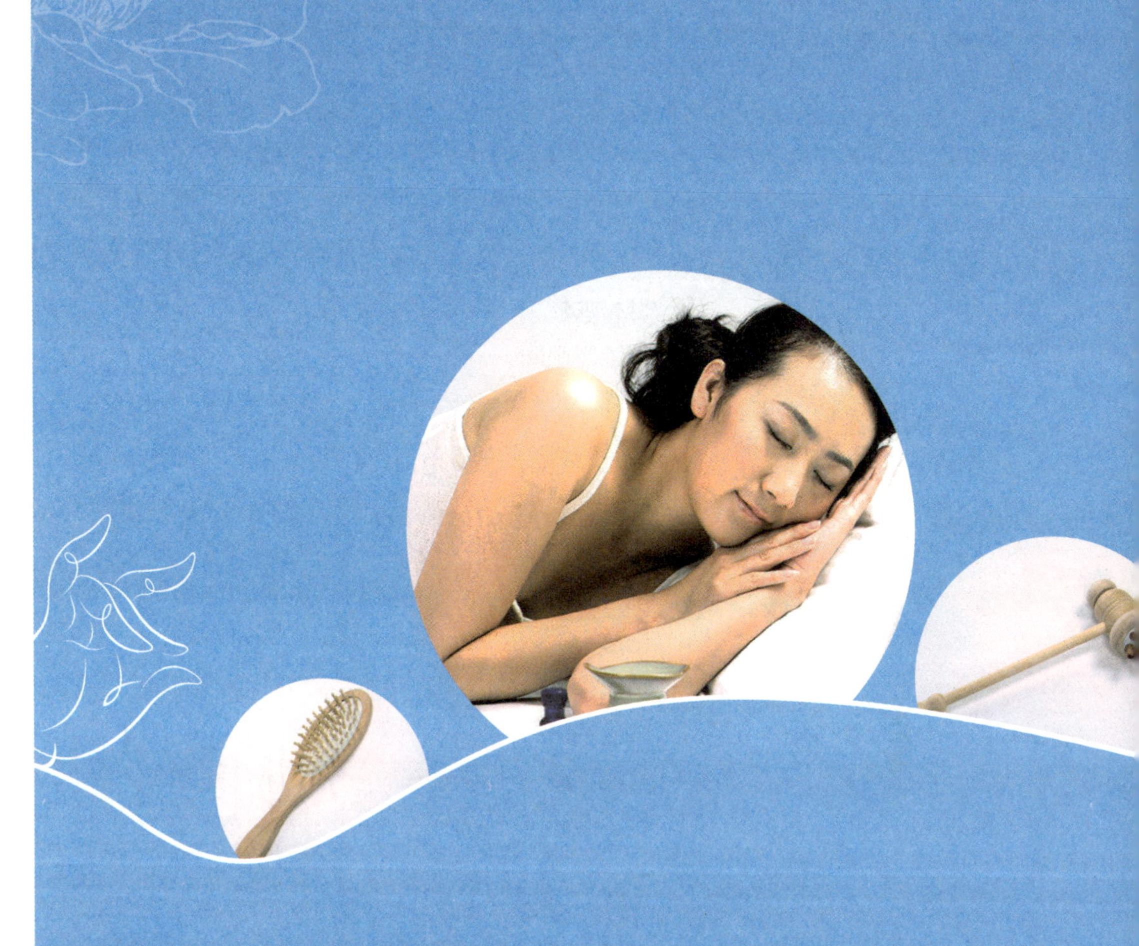

按摩是中国古老的医疗方法，要使按摩达到更好的效果，需要我们掌握按摩手法、正确使用按摩工具和了解按摩的禁忌。

第一章 按摩基础知识

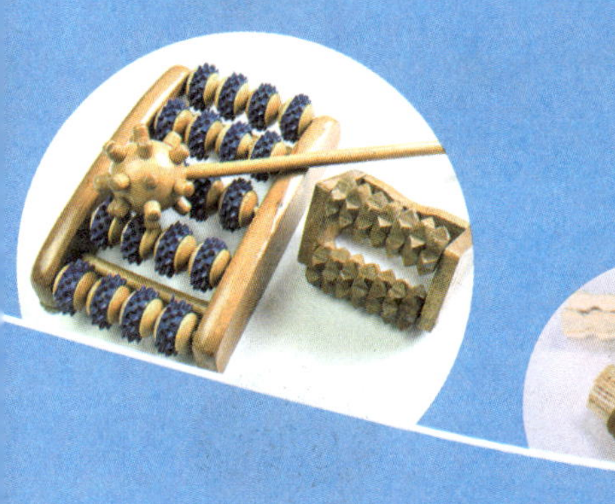

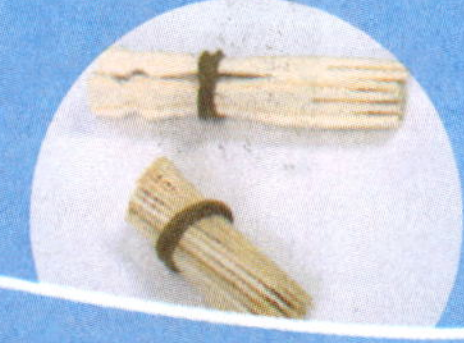

按摩手法

按摩手法有许多种，常用的按摩方法有推法、按法、摩法、揉法、捏法等。对于初学者而言，一定要选对正确的按摩手法，因为不同的按摩手法所产生的刺激作用是不一样的，不同的按摩手法治疗作用也不一样。

中医学上，疾病有虚实之分，“虚”是指机体正气不足，功能低下；“实”是指机体邪气聚集，正亦不虚。而不虚不实的状态就是健康了。

针对疾病的虚实，按摩一般选用推法来治疗虚证，选用按法、揉法治疗实证。所以说，在治疗疾病时，一定要注意手法的选择，选错手法，对疾病不仅无益，反而有害。

现在将按摩常用且简单易学的几种方法介绍如下。

推法

▸ **概念** ◂ 用拇指指腹端或食指、中指、无名指的指腹端以及除拇指以外的手掌着力，也可以肘尖施力，以与肌肤平行的方向推动。

▸ **功能** ◂ 促进血液循环，放松皮肤，有利于神经调节。

▸ **注意事项** ◂

① 用推法加强血液循环时，用力方向一定要从肢体末梢再到心脏；缓解疼痛时，一定要从心脏到肢体末梢的方向推。

② 推法用力一定要轻，速度要快，每分钟约 200 次。

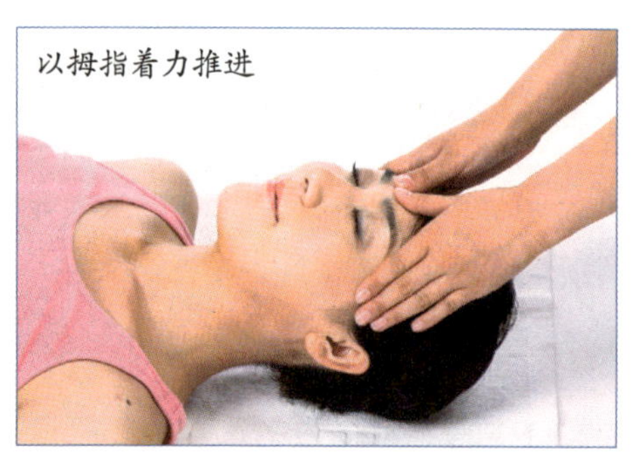

以拇指着力推进

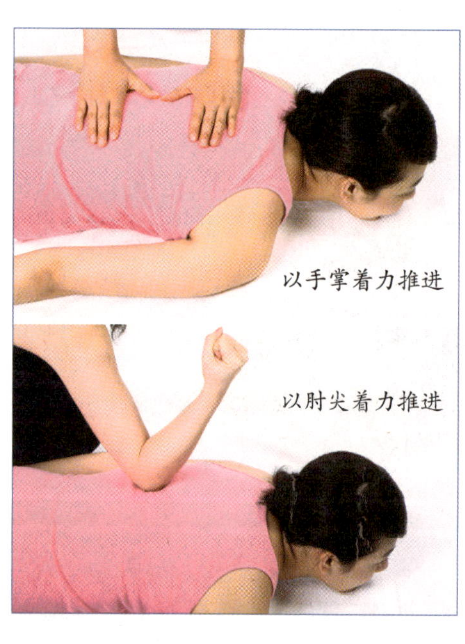

以手掌着力推进

以肘尖着力推进

点法

▸ **概念** ◂ 用指端或指间关节等突起部位，固定于体表某个部位或穴位上点压的方法。

▸ **功能** ◂ 疏通经络，调理脏腑，活血止痛。

▸ **注意事项** ◂

① 用点法按摩时，要以指端或指间关节

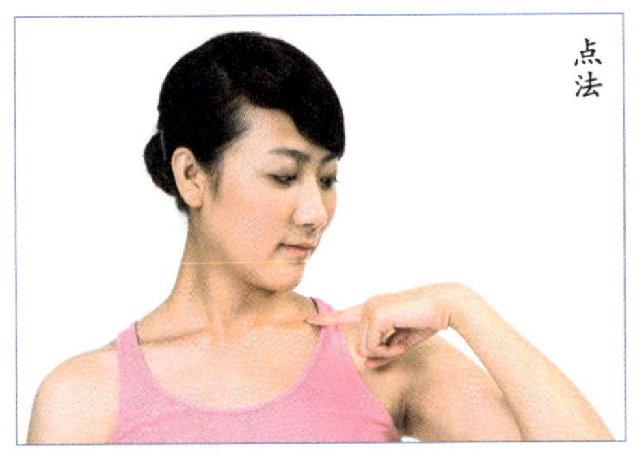
点法

垂直用力，并逐渐加重。

② 操作时间宜短，点到而止。

振颤法

▸ **概念** ◂ 用手掌或中指着力于施治部位或穴位，做上下、左右急剧高频率连续振颤的方法。

▸ **功能** ◂ 祛瘀消积，顺理气血，镇静安神。

▸ **注意事项** ◂

① 操作时，前臂和手部的肌肉要强有力地做静止性用力，意集气随，发力于手指、手掌，不可用力下按。

② 本法特点是速度快、频率高、刺激小。

③ 本法适用于全身各部经穴，可作为治疗胸腹胀痛、消化不良、头痛、失眠、健忘等症的常用辅助手法。

按法

▸ **概念** ◂ 用指端按压穴位或者用全手掌、肘尖按压穴位，停留时间较长。

▸ **功能** ◂ 抑制机体神经亢进，消除肌肉紧张，去除神经性疼痛。

▸ **注意事项** ◂

① 按法操作时，一定要注意在患者呼气时，逐渐加大力度；在患者吸气时，缓慢减轻力度。

② 按法用力大小应根据患者的体质、施术部位、病情加以综合考虑。例如在胸腹部，老人、儿童要用力轻柔；背腰部，青壮年用力宜重一些。

③ 用指端按压时，用力较轻柔；用掌心、肘尖按压时，用力较大。

④ 速度可以每分钟 10 ~ 20 次不等。

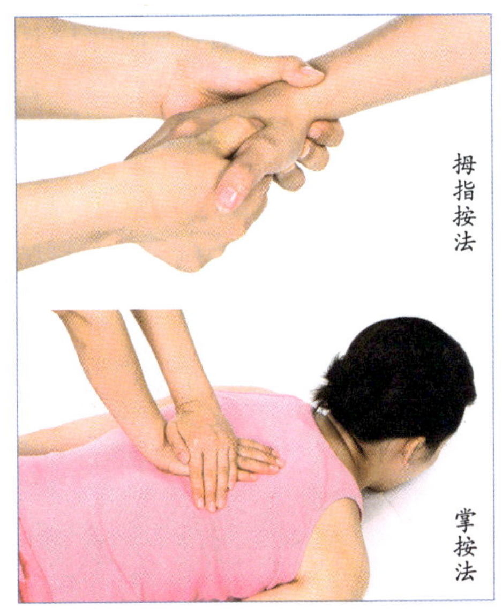
拇指按法

掌按法

掐法

▸ **概念** ◂ 用手指指甲按压穴位的手法，常用于人中等感觉较敏锐的穴位。

▸ **功能** ◂ 疏通经络，运行气血，开窍醒脑，回阳救逆。

▸ **注意事项** ◂

① 操作时应垂直用力按压，不能抠动，以免掐破皮肤。

② 掐后常继以揉法，以缓和刺激。

③ 不宜长时间反复应用。

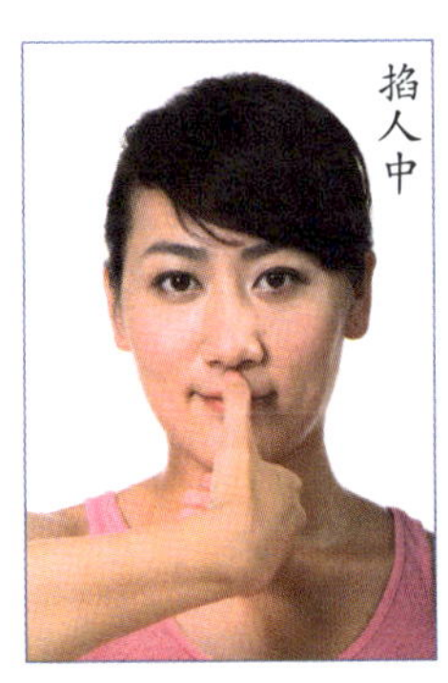
掐人中

摩法

▶ **概念** ◀ 用手指端或者掌心以一点为中心，做环形摩擦，直至肌肤产生热感。

▶ **功能** ◀ 加强机体血液循环，祛除寒邪，疏通经络，缓解疲劳。

▶ **注意事项** ◀

① 摩法操作时，按摩者肘关节和腕关节要放松，呈自然状态，尽量做到用力均匀，因为摩法是在肌肤表面操作，活动范围较大，时间较长。

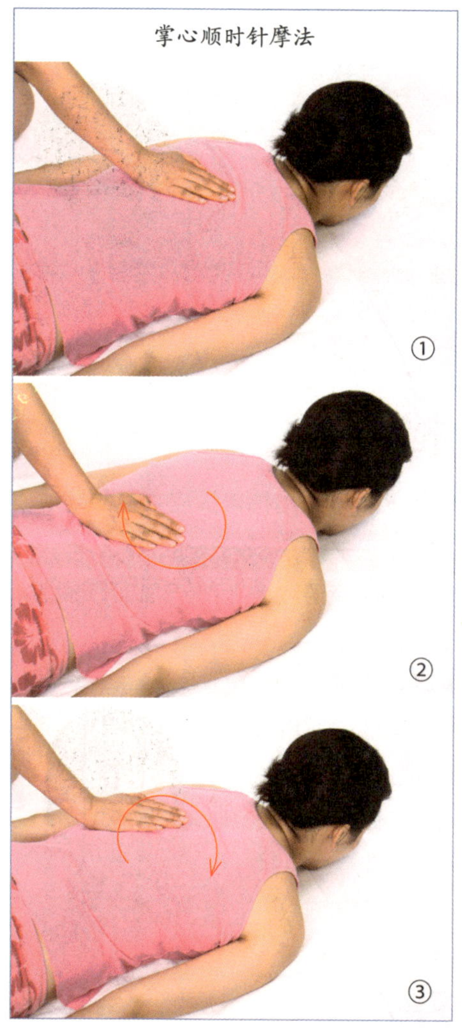
掌心顺时针摩法

② 摩法用于胸腹部时，用力一定要轻快柔和，每分钟 100 ~ 150 次。如用力缓慢柔和，每分钟可保持在 60 次左右。

揉法

▶ **概念** ◀ 用手指指端、手掌鱼际部或者掌根部在体表部位做揉压的环形动作。

▶ **功能** ◀ 促进血液循环，驱除寒邪，疏通经络，缓解疲劳。

▶ **注意事项** ◀

① 揉法操作时，腕关节要放松，尽量不要选用固定的姿势，因为长时间保持一个姿势，会给按摩者本人带来伤害。

② 按摩时，一定要不停地在被揉处揉动，千万不要按而不动，而且揉动时要带动局部组织一起运动。

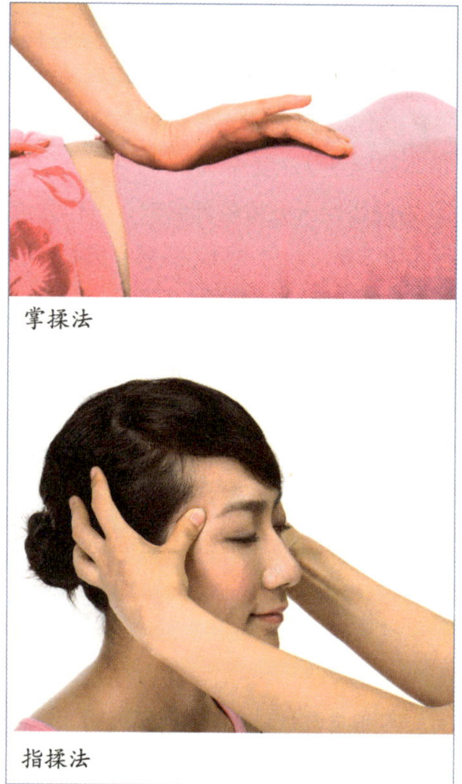
掌揉法

指揉法

③ 揉法轻快柔和，柔中有刚，速度每分钟 100 ~ 150 次。

搓法

▸ **概念** ◂ 指用双手掌面夹住施术部位，相对用力做快速搓揉，同时做上下往返移动的手法。

▸ **功能** ◂ 通经活络，调和气血，放松肌肉，缓解疲劳。

▸ **注意事项** ◂

① 用力要均匀，上下往返移动。

② 搓揉动作要灵活而连贯。

③ 搓揉动作要快，但在足部的移动要慢。

捏法

▸ **概念** ◂ 分别用双手拇指、食指两指或用拇指、食指、中指三指在身体皮肤上拿捏。

▸ **功能** ◂ 加强机体血液循环，解除疲劳感。

▸ **注意事项** ◂

① 捏法操作时，一定要同时捏住皮肤表皮及其皮下组织。

② 用力一定要轻快并且柔和。

③ 尽量用两只手操作、拿捏，双手交替向前移动。

④ 速度保持匀速，力度均匀。

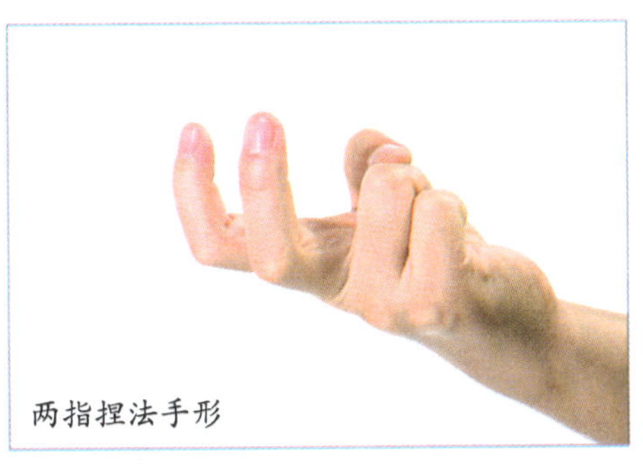

两指捏法手形

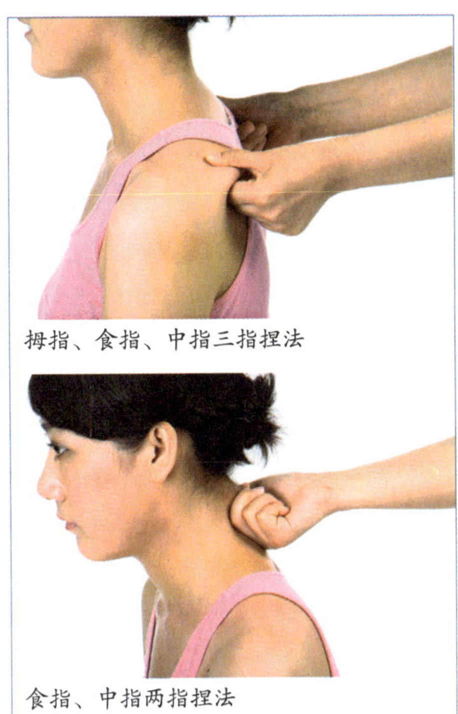

拇指、食指、中指三指捏法

食指、中指两指捏法

抖法

▸ **概念** ◂ 用双手握住被按摩者的腕（或踝）部做上下左右的小幅度摆动，使波动感上传至肩肘部或小腿部。

▸ **功能** ◂ 增强身体机能。

▸ **注意事项** ◂

① 操作时，按摩者本人腰部稍稍向前弯曲，被按摩者上肢或下肢要放松，并将肢体向外伸展。

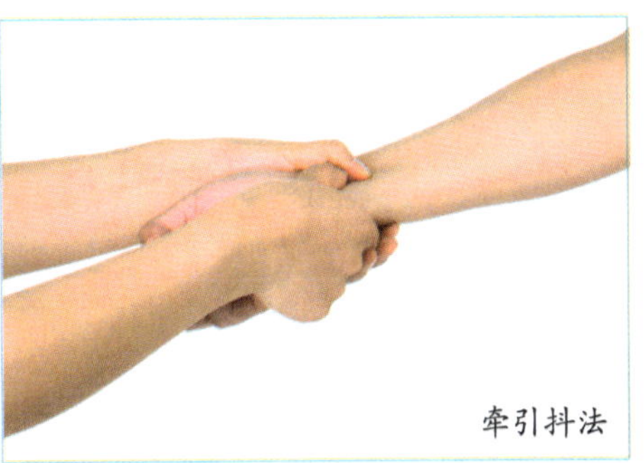

牵引抖法

② 抖动速度大约 10 秒完成一次，反复做 6 ~ 7 次即可。

勒法

▶ 概念 ◀ 用屈曲的食指、中指第二节夹持病人手指根部，拇指置于食指弯内，快速拉滑，发出“嘎”声，如此反复数次。

▶ 功能 ◀ 通利关节，消炎止痛，改善末梢血液循环，刺激末梢神经。

▶ 注意事项 ◀ 常用于辅助治疗手指麻木或屈伸不利等症。

捻法

▶ 概念 ◀ 用拇指、食指捏住一定部位，两指相对做搓揉动作的方法。

▶ 功能 ◀ 滑利关节，畅通气血，消肿止痛。

▶ 注意事项 ◀

① 动作要快速、灵活、轻巧。

② 一般适用于四肢小关节。

擦法

▶ 概念 ◀ 擦法分为手指擦法、鱼际擦法和掌擦法 3 种。手指擦法是用拇指、食指、无名指和小指的指腹面来回摩擦肌肤；鱼际擦法是用手掌的大鱼际或小鱼际来回摩擦肌肤；掌擦法是用手掌来回摩擦肌肤。

▶ 功能 ◀ 加强血液循环，祛除寒邪，疏通经络。

▶ 注意事项 ◀

① 擦法操作时，切记应紧贴皮肤，直线往返。

② 按摩者用力一定要均匀且柔和，千万不能屏气操作。

③ 速度每分钟 12 ~ 15 个来回。

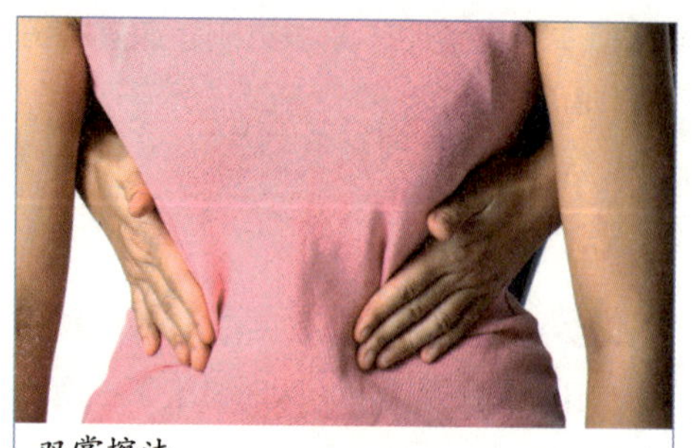

双掌擦法

单掌擦法①

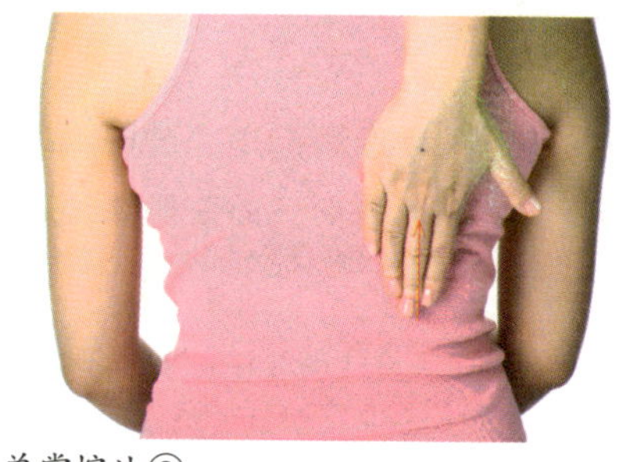

单掌擦法②

踩法

▶ 概念 ◀ 足部踩踏肢体一定部位的方法。

▶ 功能 ◀ 解痉止痛，开通闭塞，舒经活血。

▶ 注意事项 ◀

① 操作时，被按摩者俯卧，全身放松，切勿憋气用力，胸部和大腿部各垫枕头。

② 施术者单手或双手握住预先设置好的环架或持杖，以提气轻身，控制自身重量。

③ 踩踏时根据被按摩者体质和病情轻重，选择足尖、足跟或全足掌着力，于腰骶部及大腿部进行踩压、揉搓或点穴，先轻后

重，逐渐加力，一踩一松，以能耐受为度。

④ 本法刺激量大，一定要谨慎实施，临床常用于腰椎间盘突出症的辅助治疗。

击打法

▸ **概念** ◂ 用手指敲打穴位的方法，也就是说按摩者的五指微屈，用五指指端击打穴位，也叫叩法。也可以使用击打棒击打。

▸ **功能** ◂ 能减缓疲劳，疏通经络气血。按摩者疲劳时，可用此法稍做休息，同时也能达到按摩效果。

▸ **注意事项** ◂

① 操作时，按摩者腕关节放松，双手可交替进行，也可同时进行。

② 速度每分钟 150 次左右。

③ 此法多用于头部疾病。

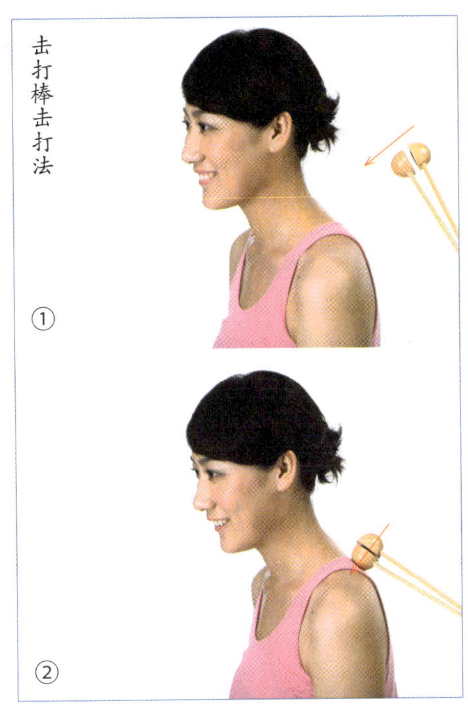
击打棒击打法 ① ②

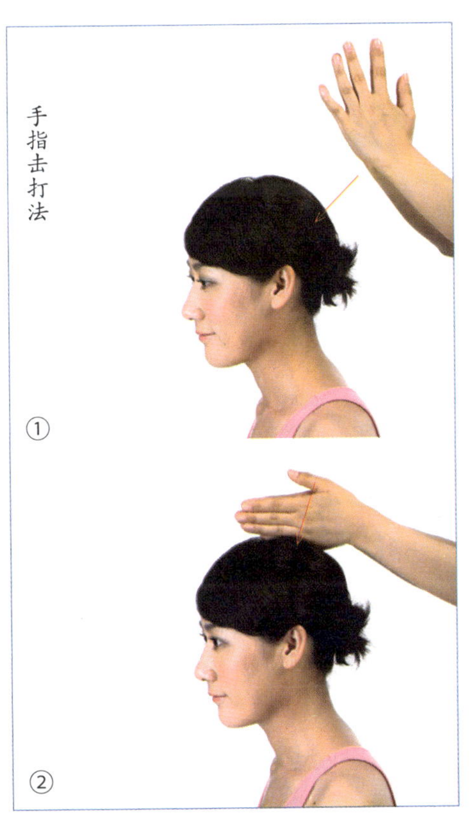
手指击打法 ① ②

拍法

▸ **概念** ◂ 五指并拢，掌指关节微屈，用虚掌拍打；或者五指并拢，用手掌尺侧（靠近小手指那侧）拍打。

▸ **功能** ◂ 消除肌肉紧张，缓解疲劳，疏通气血。

▸ **注意事项** ◂

① 操作时，按摩者腕关节放松，被按摩者也要全身放松配合操作。按摩者可一只手固定要拍打部位，另一只手进行操作。

② 用力轻、快、稳，而且要均匀，双手可交替进行。

③ 速度每分钟 150 次左右。

捏脊法

▸ **概念** ◂ 用双手拇指桡侧面顶住脊柱两侧皮肤，以食指、中指按压，且必须与拇指同时用力，逐渐捻动向前移。

▸ **功能** ◂ 疏通气血，通达经络，祛除邪气。

▸ **注意事项** ◂

① 捏脊法操作时，一定要做到快速，随捏随起，不能多停留。

② 操作时，一般自尾骨端顺脊柱向上移动。用力适当、均匀。

③ 速度均匀，每次操作 7 遍为宜。治感冒及小儿积食效果尤佳。

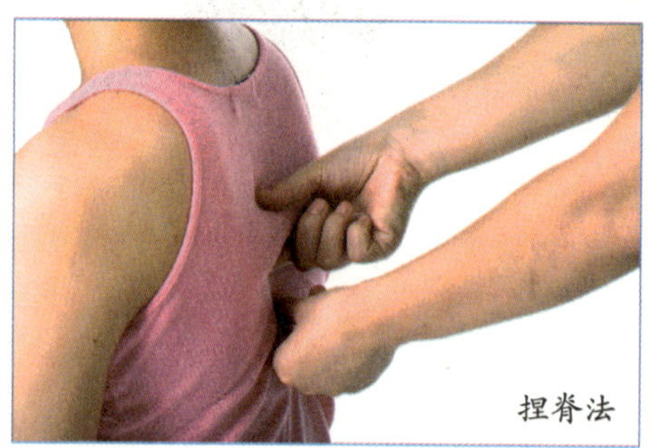

捏脊法

拿法

▸ **概念** ◂ 手指呈钳形，提拿局部肌肉或肌筋的方法。

▸ **功能** ◂ 通经活络，行气开窍，祛风散寒，解痉止痛。

▸ **注意事项** ◂

① 用拿法操作时，腕关节要放松，摆动灵活。

② 用指拿法或掌拿法提起肌肉时，注意不要掐皮肤。

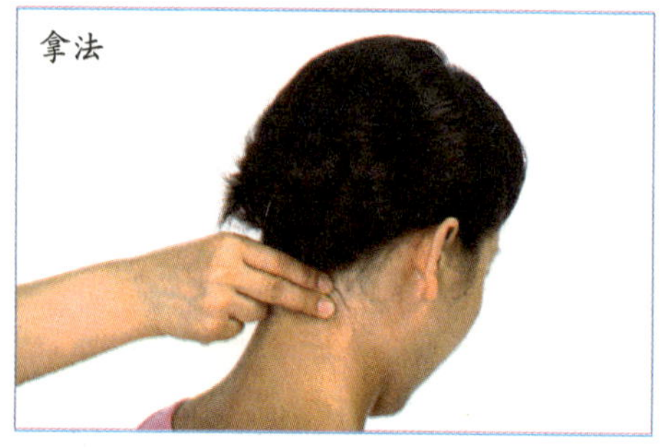

拿法

③ 动作宜缓和、有连贯性。

④ 频率为每分钟 60 ~ 80 次。

⑤ 手指之间相对用力，力量由轻而重。

㨰法

▸ **概念** ◂ 用手掌的背面小指尺侧部在肌肤表面用力，通过腕关节做屈伸、外旋运动，使手掌来回连续运动。

▸ **功能** ◂ 疏通气血，祛除寒邪，通达经脉。

▸ **注意事项** ◂

① 㨰法操作时，肢体自然下垂，肘关节向内微屈，腕关节放松，五指微张，手掌小指尺侧面紧贴皮肤。

② 切记不可有扛肩、腕关节绷紧、手指伸直等动作，因为这样容易使按摩者自身受到损伤。

③ 速度均匀，用力稍大。频率为每分钟 50 ~ 70 次。

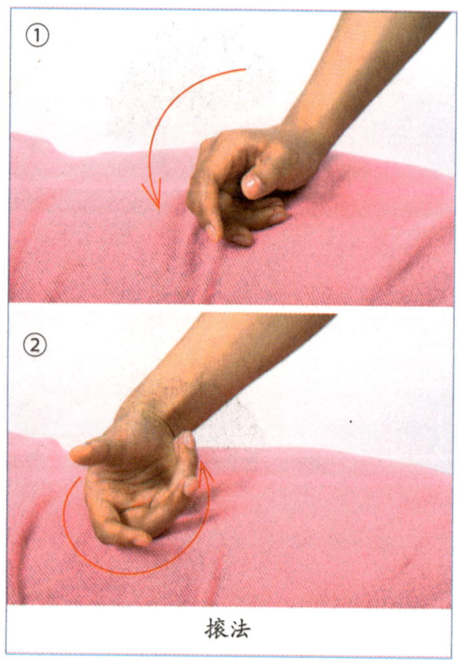

㨰法

按摩使用的工具

家庭日用品

牙签

将牙签绑成一束，进行穴位按摩，可以刺激穴位，增强按摩效果。可以将牙签尖的和圆的部分分开使用，刺激不同的部位。

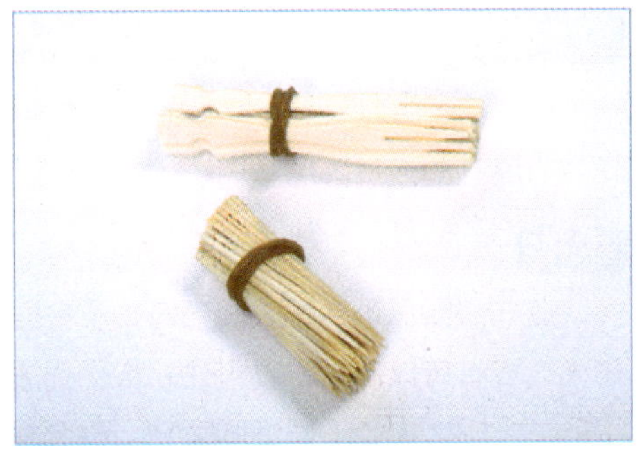

槌子

肩膀、背部、大腿部等区域较大的部位，用木槌击打，可以减缓疲劳，疏通筋骨。

梳子

用梳子进行按摩，在刺激穴位时，可做快速敲打，疏通血液循环，缓解疲劳；也可按住不动，停留片刻，刺激穴位。

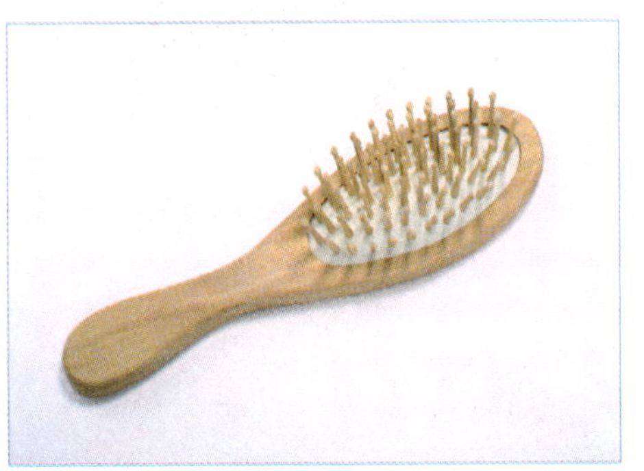

网球

用手掌夹住网球，来回在掌心做运动，可以达到刺激穴位的目的。若是觉得刺激效果不明显，也可以选择高尔夫球。

冰块

因扭伤或擦伤导致发热或者有严重的肩膀疼痛时，冷敷比热敷效果要好一些。用冰袋、冷毛巾或者去买冷贴布均可。

夹子

用夹子夹住疼痛部位，可达到同捏法一样的治疗效果。

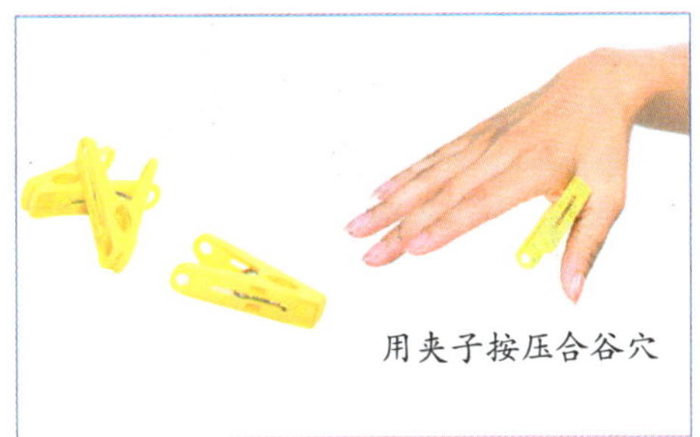

用夹子按压合谷穴

电吹风

电吹风热风吹动局部可以达到热敷或者艾灸的效果。但是一定要距离皮肤15厘米左右，以免烫伤，并且要沿着经脉吹。

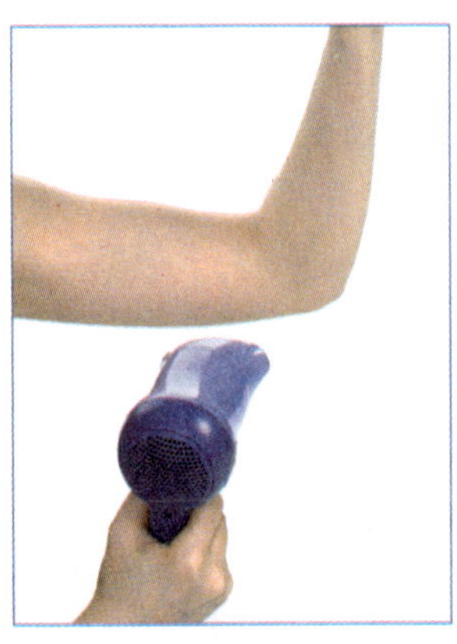

浴刷

同梳子的效果一样，能增强血液循环，代替摩法、擦法等按摩手法。但切记一定要保持力度，不要将皮肤划破了。

套环

将套环套在拇指或食指上，然后手指之间相互按压。这样，指尖可以受到套环的刺激，促进血液循环。手凉的人可常用这种方法。

热水袋

比起电吹风，热水袋可能更加安全一些，但是缺点是不能移动。将热水袋用毛巾包好，放于疼痛部位 10 分钟左右可起到治疗效果。

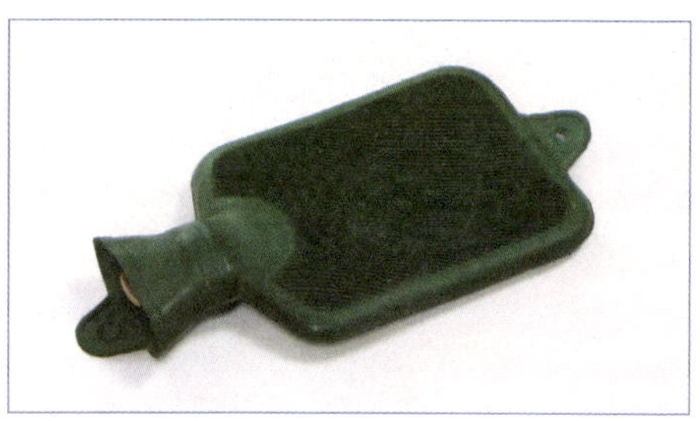

米粒

将米粒用胶布固定于疼痛处，可以做长时间的按摩。有条件的话，也可以找王不留行子代替米粒，效果更好。

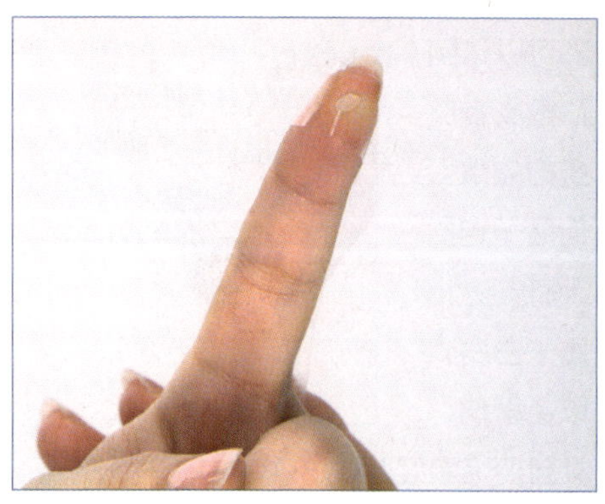

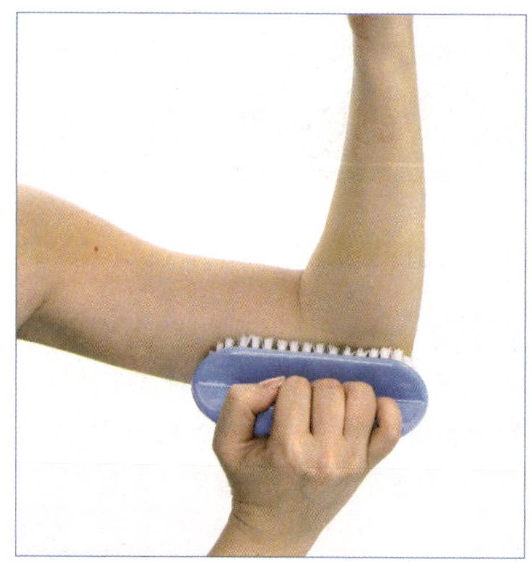

软毛刷

用软毛刷沿着经络的循行线进行按摩，可以刺激大片区域。

木棍

首先必须保证木棍表面光滑，不会刺伤人，或者可以用布将其包住。将木棍放于地上，脚放于它上面来回滚动，可以刺激足底穴位，达到按摩效果。

圆珠笔

可用圆珠笔略尖的一端以较强的力按压身体上的穴位。平时使用较方便。

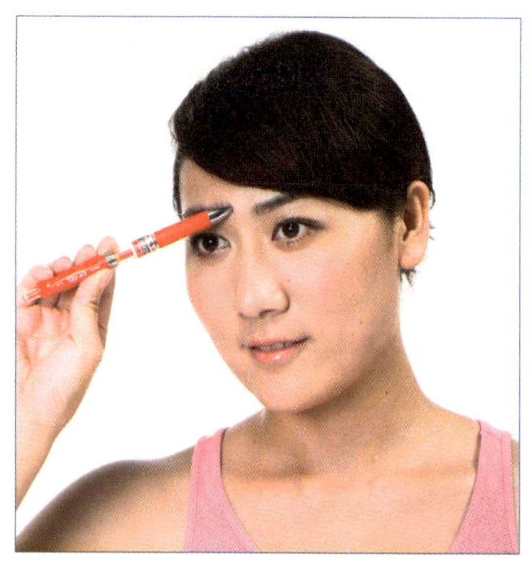

专业穴位刺激用品

在进行按摩时，除了上述所说的日常用品外，还可以去商店买一些专门的按摩用具，进行操作。下面就介绍几种普通、易得的物品。

按摩棒

用按摩棒凸出的一端进行按摩。

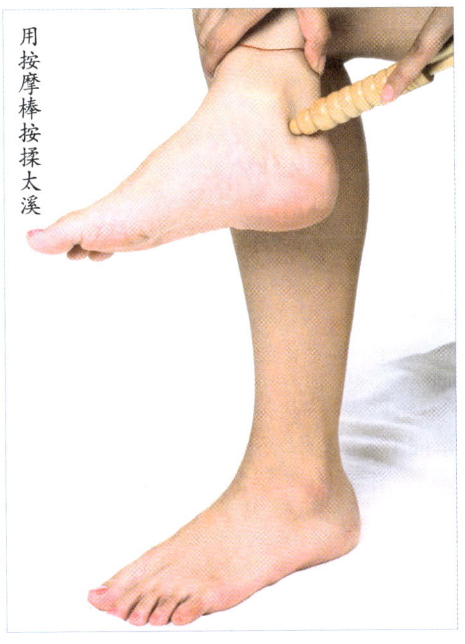
用按摩棒按揉太溪

颈部按摩器

将球状部位抵住疼痛部位，双手拿住两头进行按摩。

腰部按摩器

将凸起部位抵住疼痛部位，双手握住两边进行按摩。

手部按摩器

按摩戒指：将手指穿过圆圈，按压手指穴位。

按摩小球：用手握住小球，用其凸起的尖端达到按摩效果。

脚部按摩器

夹趾器：用脚趾夹住按摩器进行穴位按摩。

按摩环：将脚伸入环内，上下移动，刺激小腿部穴位。

脚底按摩器：将脚踩在上面，凸起的部分可以按摩脚底。

按摩踏板：脚踩在上面用力时，可以利用其高低不平的凸起刺激穴位。

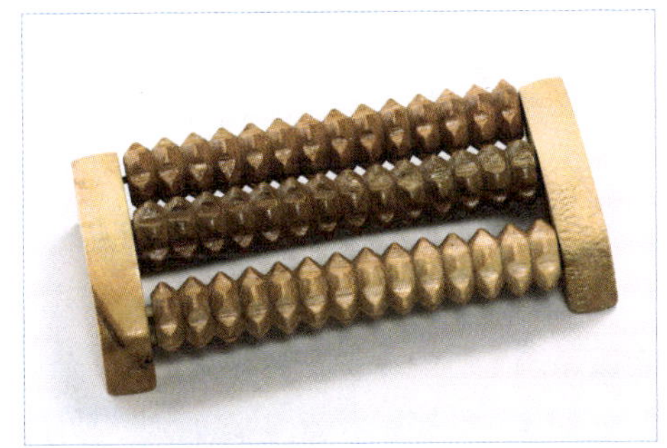

按摩滚轮

用滚轮进行揉法、击打法按摩。

击打棒

用击打棒击打身体，可消除肌肉的酸痛和疲劳。由于击打棒比较温和，因此不必担心会使身体受到伤害。

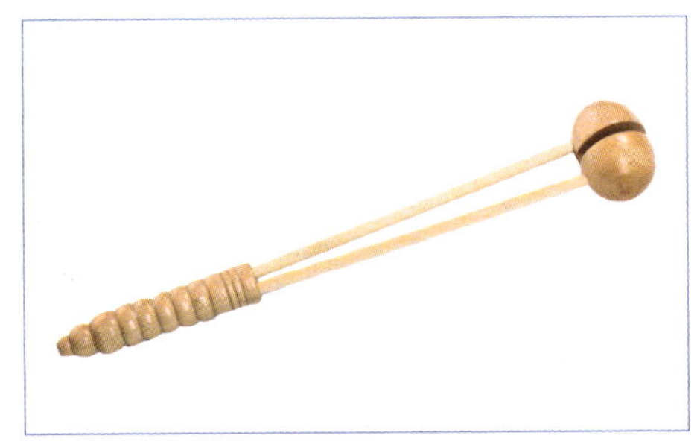

按摩注意事项与禁忌

按摩注意事项

◎ 按摩前要用热水洗手，以保证手的清洁卫生。同时，将有碍操作的物品，如手表、戒指等预先摘掉。

◎ 按摩前要修剪指甲，指甲要与指腹顶端平齐。如果指甲过长，则容易损伤肌肤；若过短，则按压穴位无力，没有效果。

◎ 在给他人按摩时，按摩者态度要和蔼，严肃细心。

◎ 被按摩者与按摩者的位置要安排合适，特别是被按摩者取坐卧等姿势时，既要舒适又要便于操作，同时被按摩者的精神和肌肉一定要放松。

◎ 按摩时，一定要根据当时的天气选择恰当的环境。夏天按摩时环境应是空气流通、温度适中的；冬季按摩的室内环境应温暖，而且按摩者的双手一定要是热的，以防被按摩者着凉。

◎ 按摩手法要轻重合适，并随时观察被按摩者的表情，使被按摩者有舒服感。开始按摩时，手法一定要轻，然后逐渐加大力度，直到被按摩者所能承受的力度为宜。

◎ 按摩时，一定要注意按摩部位与按摩手法、被按摩者的个体差异、按摩力度之间的关系。比如，按摩腰臀部力度可大些，前胸、腹部力度要小些；再者按摩青壮年力度可重些，老人、小孩力度要轻一些。

◎ 腰部肾区不宜用拍法、击打法，以免损伤肾脏。

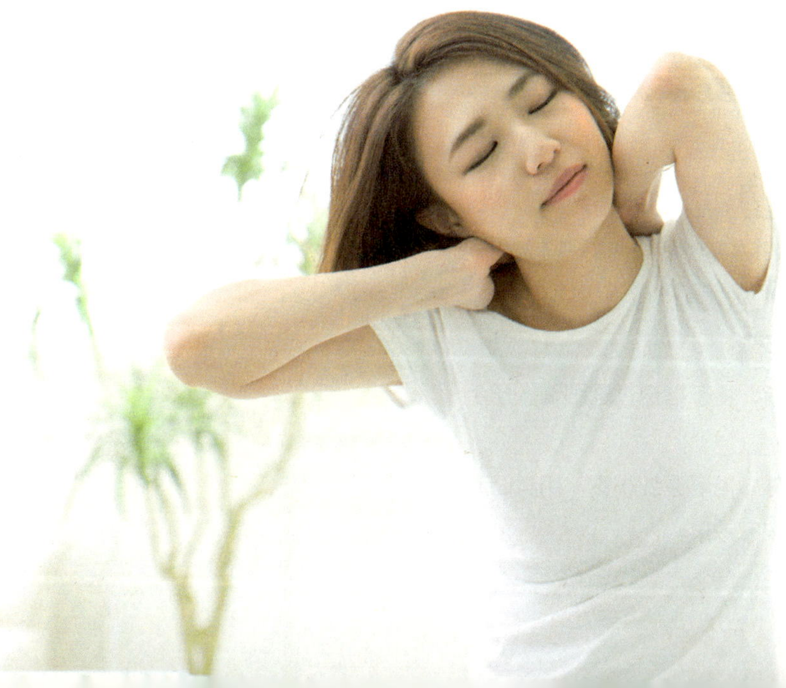

◎ 按摩时间以每次 20 ~ 30 分钟为宜，按摩次数以 12 次为 1 疗程。

◎ 被按摩者在大怒、大喜、大恐、大悲等情绪激动的情况下，不要立即按摩。

◎ 按摩后不可立即洗澡。

◎ 饱食之后，不要急于按摩，一般应在饭后 2 小时左右按摩为宜。按摩时，有些人容易入睡，应取毛巾盖好，以防着凉。当风之处不要按摩。

不宜按摩的情形

◎ 妇女月经期及妊娠期不宜对腹部进行按摩。

◎ 年老体弱以及因长期疾病导致身体极度虚弱的人。

◎ 皮肤损伤及皮肤病患者不可进行按摩，如湿疹、烫伤以及一些开放性伤口。

◎ 急性软组织损伤导致的局部组织肿胀，不可按摩。

◎ 具有严重心、肝、脾、肺、肾疾病的患者。

◎ 诊断上有不明原因的急性脊柱损伤伴脊髓症状的人。

◎ 患有某种传染性疾病的患者，如肝炎、结核病等。

◎ 患有某种溃疡性皮肤病的患者，如丹毒、脓肿等。

◎ 各种容易引起出血的疾病，如血友病、白血病等。

◎ 各种急症患者，如急性阑尾炎、胃穿孔等。

◎ 各种骨折和关节脱位患者。

异常情况的处理

晕厥

这是在按摩过程中常见的情况，所以遇到这种情况千万不要紧张，一定要沉着冷静地对待。

被按摩者晕厥一是因为身体虚弱、精神过度紧张或者过度疲劳、饥饿所引起的；二是因为按摩者手法太重或者按摩时间太长。这两种情况下，被按摩者常会出现头晕、恶心、面色苍白、四肢发凉、出冷汗甚至昏迷。

处理这种情况时，按摩者应立即停止按摩，将晕厥者安置到通风处，喂一些白开水或糖水，等片刻后，被按摩者就会好转。若是遇见晕厥较重的，可以掐人中、按足三里、捏合谷等，以促使其苏醒。

皮肤破皮

当用擦法、摩法、揉法时，经常会使被按摩者皮肤受到损伤，这时应立即停止按摩，给破损皮肤进行消毒处理。

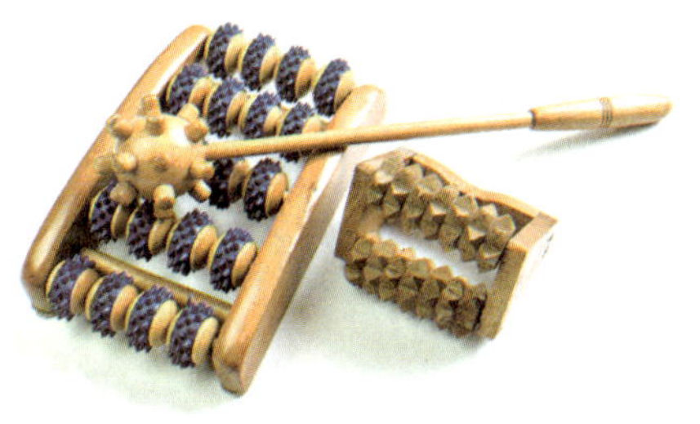

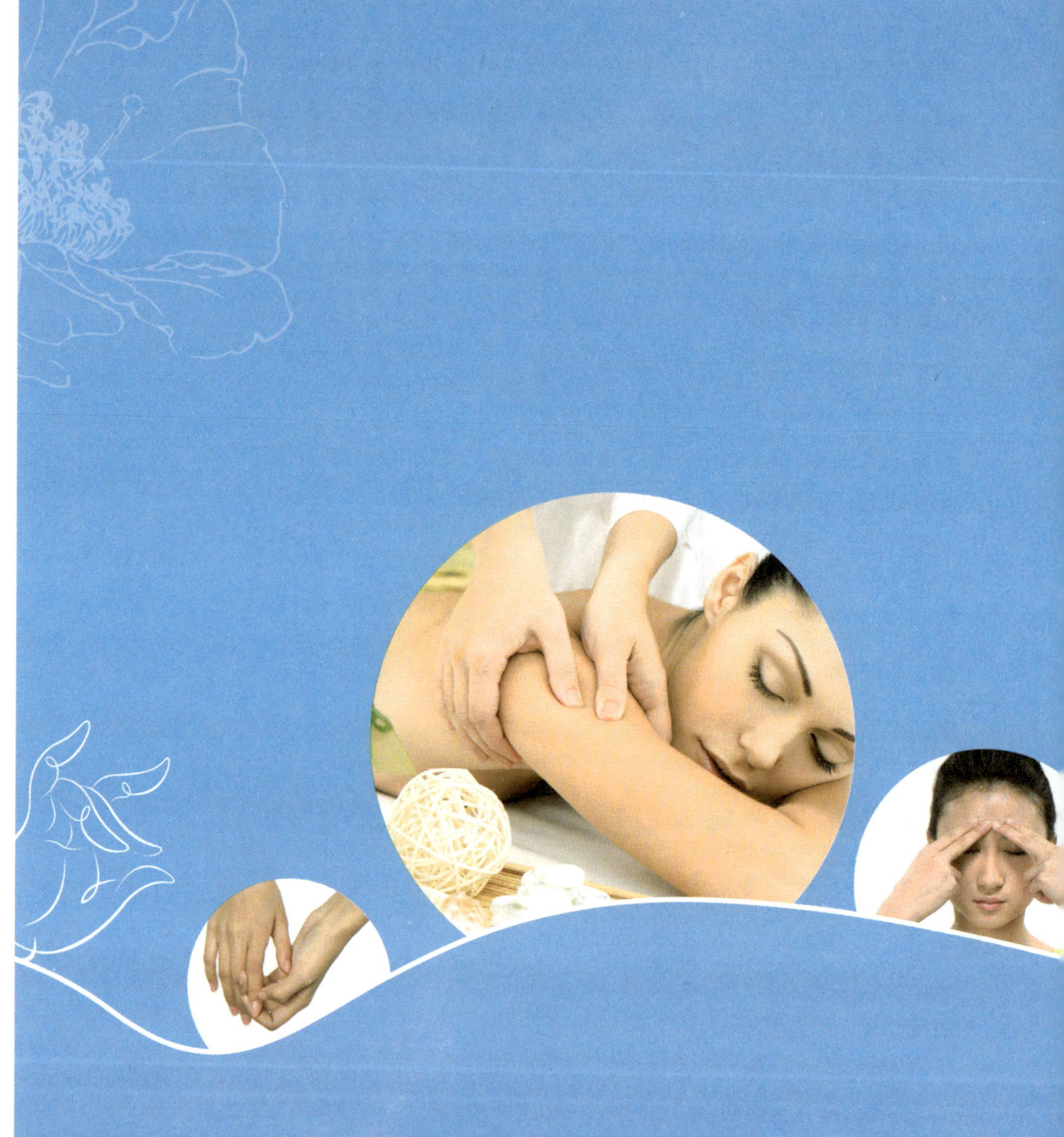

工作与生活的压力使我们常感身体疲惫，这时候做做按摩养生操会给你一定的帮助。本章主要向大家介绍一些简单易学的养生操，不仅容易操作，而且老少皆宜。

第二章 日常按摩养生操

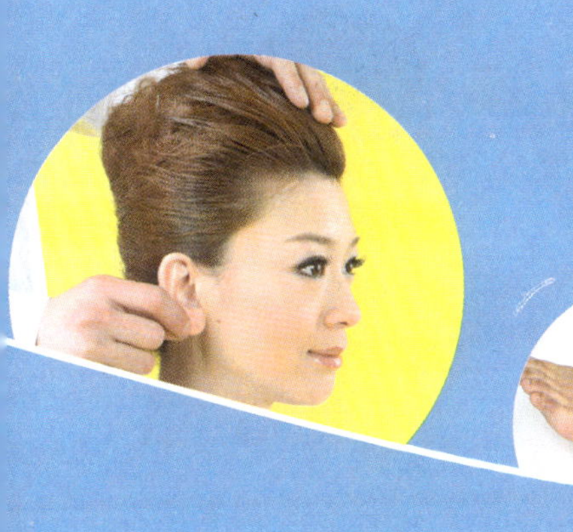

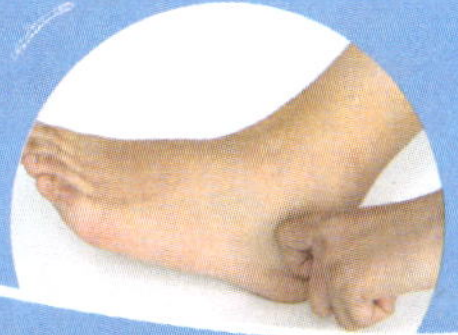

穴位按摩养生操

穴位按摩养生操是直接在患者体表进行操作的按摩方法。这种按摩方法很简单，以手代针，振荡经络、按压穴道，不仅能轻松预防各种日常生活常见病，而且对一些常见病症有很好的辅助治疗作用，同时也是生活中常用、方便的按摩方法。

穴位按摩养生操操作简单，而且不受任何条件的限制。但要注意：取穴一定要准确；按摩时以按、压为主要方法；力度一定要让被按摩者感到酸、胀、麻；按摩时，要全身心放松，且注意力集中。

下面介绍一套按摩操，可以有选择性地按摩，也可以按照下列顺序进行按摩。

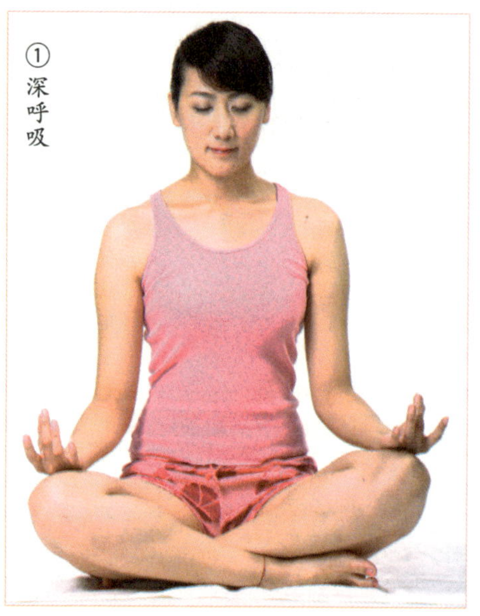

①深呼吸

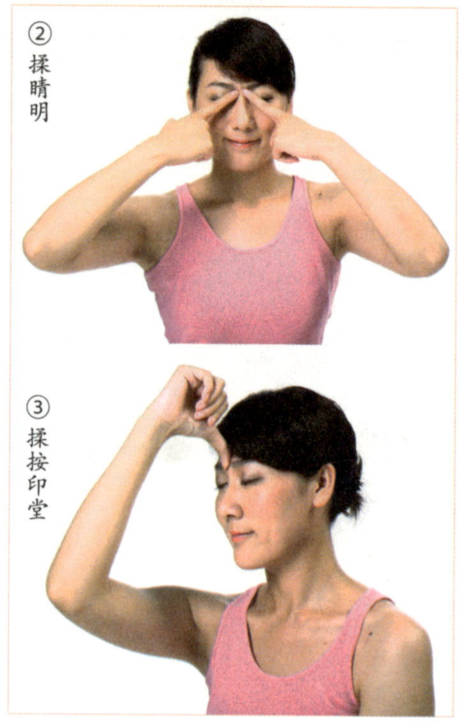

②揉睛明

③揉按印堂

①盘腿坐好，背部挺直，深呼吸 10 余次，使周身气血通畅（见图①）。

②以双手食指揉睛明 20 次（见图②）。

③摩擦双眼眼眶 10 次。

④揉按印堂 20 次（见图③）。

⑤双手揉按两边太阳 15 次。

⑥以双手指腹向两边分推前额 20 次。

⑦用双手推迎香 20 次（见 P17 图④）。

⑧以双手推听宫 20 次（见 P17 图⑤）。

⑨以双手向上轻推两颊 20 次。

⑩单手握拳，以拇指揉百会，左右手各 20 次（见 P17 图⑥）。

⑪按揉风池 20 次（见 P17 图⑦）。

⑫以食指指腹擦大椎，左右手各 15 次（见 P17 图⑧）。

⑬以双手按揉肺俞 20 次。

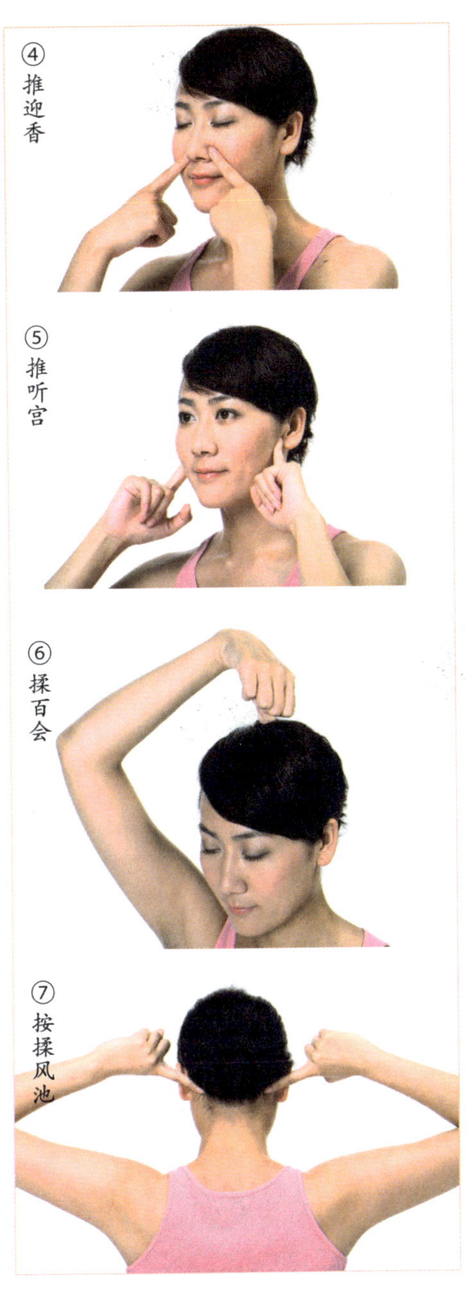

④推迎香

⑤推听宫

⑥揉百会

⑦按揉风池

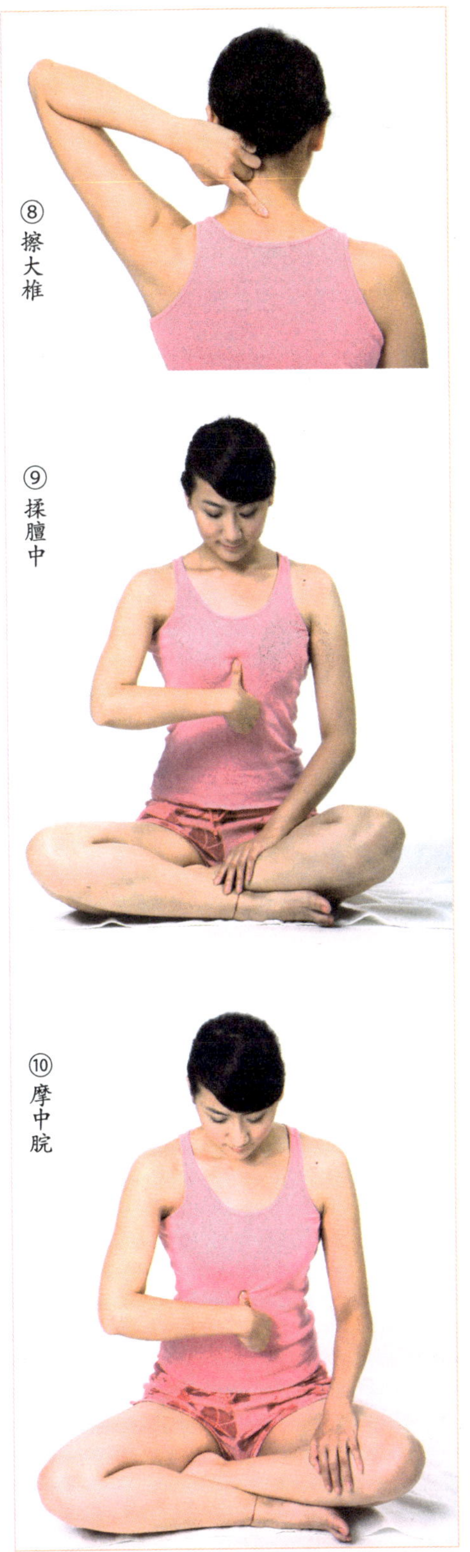

⑧擦大椎

⑨揉膻中

⑩摩中脘

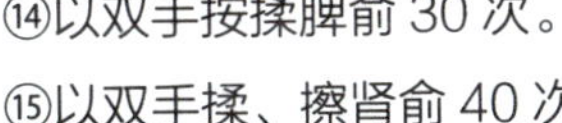

⑭以双手按揉脾俞 30 次。

⑮以双手揉、擦肾俞 40 次。

⑯擦腰骶，左右手各 30 次。

⑰揉膻中，左右手各 20 次（见图⑨）。

⑱摩中脘，左右手各 40 次（见图⑩）。

⑲揉气海，左右手各 30 次（见 P18 图⑪）。

⑳擦上胸，左右各 20 次。

㉑擦章门，30 次（见图⑫、图⑬）。

㉒擦小腹，左右手各 30 次。

㉓揉、拿双肩，左右各 20 次（见图⑭）。

㉔拿、按肩髎 20 次。

㉕揉按手三里，左右各 10 次（见图⑮）。

㉖拿内关、外关，左右各 10 次（见图⑯）。

㉗拿按合谷，左右各 20 次（见图⑰）。

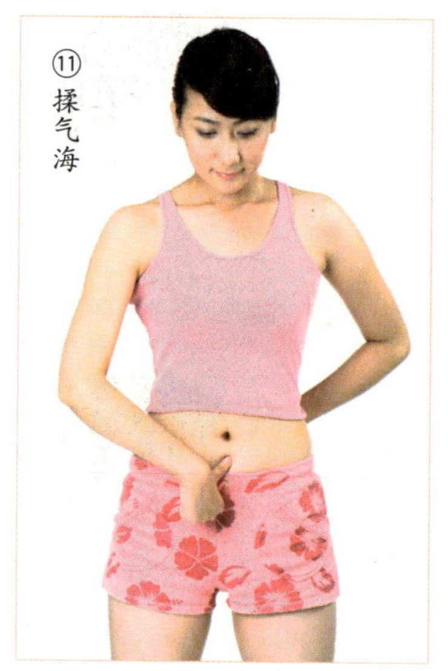

⑪揉气海

⑫擦章门 1

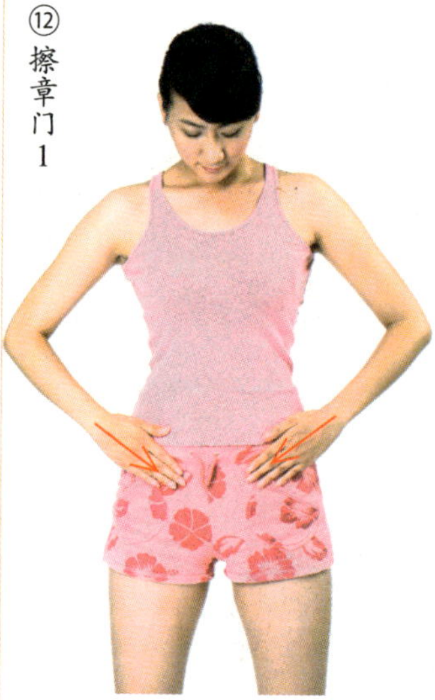

⑬擦章门 2

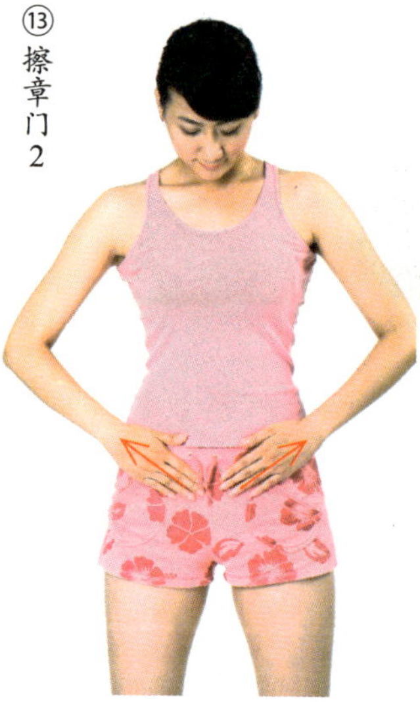

⑭揉、拿双肩

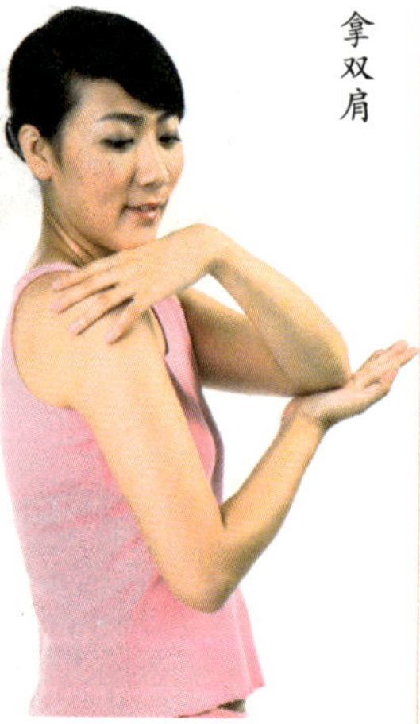

⑮揉按手三里

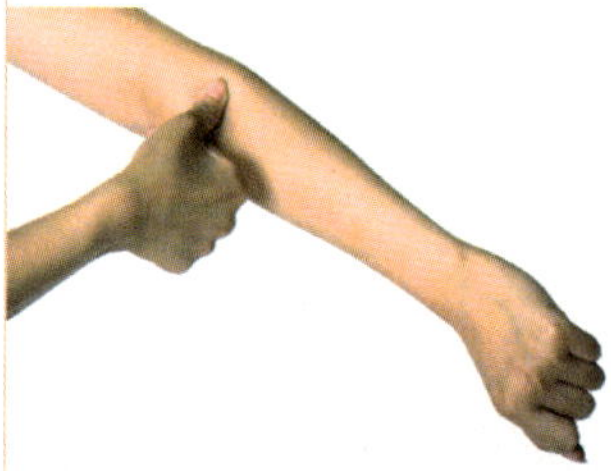

⑯拿内关、外关

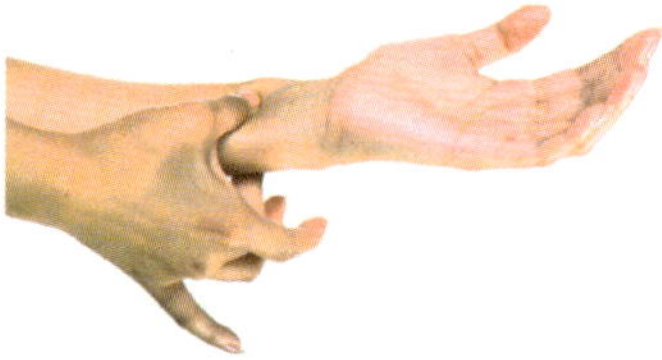

⑰拿按合谷

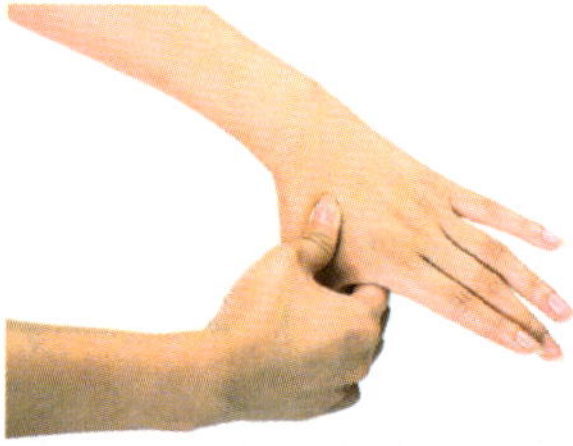

㉘擦上肢，左右各 7 ~ 10 次。

㉙捻摩手指，各 3 次（见图⑱）。

㉚点按风市，左右各 20 次。

㉛揉按血海，左右各 10 次（见图⑲）。

㉜拿阴陵泉、阳陵泉，左右各 10 次（见图⑳）。

㉝按揉足三里，左右各 20 次（见图㉑）。

㉞按揉三阴交，左右各 10 次（见图㉒）。

㉟拳击下肢，左右各 10 次（见图㉓、图㉔）。

㊱搓下肢，左右各 10 次。

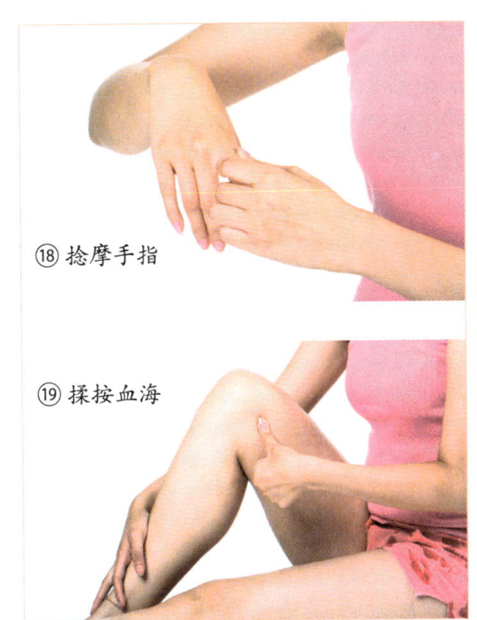

⑱ 捻摩手指

⑲ 揉按血海

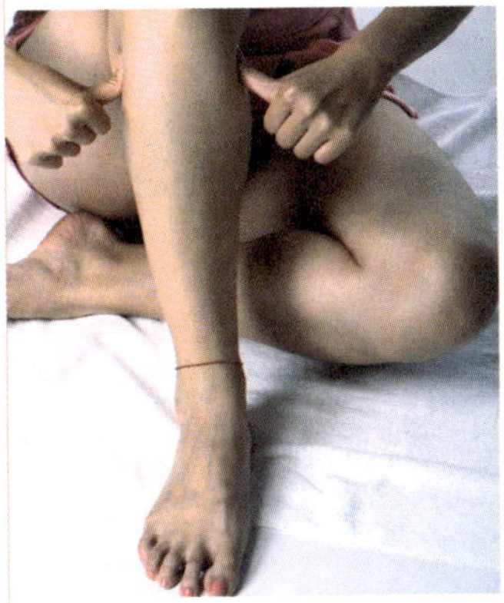

⑳ 拿阴陵泉、阳陵泉

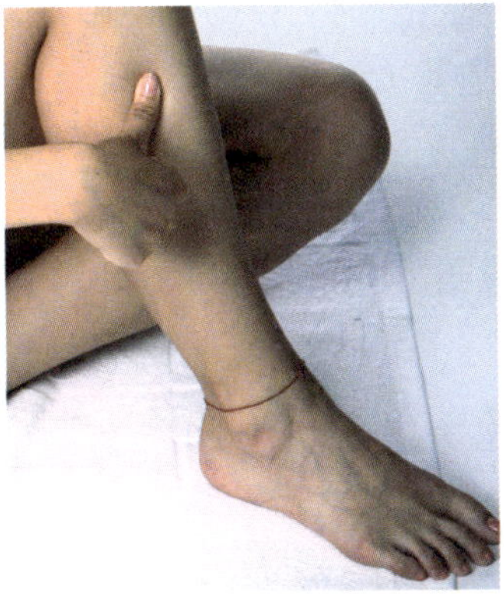

㉑ 按揉足三里

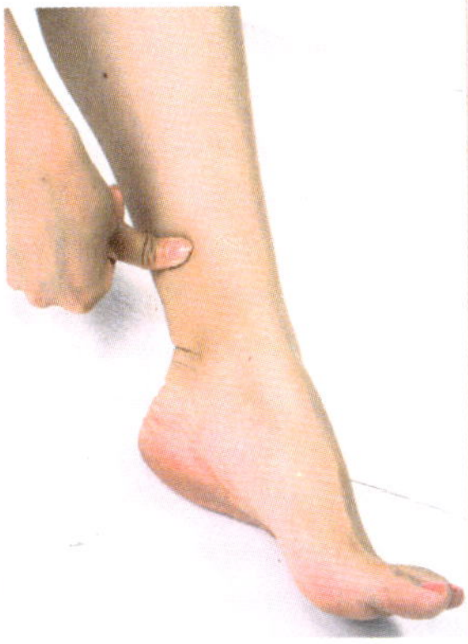

㉒ 按揉三阴交

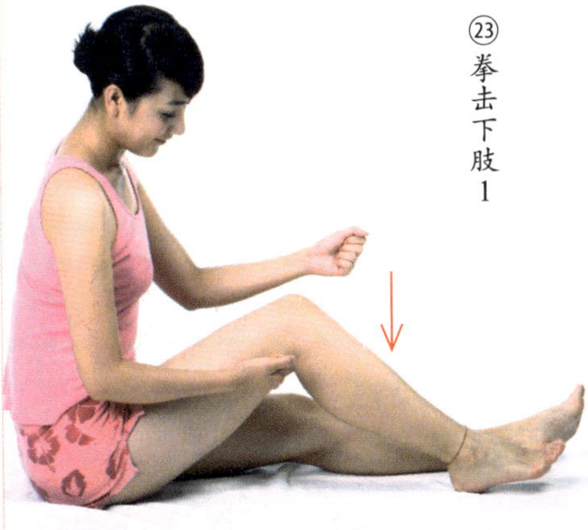

㉓ 拳击下肢 1

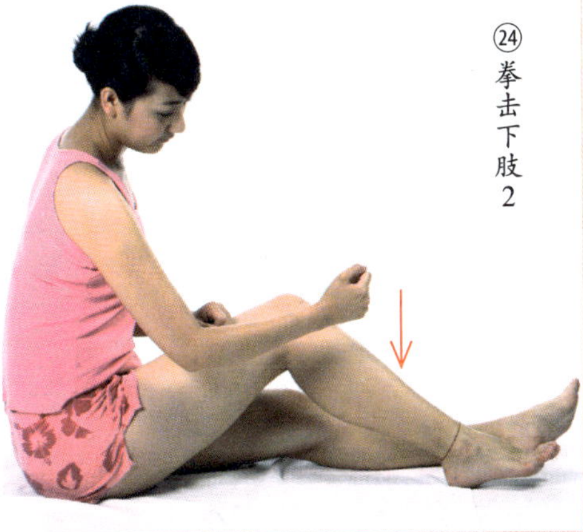

㉔ 拳击下肢 2

循经按摩养生操

循经按摩养生操是遵循经络理论的一种按摩方法。经络是运行气血、连通全身、通达表里、沟通脏腑、外络肢节的气血通路。中医学上将循行于上肢的经称为手经；循行于下肢的经称为足经；循行于四肢内侧的经称为阴经；循行于四肢外侧的经称为阳经。

从经脉走行来说，头面部是人体阳经的交会处，胸腹部是人体阴经交会处，四肢是人体阴经、阳经循行分散行走的地方。所以说，循经按摩养生操可以疏通全身气血，调和五脏六腑，达到强身健体的功效，起到防病治病的作用。下面简单介绍一下循经按摩养生操。

头面部按摩

做法

① 静坐 5 分钟，放松精神，集中思想，达到身心与肢体的统一（见图①）。

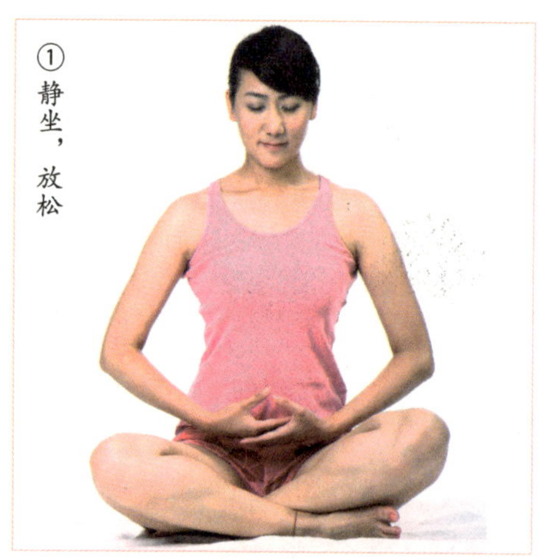

① 静坐，放松

② 按摩舌头。将舌尖分别轻抵住上下牙龈，由左向右，再由右向左转动 10次左右。将口内产生的津液慢慢咽下。

③ 按摩牙齿。上下轻叩牙齿，先上下轻叩，再左右摩擦牙齿。

④ 面部按摩。用手掌轻拍面部，从鼻部到耳部。然后再由迎香穴按摩到眼睛睛明穴，缓慢摩擦印堂、太阳穴，再至双耳部，摩擦双耳缘，直至发热为止。反复操作 10 次（见图②、图③）。

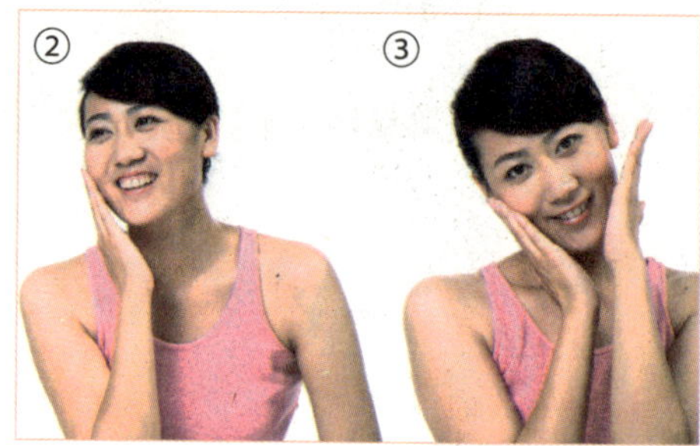

② ③

用手掌轻拍面部

⑤ 头部按摩。用双手张开成爪形，从前发际向后发际梳，左右手可交替按摩。反复操作 20 次（见图④）。

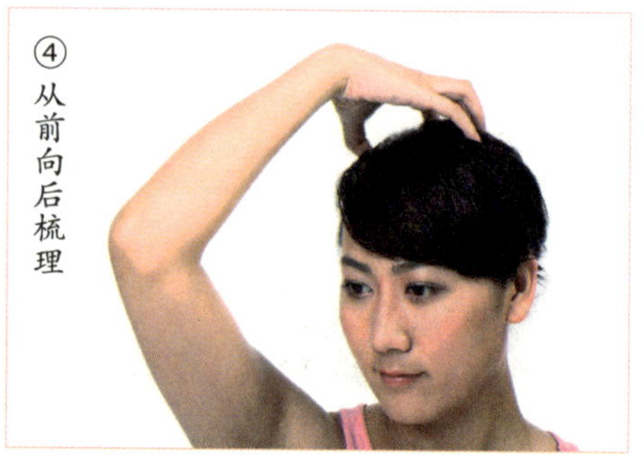

④ 从前向后梳理

⑥ 耳部按摩。将搓热的手掌分别放在耳孔上，坚持 30 秒。反复操作 20 次。用双手掌心捂住耳孔，拇指按住后脑部，其余四指反复轻叩头顶，操作 20 次。

⑦ 眼睛按摩。双眼平视前方，放松精神。上下左右转动眼球，反复操作 10 次。然后双手手指分别按顺时针、逆时针方向按摩眼眶周围（见图⑤、图⑥、图⑦）。

⑤
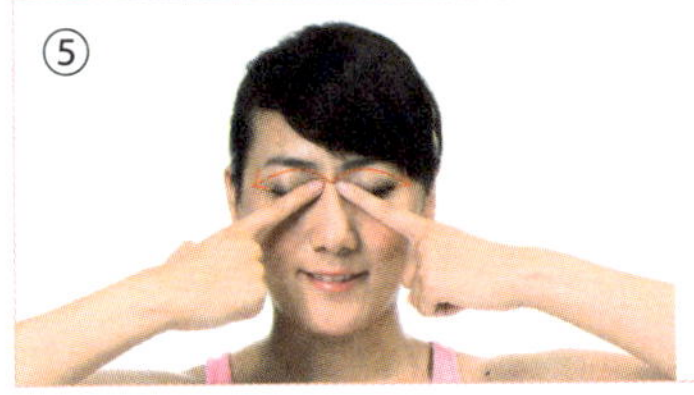
⑥
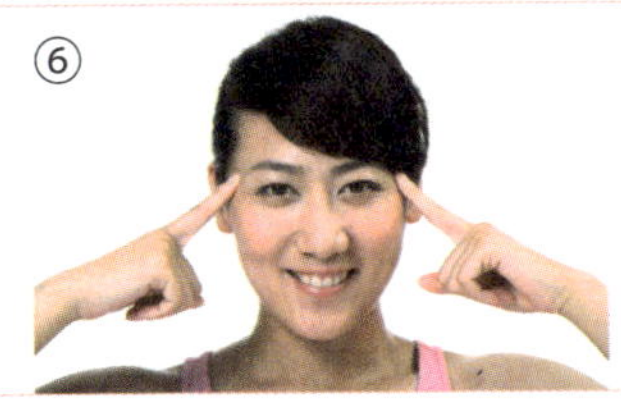
⑦
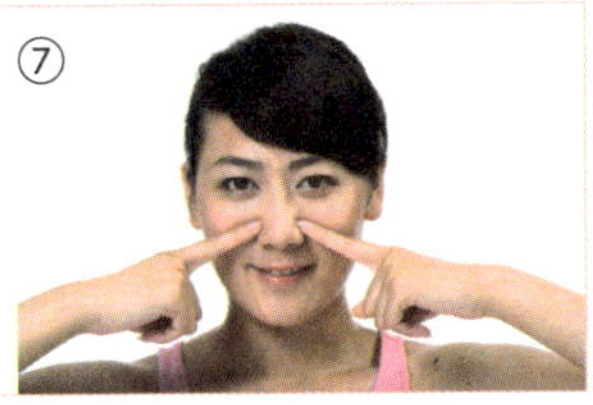

按摩眼眶

胸腹部按摩

做法

① 首先从天突向剑突按摩，由上向下，再由下向上，反复 10 次，接着再以膻中为中心，做圈状运动。可起到顺气的作用。

② 用双掌贴着胸前肋骨，自上而下运动。可起到理气的作用。

③ 将搓热的双掌紧贴住前胸壁，坚持 3 分钟左右。

④ 按摩小腹时，可以做圈状运动，但一定要按同一个方向按摩。

四肢按摩

做法

① 按摩时，先从上肢开始，再到下肢。首先用手掌揉捏手指、手背、手臂，再到胸部，然后再由原路返回；接着，双掌自腰侧同时开始，沿臀部向下按摩大腿、小腿外侧，沿双足外踝至双足背面，到外侧足趾；最后从足心开始，沿着内踝到小腿、大腿、腹股沟、腹部。按此顺序，反复按摩 10 次。

② 甩手蹬脚。将双手腕上下左右抖动 10 次，然后反复向前、向后蹬出脚，先左后右，各蹬 10 次。

③ 按揉涌泉、劳宫。用手指反复刮擦对侧手掌心；再将双手擦热后捂住对侧脚心，然后刮擦。

④ 站立，以双手分别拍打腹部丹田和腰部命门处，各 20 下。

结束动作

双手垂直放下，身体站稳，轻闭眼睛，吸气，提臀，做吸气、呼气运动，集中精神（见图⑧）。静站 3 分钟。

⑧
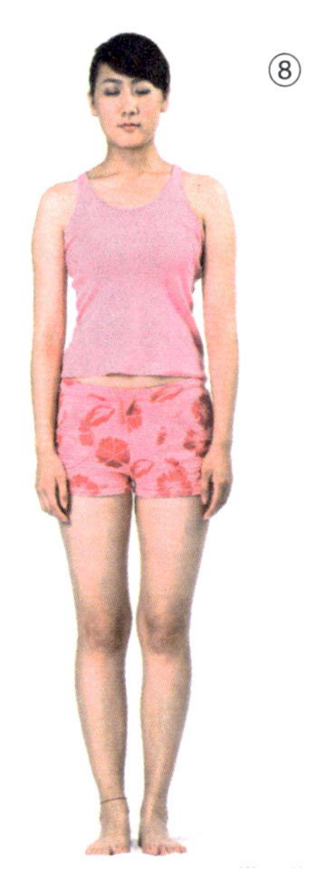

日常健脑手指操

成年人每天工作繁重，不妨通过一些简便易做的手操来活动双手，缓解手部麻木与疲劳，同时保持头脑清醒，起到健脑的作用。下面推荐的几种简单的手指操随时随地都可进行练习，而且会收到意想不到的效果。

呼吸手指操

锻炼目的 可增强人体对疾病的抵抗力及耐力，还可缓解肺病及感冒症状。

做法

① 双手十指交叉，屏住呼吸，同时使交叉在一起的手指的指尖用力压在对侧手的手背上约3秒钟。重复做50次（见图①）。

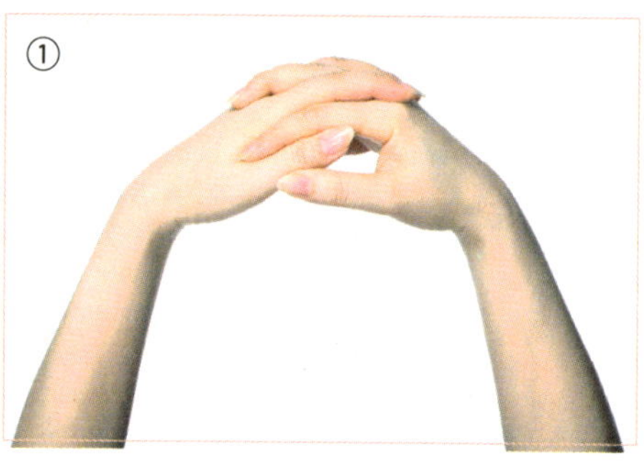

② 双手十指交叉握在一起，手指伸直，屏住呼吸，同时手指和手指之间用力，3秒钟后放松，重复此动作（见图②）。

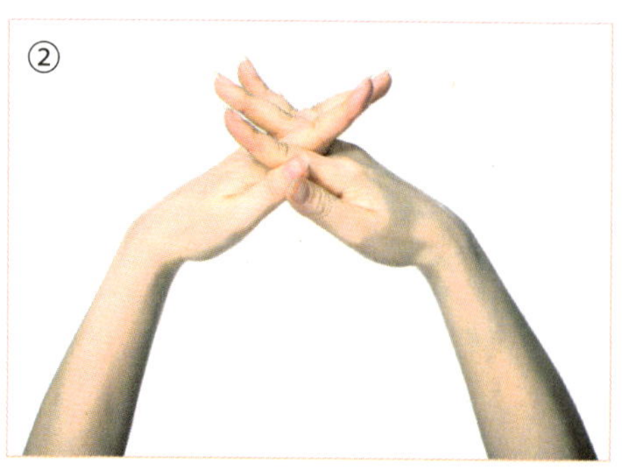

③ 保持手指相互交叉，将双手手掌合在一起，用力使手腕的前部感到刺激，屏住呼吸3秒钟。然后放松，吐气，解除紧张状态。3秒钟之后进行同样的动作（见图③）。

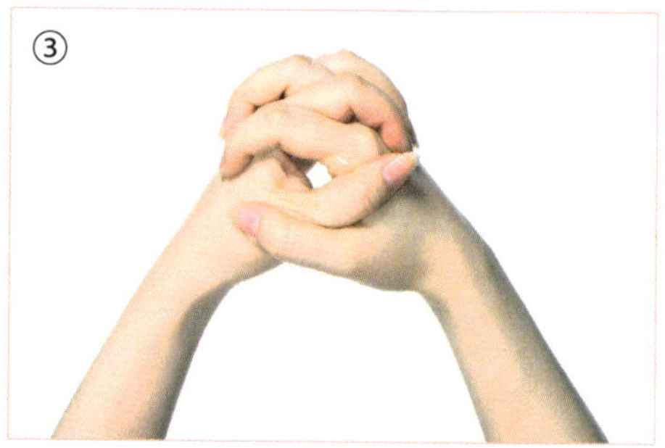

手部瑜伽操

锻炼目的 可缓解全身的疲劳，坚持练习还可锻炼人的耐力。

做法

① 手指弯曲，握拳，并注意用力于小指。由于小指与生殖器有关，因此这个动作可增强人的精力，并能延长寿命（见P23图④）。

② 然后迅速吐气，同时快速将手指伸开，吐气完毕后屏住呼吸，用力将5个手指伸直，直至感到指尖颤抖为止。屏住呼吸约10秒钟，再慢慢地恢复到原状（见P23图⑤）。

③ 手臂伸直，用力握拳，吸气的同时向上立起手腕（见图⑥）；吐气，同时下压手腕（见图⑦）。注意动作要迅速。重复做5次结束。然后使手腕做左右运动，即从水平状态开始，吐气时向左或右运动，吸气时恢复原状。左右运动重复做5次，再向感到难做的方向（向左或向右）做5次（见图⑧、图⑨）。

④ 手腕处于水平状态，握拳，从左向右转一圈，然后再反转一圈。重复做5次（见图⑩、图⑪）。

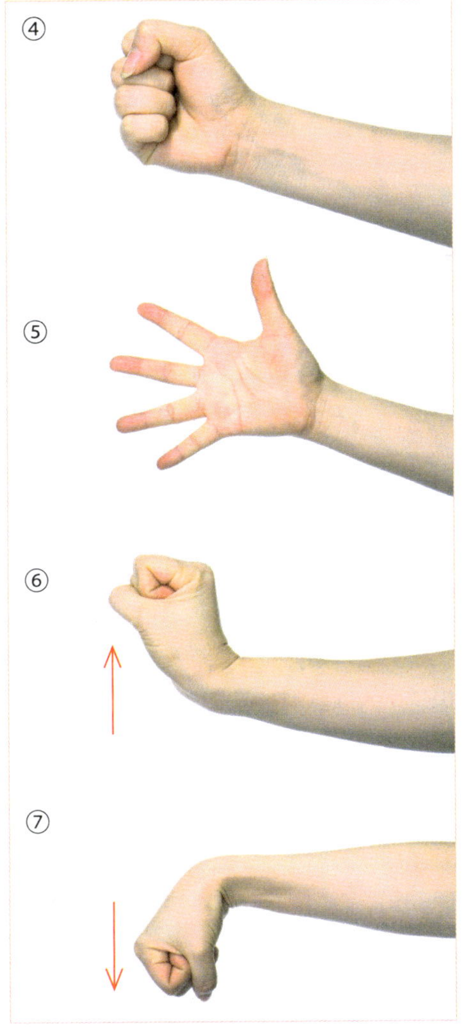

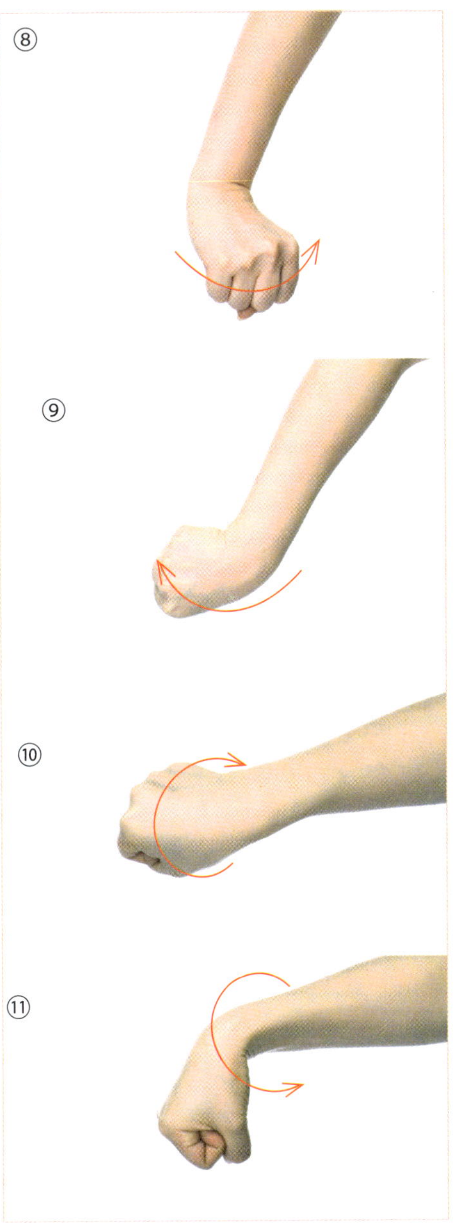

配合呼吸的瑜伽手指操

锻炼目的 这是一种简单的手部瑜伽操，可保持大脑清醒，提高大脑的计算、分析能力。

做法

① 将双手手指分开、伸直，两手交叉，

屏住呼吸，用力将两手握在一起（见图⑫）。

② 同时用交叉在一起的手指的指尖相互用力按压对侧的手背上约 3 秒钟，然后放松，双手分开，吐气，重复 50 次（见图⑬）。

③ 双手手掌朝下十指交叉，两手掌在一条直线上。然后翻转手腕，使手掌朝上，用力使手腕的前部感到刺激，屏住呼吸 3 分钟，然后放松，吐气，解除紧张状态（见图⑭）。

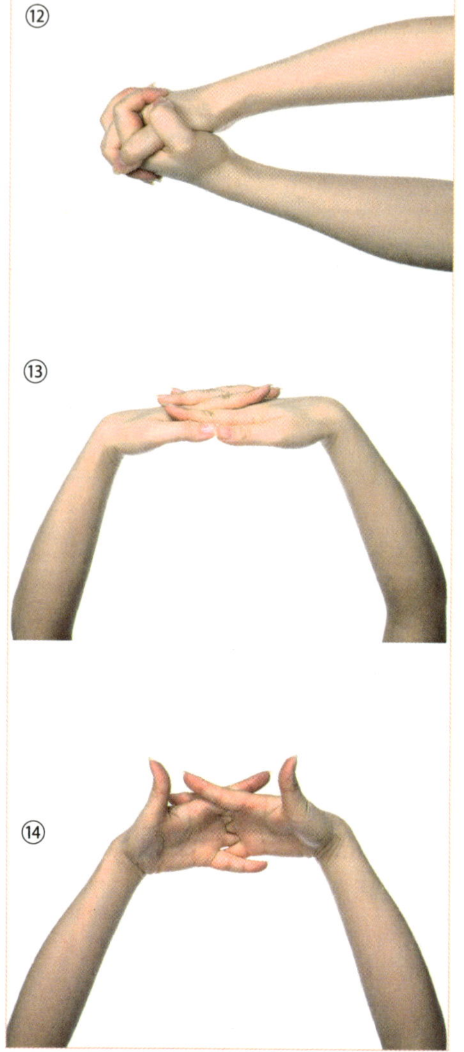

缠指手指操

锻炼目的 活动五脏六腑气血经络，提高手指的灵敏度。

做法

用一条绳缠绕每个手指的第 1 节，依次缠拇指、食指、中指、无名指、小指（见图⑮），缠住后依次做手指屈伸运动（见图⑯），每个手指各 20 次，有活动五脏六腑、舒通气血经络的作用。

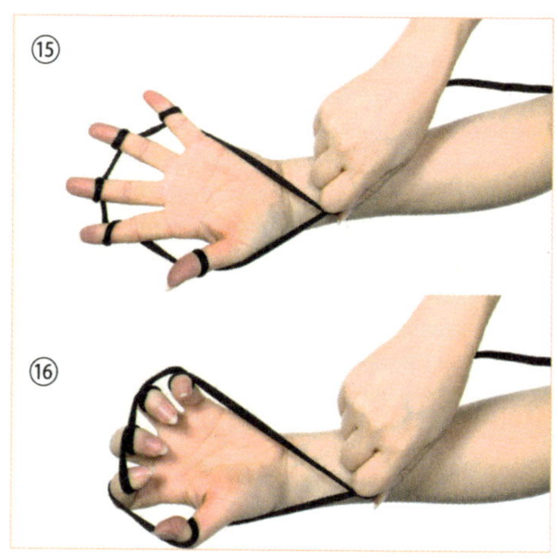

旋指手指操

锻炼目的 调理手太阴肺经气血运行；调节大肠功能，缓解大肠疾病。

做法

拇指手指先做左旋转，再做右旋转；也可反方向练习。每个方向各旋转 12 次（见图⑰、P25 图⑱）。

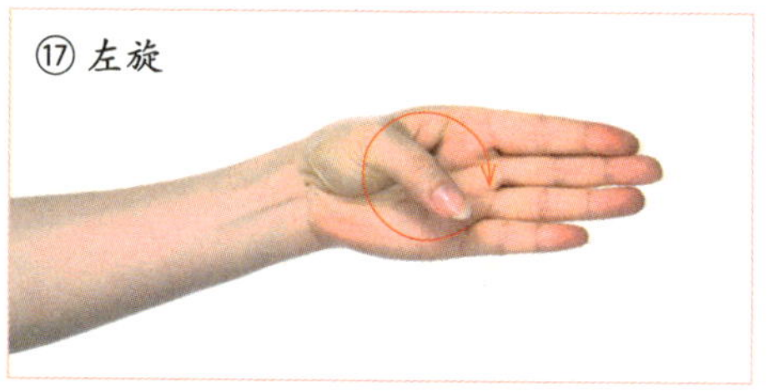

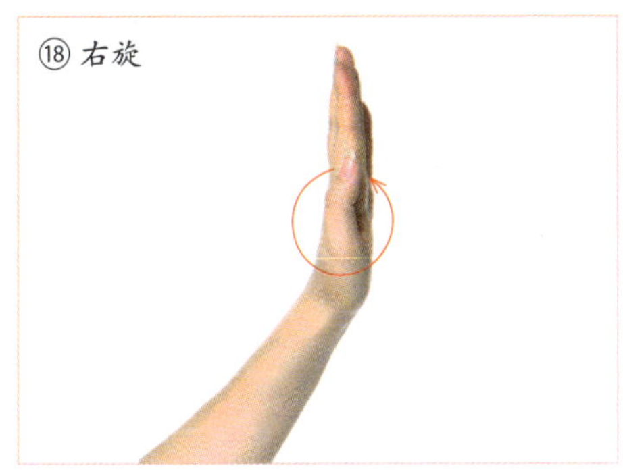
⑱ 右旋

对指手指操

锻炼目的 兴奋大脑皮层，振奋脏腑之气，调养气血。

做法

用一只手的拇指与其余四指分别做对指动作，每个手指各做 15 次。也可两手同时进行练习（见图⑲～图㉒）。

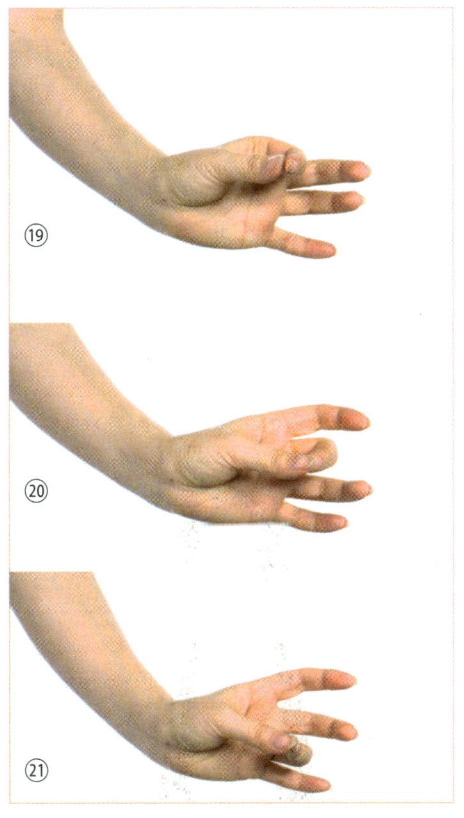
⑲

⑳

㉑

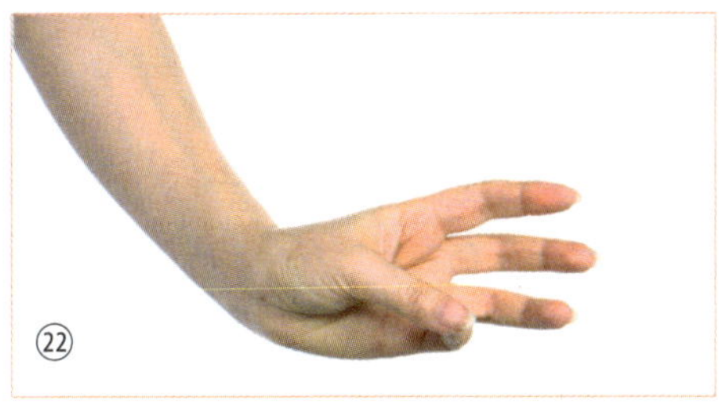
㉒

双手平衡操

锻炼目的 锻炼大脑对手指的控制能力、手指的灵活性及手脑的协调性。

做法

① 准备一盘豆子，用一双筷子练习夹豆子，可活血通经，预防大脑衰老（见图㉓）。

② 用毛笔悬空练习写字，可活血益气，健脑益智（见图㉔）。

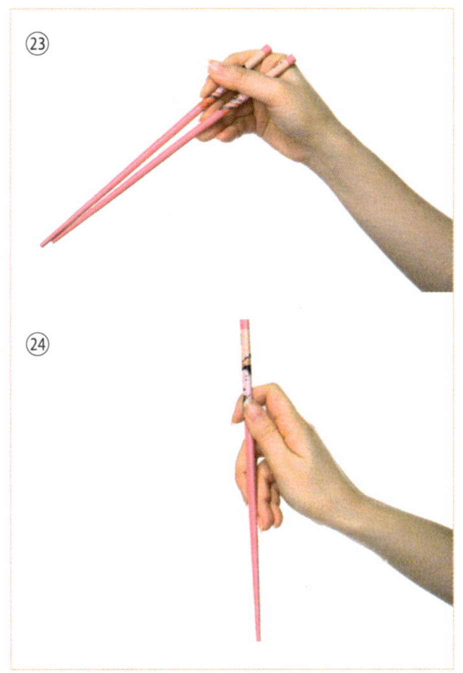
㉓

㉔

叉手操

锻炼目的 缓解疼痛，同时有利于胃肠气血运行。

做法

双手十指交叉，左手拇指压在右手拇指上，扣紧按压，呼吸，换一下交叉方式，以右手拇指压在左手拇指上。呼吸 15 次，每呼吸 1 次，换一下双手交叉的方式（见图㉕、图㉖）。

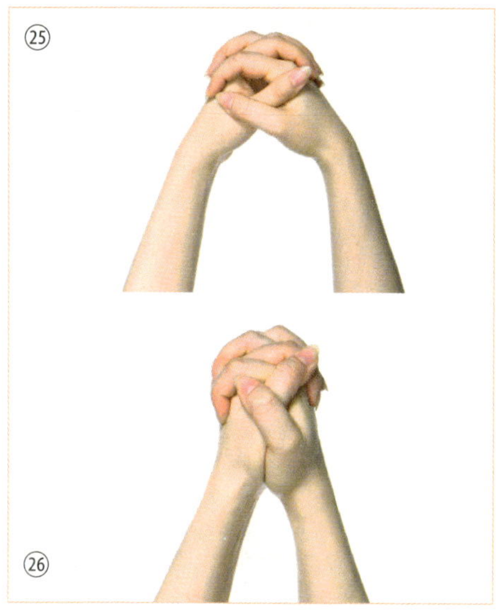
㉕ ㉖

搓手操

锻炼目的 可促进发汗、消肿止痛。

做法

双手手掌夹住肢体的一定部位，用力做相反方向的来回快速搓揉，即双掌对揉的动作。注意操作时双手要用力对称，搓动要快，移动要慢（见图㉗）。

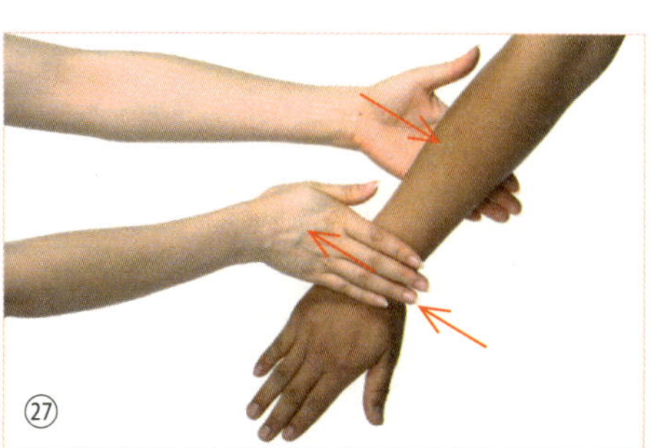
㉗

运动手指操

锻炼目的 松弛肌肉，使血液流通顺畅，并使手臂及全身充满活力。

做法

① 屈肘并举起两手，掌心向前。两手握拳，然后尽量张开手指，反复做 10 次（见图㉘）。

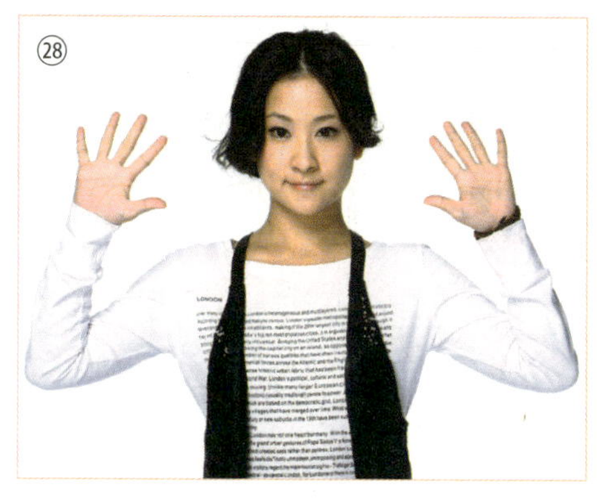
㉘

② 控制手指的运动。这种运动可双手轮流做，也可用两手同时做。将拇指及食指尖并拢，形成一个圆圈，然后尽量把其他手指张开；拇指与中指尖并拢，形成一个圆圈，并重复上面的动作；拇指与无名指尖并拢，形成一个圆圈，重复上面的动作；拇指与小指尖并拢，形成一个圆圈，重复上面的动作。每只手要至少做 5 次全套动作（见图㉙、P27 图㉚）。

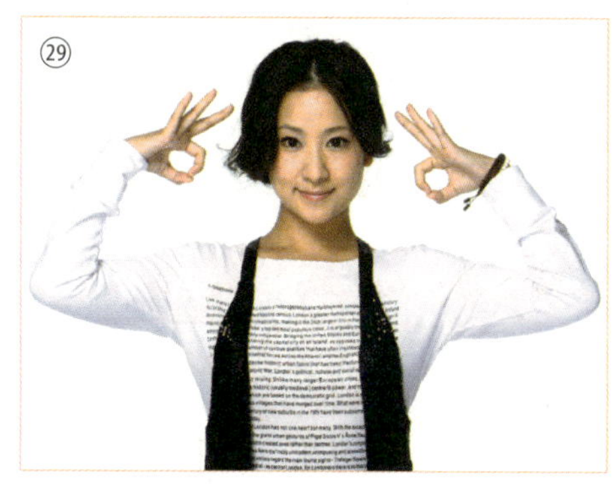
㉙

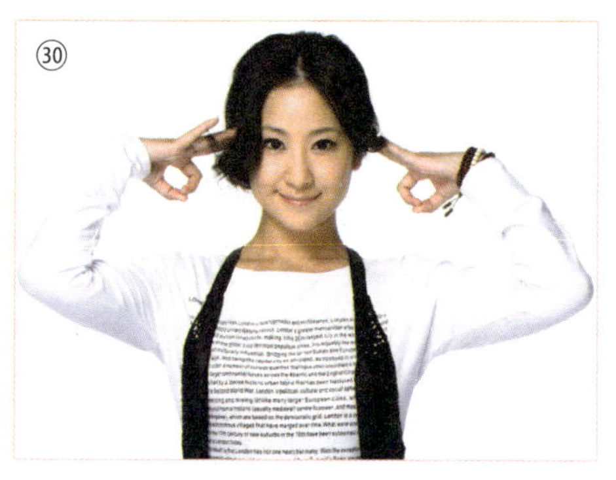
㉚

③ 加强手指的运动，双手可分开进行。竖直一只手的手指，手指并拢；分开拇指和食指，其余各手指仍并拢；使拇指跟食指并拢，然后将拇指跟中指分开，注意同时要保证其他手指并拢；使拇指及食指恢复原来的位置；将无名指与小指并拢，将中指与食指、大拇指并拢，同时将无名指与中指分开；使各手指恢复原来的位置；使拇指、食指、中指及无名指并拢，远离小指（见图㉛、图㉜）。

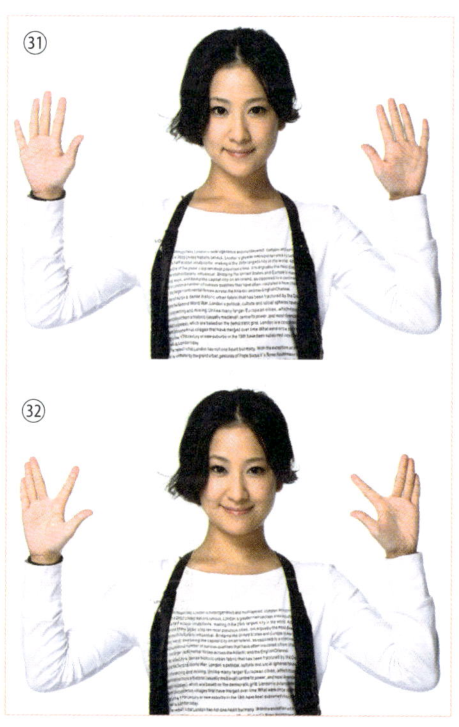
㉛ ㉜

浴手操

锻炼目的 可安神，祛风湿，发表邪，缓解感冒症状。

做法

① 浴手掌：两手合掌搓热，左手掌在右手背上摩擦一下；接着右手掌在左手背上摩擦一下，相互共摩擦 10 次（一左一右为一次）（见图㉝）。

② 浴手背：用一只手的手掌摩擦另一只手手背 10 次，两手交替进行。也可擦至手臂上，反复 10 次（见图㉞、图㉟）。

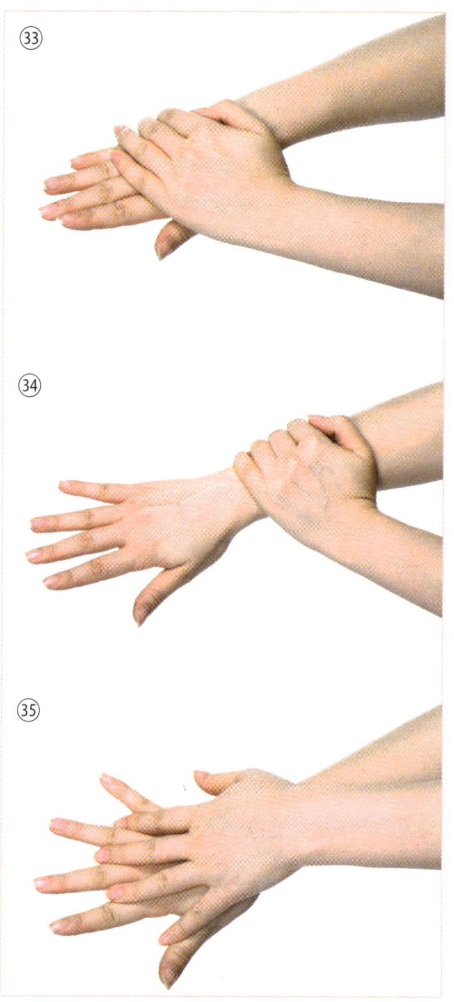
㉝ ㉞ ㉟

掰手操

锻炼目的 强壮筋骨，通经活血，止疼痛，祛风湿。

做法

① 两人掰手腕，每次 3 分钟，每天 2 次，可强壮筋骨、活络气血（见图㊱）。

② 勾拉手指各 15 次，可活血止痛（见图㊲）。

③ 对拇指，可通经络、祛风湿（见图㊳）。

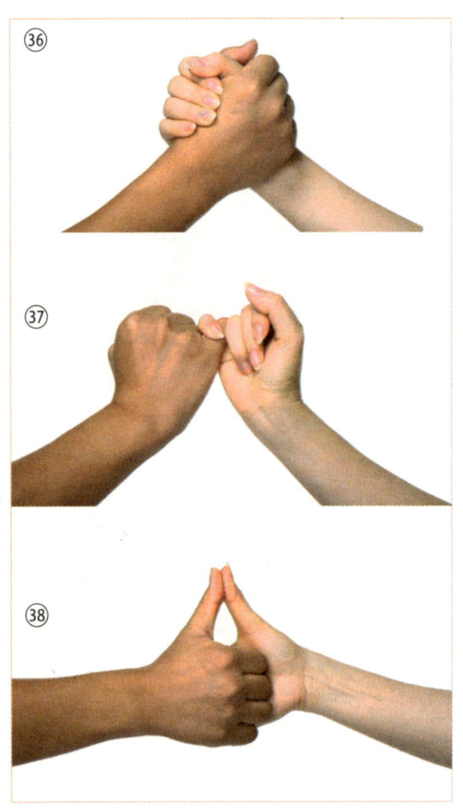
㊱ ㊲ ㊳

手指屈伸操

锻炼目的 缓解各种脏腑不适。

做法

① 中指反复屈伸 30 次，可缓解心包经疾病（见图㊴、图㊵）。

② 拇指反复屈伸 30 次，可改善心神不宁（见图㊶、图㊷）。

③ 小指反复屈伸 30 次，可改善心脏病和小肠病（见 P29 图㊸、图㊹）。

④ 无名指反复屈伸 30 次，可有效缓解三焦病症（见 P29 图㊺、图㊻）。

⑤ 食指反复屈伸 30 次，能改善大肠疾病、便秘、肠炎等（见 P29 图㊼、图㊽）。

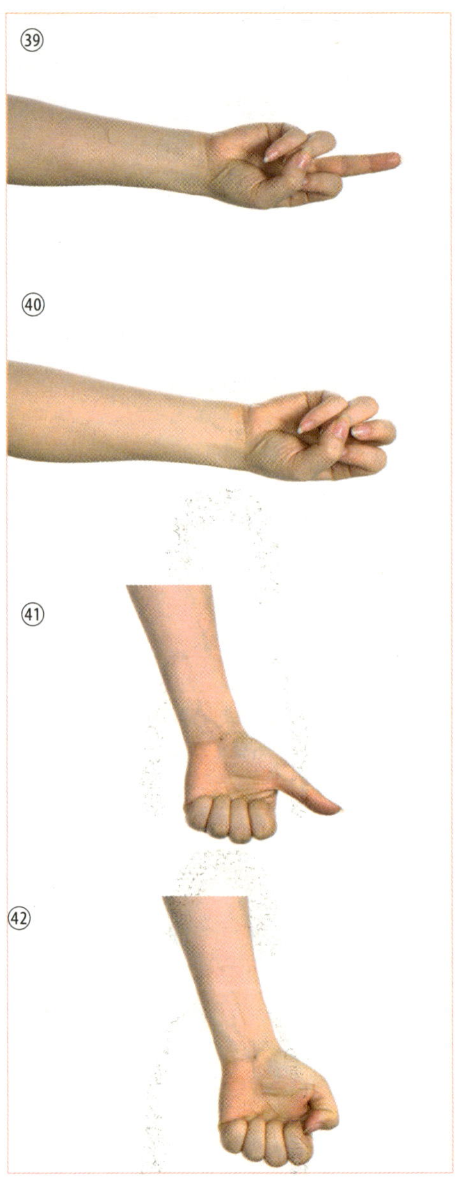
㊴ ㊵ ㊶ ㊷

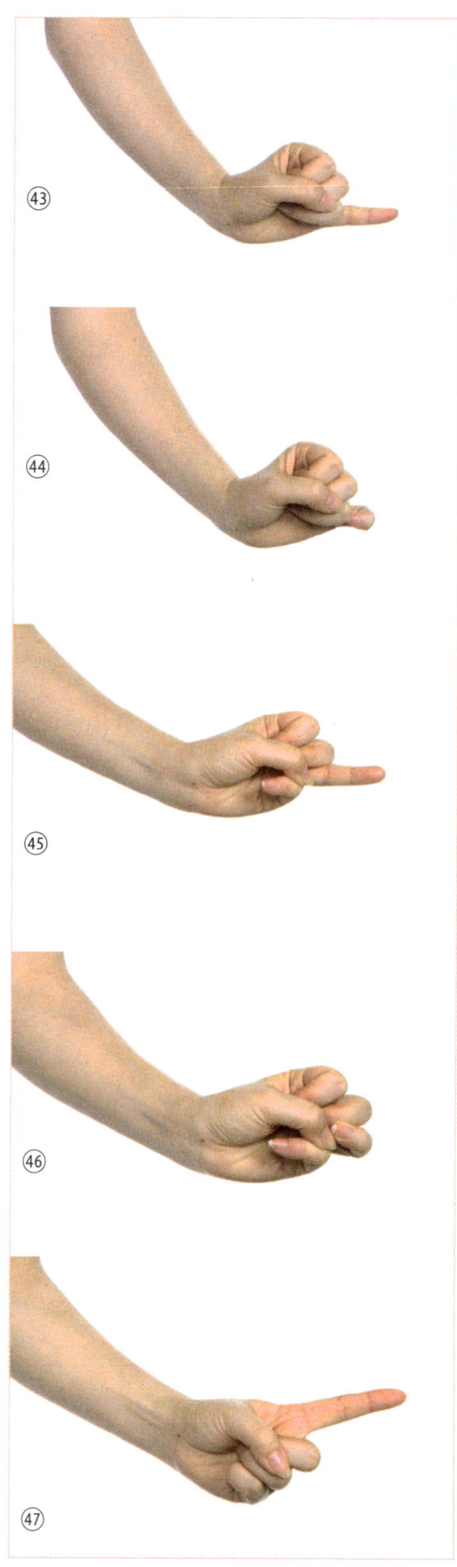

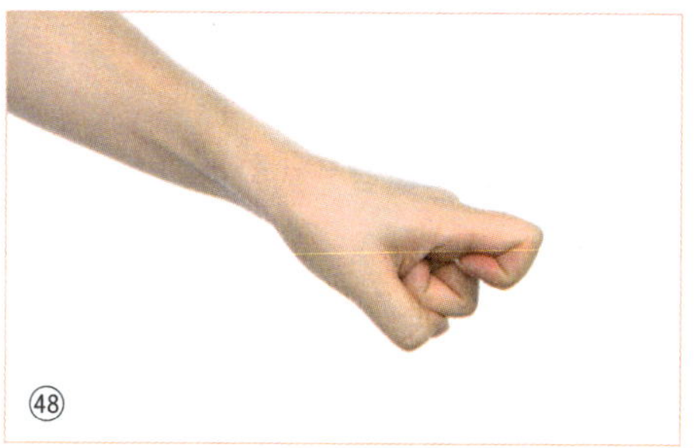

猜拳手指操

锻炼目的 活络气血，保持头脑清醒，锻炼大脑对手指的支配能力及手指的灵活性。

做法

模仿行酒令的猜拳，每次进行 30 分钟（见图㊾）。

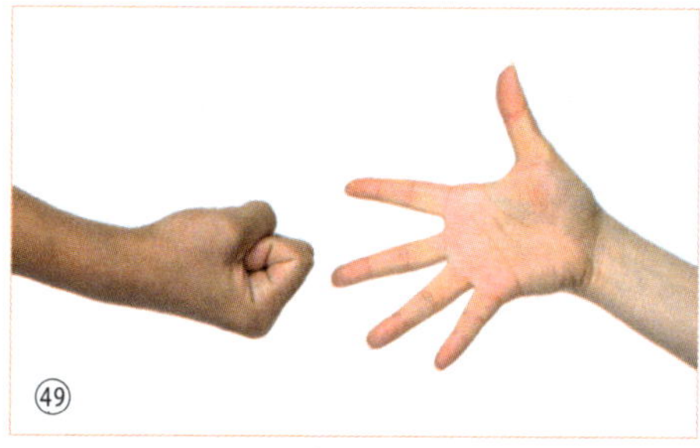

导引手指操

锻炼目的 可缓解并改善病症。

做法

① 一指禅式：做操者的食指伸直，其余四指自然屈曲，拇指屈曲压于中指背侧。运力于食指端，以指端直接接触于病变处，点按穴位加以按摩（见 P30 图㊿）。

② 二指禅式：做操者的中、食指并拢伸直，其余手指自然屈曲。运力于食、中指尖部，以指端直接接触于病变处或穴位，点按穴位加以按摩（见 P30 图51）。

③ 中指独立式：做操者的中指伸直，其余四指自然屈曲。运力于中指指尖部，以指端直接接触于病变处或穴位，点按穴位加以按摩（见图㊷）。

④ 龙衔式：做操者的拇指与其余四指伸直对称。运力于各指的尖端，以指端直接接触于病变处或穴位，点按穴位加以按摩（见图㊸）。

⑤ 蛇形式：做操者的五指均自然弯曲，指间关节屈曲呈蛇头形式。以各个手指关节按摩穴位（见图㊹）。

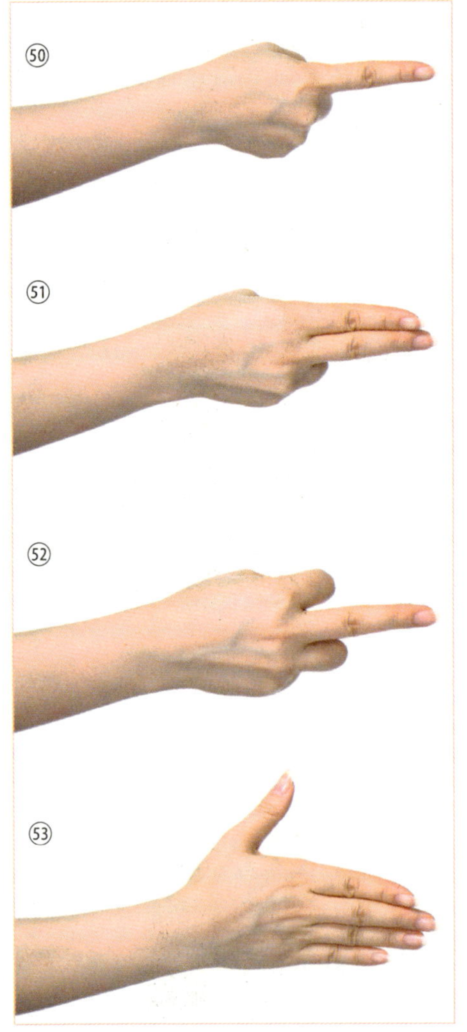
㊿

(51)

(52)

(53)

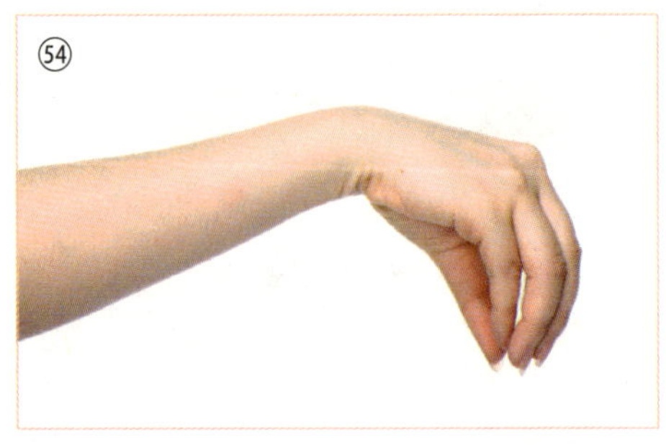
(54)

武术手指操

锻炼目的 强筋壮骨，活络气血，消肿止痛。

做法

① 鹰爪：拇指伸直，中指、无名指、小指弯曲，与拇指捏在一起，食指弯曲。此动作可强筋骨、利关节（见图㊺）。

② 熊掌：拇指靠拢手掌，第一节指弯曲；其余四指并拢，第一、第二节指弯曲，但不能与手掌接触，然后掌背向后拉紧即成熊掌。此动作可止疼痛、祛邪气（见图㊻）。

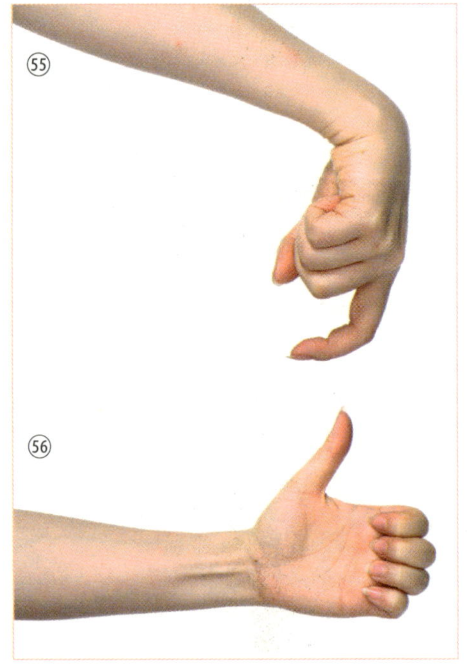
(55)

(56)

对抗手指操

锻炼目的 可使大脑张弛有度，使大脑皮层处于持续的兴奋状态，同时对五脏六腑还有良好的协调作用。

做法

① 甩双手：双臂自然下垂，由前向后甩动 30 ~ 50 次。可放松肩、臂、腕、指关节，通畅气血，增强手臂，对肝、眼也有益（见图㊲、图㊳）。

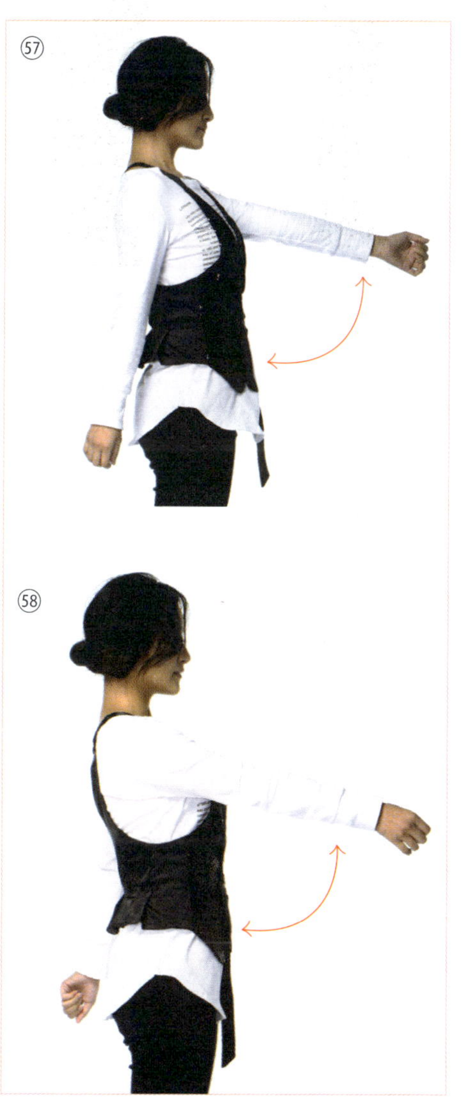

② 空拳捶两臂：左右手握空拳，向对侧上肢从肩到手腕捶打共 20 ~ 30 次。可通经活络，防治关节炎及手臂酸痛（见图㊴）。

③ 十指相顶：双手掌心相对，左右手指同时用力相顶 10 次左右。可活动指关节，增进手部功能（见图㊵）。

④ 捏虎口：先以右手拇指、食指捏左手虎口，再以左手拇指、食指捏右手虎口，每侧各 10 次。可增进手部功能，并改善头、面部疾患（见 P32 图⑥①）。

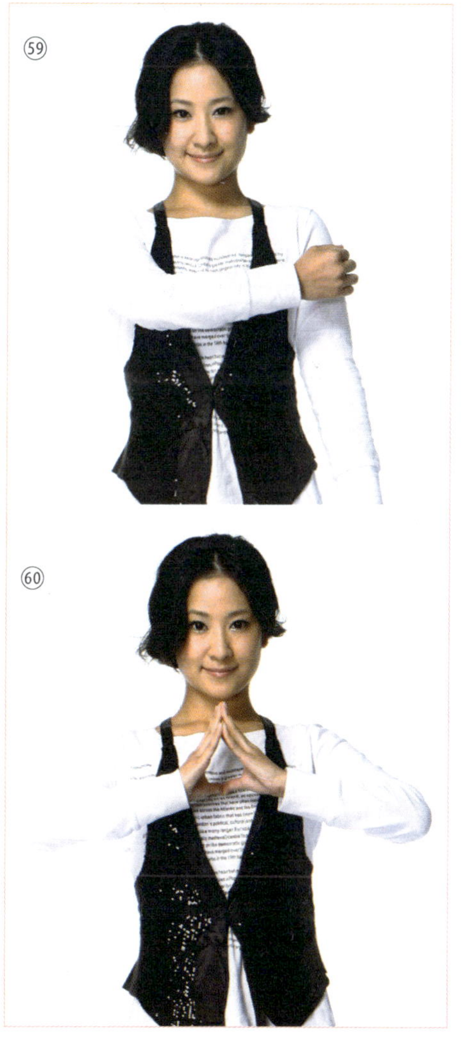

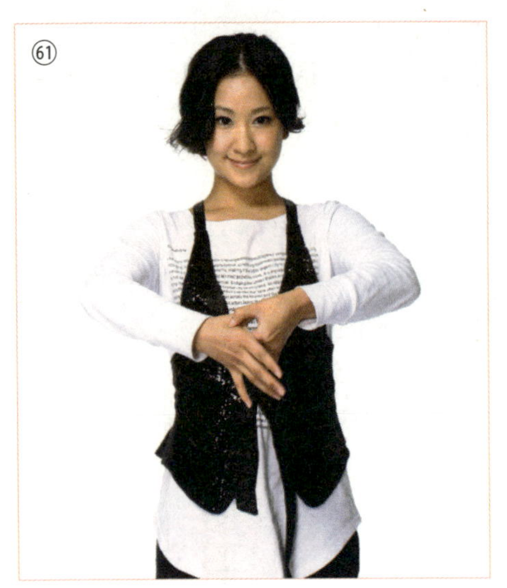

站桩手指操

锻炼目的 促进气血运行。

做法

① 鹰前拱式：两手虎口在胸前交叉，右手在上（或左手在上），手心向下，摆在胸前，两肘呈弧形，整体上形成一个椭圆形，同时正常呼吸 10 分钟。

② 垂下式：这个动作只适用于站式。两手自然下垂，双肘和掌指微曲，中指在大腿两侧靠紧裤缝，同时正常呼吸 10 分钟（见图62）。

③ 抱丹式：前拱式的双手虎口交叉，顺其自然放大，松松地环抱丹田，手心向里，注意手腕关节不能过于弯曲，成站立抱丹式或平坐抱丹式。平坐时交叉的两手放于小腹之下、大腿之上，两臂成弧形，同时正常呼吸 10 分钟。

④ 抱球式：两手在腹前做抱球状，拇指相对，掌心相对，两掌心之间的距离和手与腹部的距离相同，均为 20 ~ 25 厘米，同时正常呼吸 10 分钟（见图63）。

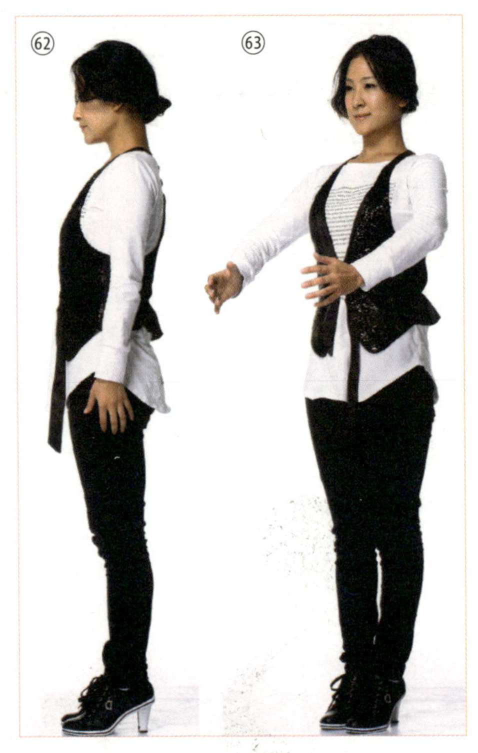

女性健身手指操

锻炼目的 锻炼女性大脑，促进四肢的血液循环，并使大脑在活动中得到充分的休息。

做法

锻炼双手的方法有很多，如双手合十相互按压、互相拉伸手指、转动手腕、相互揉搓掌心等（见图64）。

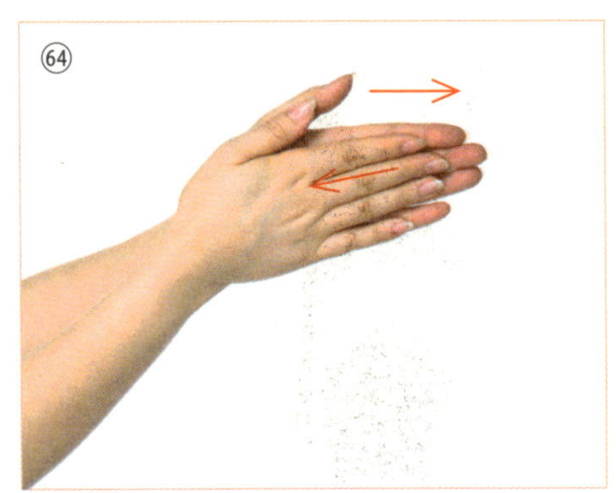

适宜老年人的抗衰老手指操

锻炼目的 准备2个健身球（无健身球可用其他球状物代替），通过手指的运动使健身球在手中不停转动，可刺激手部经脉及多个穴位，从而调节神经，尤其是掌心的劳宫，还能通经活络，缓解疲劳。

做法

用一只手手掌托转两个球状物，大拇指鱼际部和食指、中指等同时由外向内旋转，使两个球状物在掌中自转，并尽量使其不发生碰撞，逐渐加快旋转的速度（见图65）。

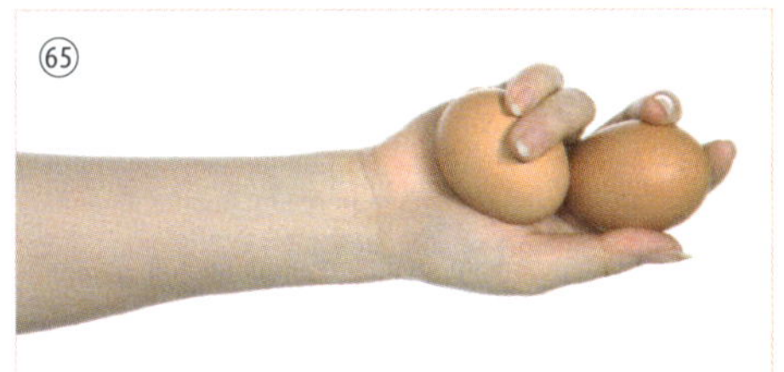
65

双臂平举屈伸手指操

锻炼目的 治疗各种常见病，调理气血经络。

做法

① 双臂向左右平举，握拳（见图66），食指一屈一伸100次（见图67、图68）。经常练习，可促进排便，改善结肠炎症状。

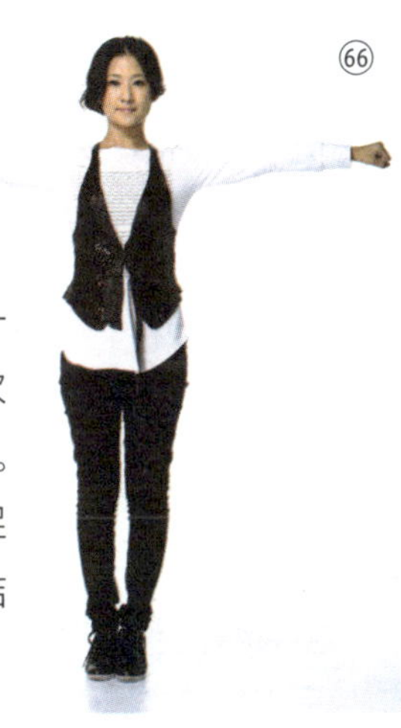
66

② 躺在床上，将两臂向左右平举，握拳，使小指一屈一伸100次。经常练习，可控制心悸、改善心脏病。

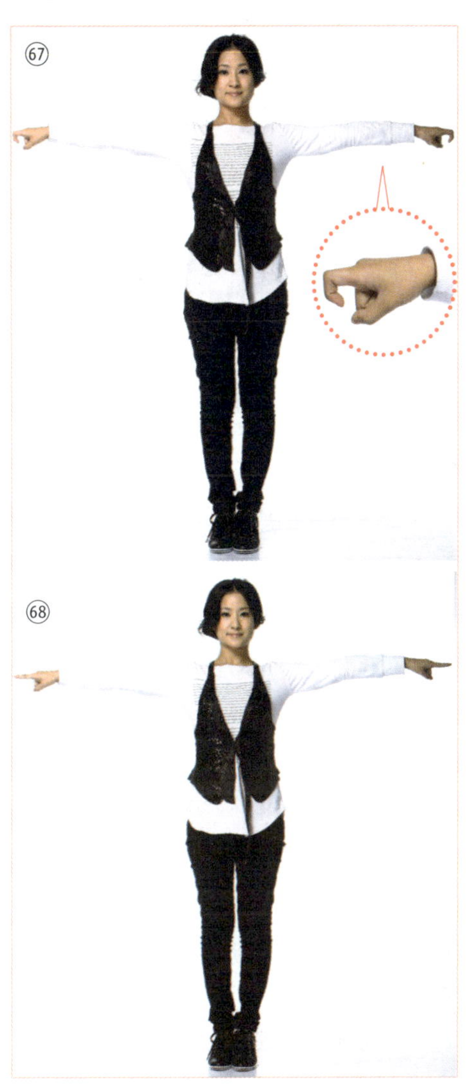
67

68

点按手臂穴位的手指操

锻炼目的 可缓解心绞痛。

做法

全身放松，用左手拇指点按右臂阳池108次，再用右手拇指点按左臂阳池108次，每天早晚各点按一次。

儿童健脑手指操

现代医学研究显示，手部的动作越是复杂，越能积极地促进大脑的思维功能。家长应重视儿童手指的锻炼，以此来促进儿童的智力发育。因此，想要培养出思路开阔、头脑聪明的孩子，就经常让他来做下面这些手指操吧！

手指的锻炼应从幼儿时期做起，家长应有意识地辅助幼儿增加手部活动。孩子1岁后，要鼓励孩子多做手工，尤其应让孩子做些力所能及的事情，如自己穿衣、吃饭，做简单的家务等，这些无形的锻炼不仅能培养孩子独立生活的能力，还有益于孩子的智力发展。下面的手部游戏有助于锻炼孩子的大脑以及手与大脑、小脑的平衡能力。

数数手指操

适合年龄 1～3岁

锻炼目的 锻炼大脑对手指的支配能力，提高手部动作的熟练程度。

做法

教孩子用自己的手指来表现1、2、3、4……。在反复的练习中，儿童的大脑就能得到锻炼（见图①～图④）。

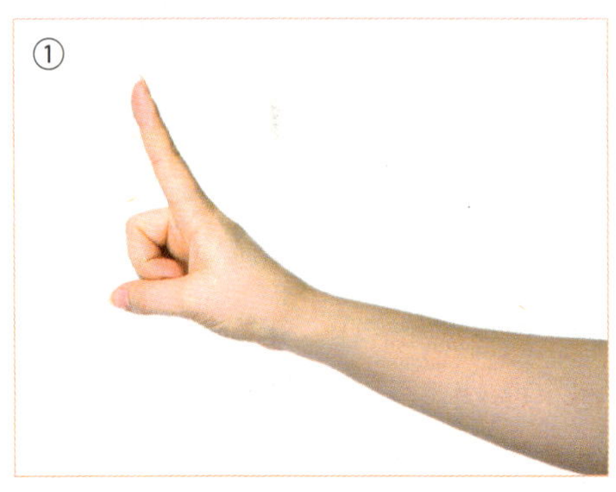
①

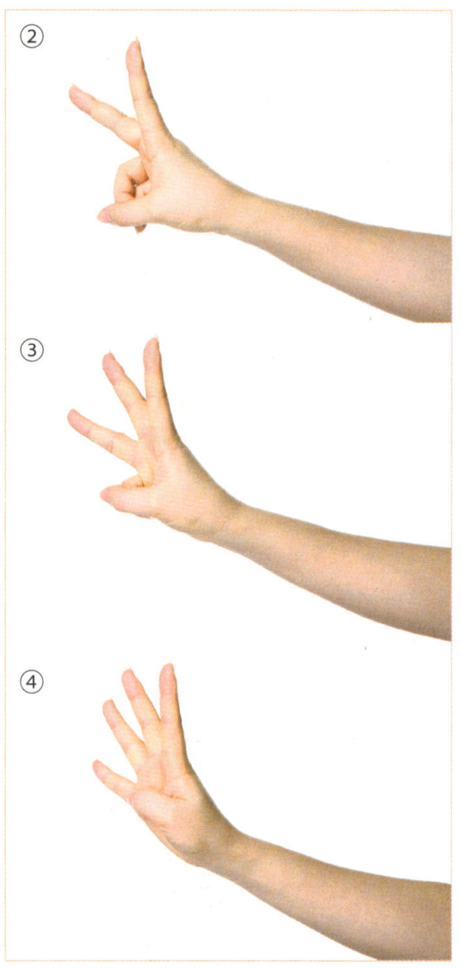
②
③
④

石头、剪刀、布游戏

适合年龄 5～6岁

锻炼目的 锻炼孩子大脑的灵活性、反应能力以及手指与大脑的协调能力。

做法

两个孩子一组进行石头、剪刀、布游戏（见图⑤）。

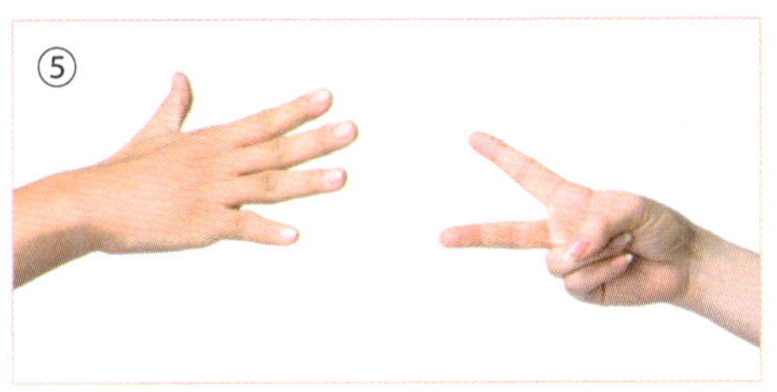
⑤

影子玩偶手指操

适合年龄 4～8岁

锻炼目的 培养孩子的形象思维能力，提高大脑对手指的支配能力。

做法

将手放在光源与淡色的墙壁或屏幕之间做影子玩偶变化游戏。在光源下，通过手的不同组合，可以变幻出各种各样的影子玩偶。如伸出双手，将两个大拇指互扣，并展开手掌扇动，做鸟飞行的动作；以一手手指平握另一手四指，在灯光下的影子就像狗一样。另外，还可以做孔雀、鸭子、蛇等手影游戏。这种手指操既能锻炼孩子的大脑灵活性和手脑协调性，又能增强孩子的想象力（见图⑥～图⑨）。

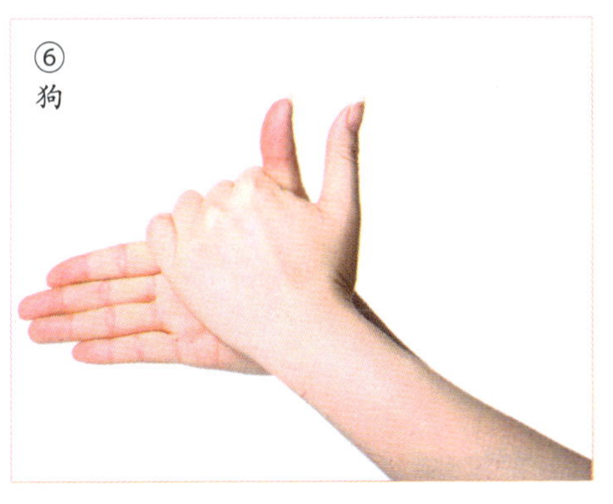
⑥ 狗

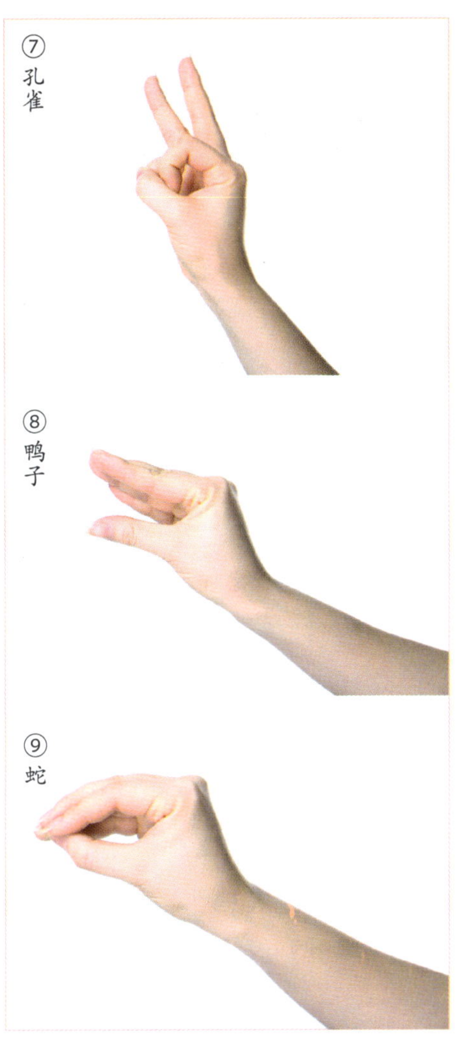
⑦ 孔雀

⑧ 鸭子

⑨ 蛇

找中指游戏

适合年龄 3～10岁

锻炼目的 锻炼孩子对手指的准确把握能力，并训练孩子的判断能力。

做法

一手包绕另一手的五指，尽量并拢五指，并将中指隐蔽起来，让孩子来找出中指。可将中指放入手掌圈的不同位置，反复多次（见P36图⑩）。

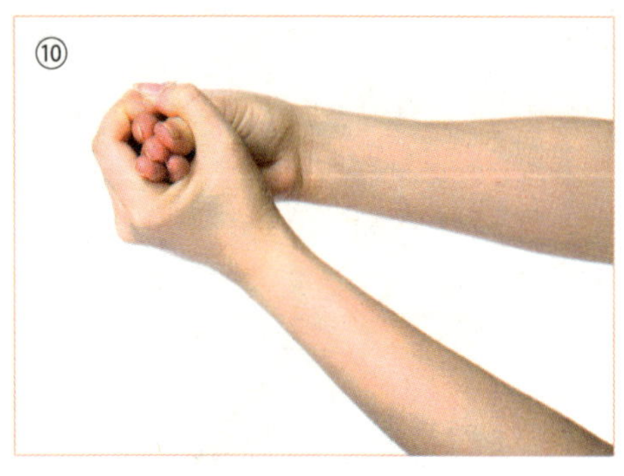
⑩

折火柴游戏

适合年龄 7～8岁

锻炼目的 锻炼孩子大脑对手指的灵巧支配能力及感觉能力。

做法

将几根火柴（或其他棍形物）放在中指背侧，用食指和无名指的腹侧去按压它们，进行10次（见图⑪）。然后将火柴放在食指和无名指的背侧，用中指的腹侧去按压它们，进行10次（见图⑫）。

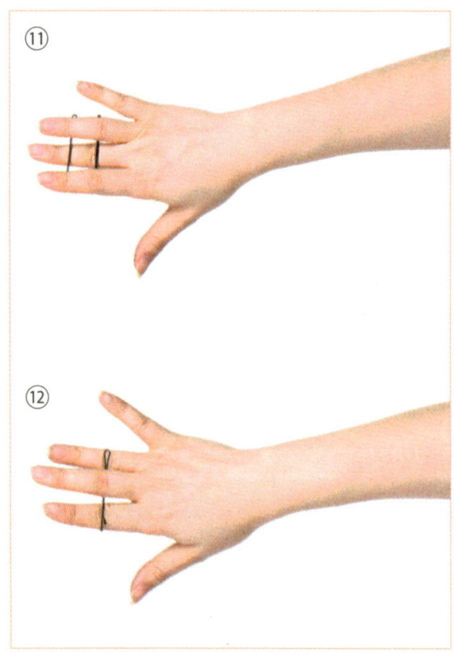
⑪ ⑫

接抛硬币

适合年龄 7～10岁

锻炼目的 锻炼孩子手腕的灵活度，刺激手掌的劳宫。

做法

准备一枚硬币，将硬币放在一只手掌上，然后往上抛，用另一只手的手掌接住落下的硬币，再将硬币往空中抛，然后换手接住。如此反复地交替双手抛、接（见图⑬）。

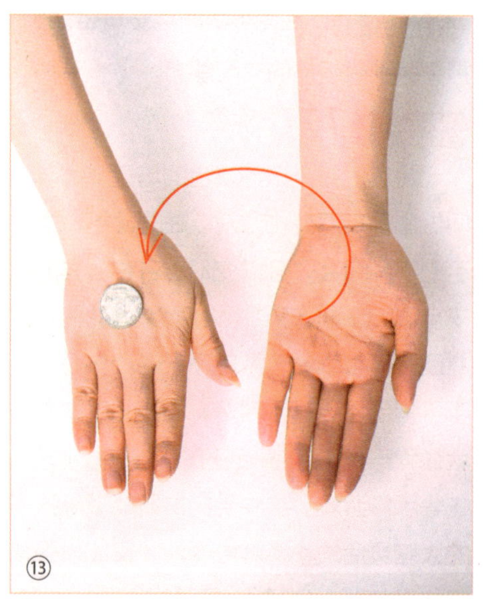
⑬

"1"打"4"游戏

适合年龄 7～10岁

锻炼目的 锻炼孩子的左右脑及左右手的协调能力。

做法

一手手指做枪状，指向另一手；另一手将拇指内扣，另四指并拢做手形"4"，然后，迅速调换两手的手形，即左手打右手，右手打左手，同时嘴里念“1”打“4”，进行10次。速度要逐渐加快（见图⑭）。

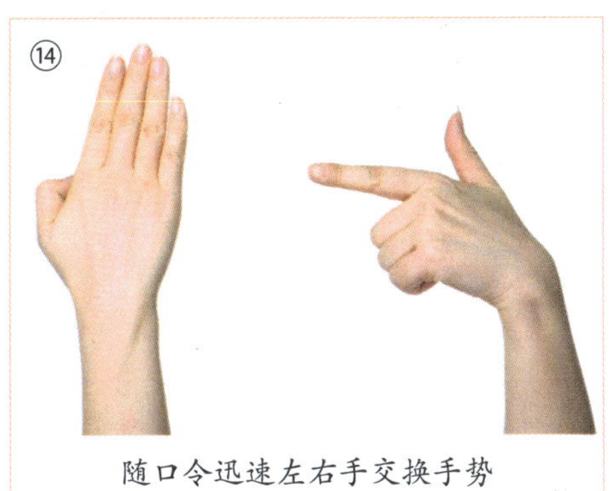
⑭
随口令迅速左右手交换手势

抽火柴游戏

适合年龄 7～10岁

锻炼目的 锻炼孩子手的握持能力，促进经络血液运行。

做法

用一只手紧紧抓住几根火柴（或其他棍形物），然后用另一手来抽，抽出的火柴根数越多越好（见图⑮）。

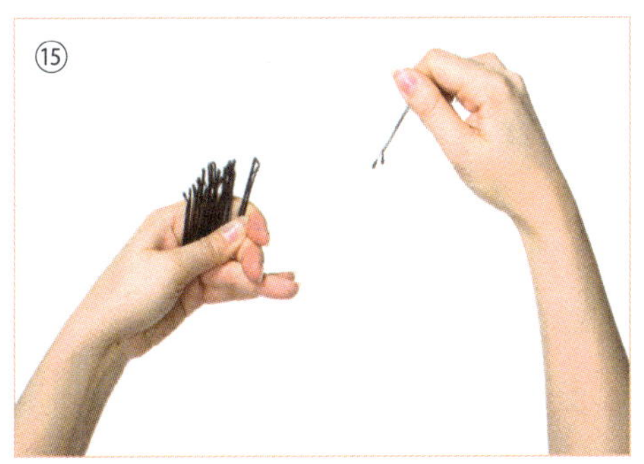
⑮

平衡感练习手指操

适合年龄 9～10岁

锻炼目的 锻炼孩子左右脑协调能力以及手指灵活反应能力。

做法

两手各握一支笔，左手的笔在纸上画圆圈，右手的笔在纸上画方形，要注意一定同时进行。每天画10遍。速度要慢慢加快（见图⑯）。

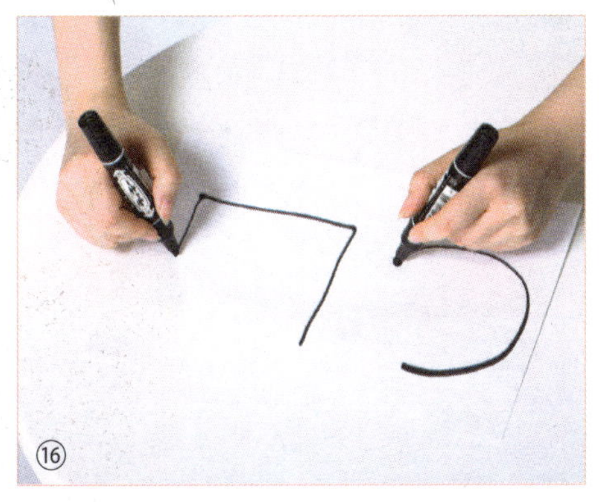
⑯

橡皮圈手操

适合年龄 7～10岁

锻炼目的 锻炼孩子手指动作准确能力及快速反应能力。

做法

两个孩子一组，将两条橡皮圈同时套在两个孩子的一只手上，套好后两人开始争夺，看谁先把对方的橡皮圈夺过来。

贴心小叮咛

手指的灵巧程度和操作能力与人脑的智力活动息息相关，所以手指的锻炼与智力发展有密切的联系，二者相辅相成。因此，训练孩子的双手等于给孩子做“大脑体操”。

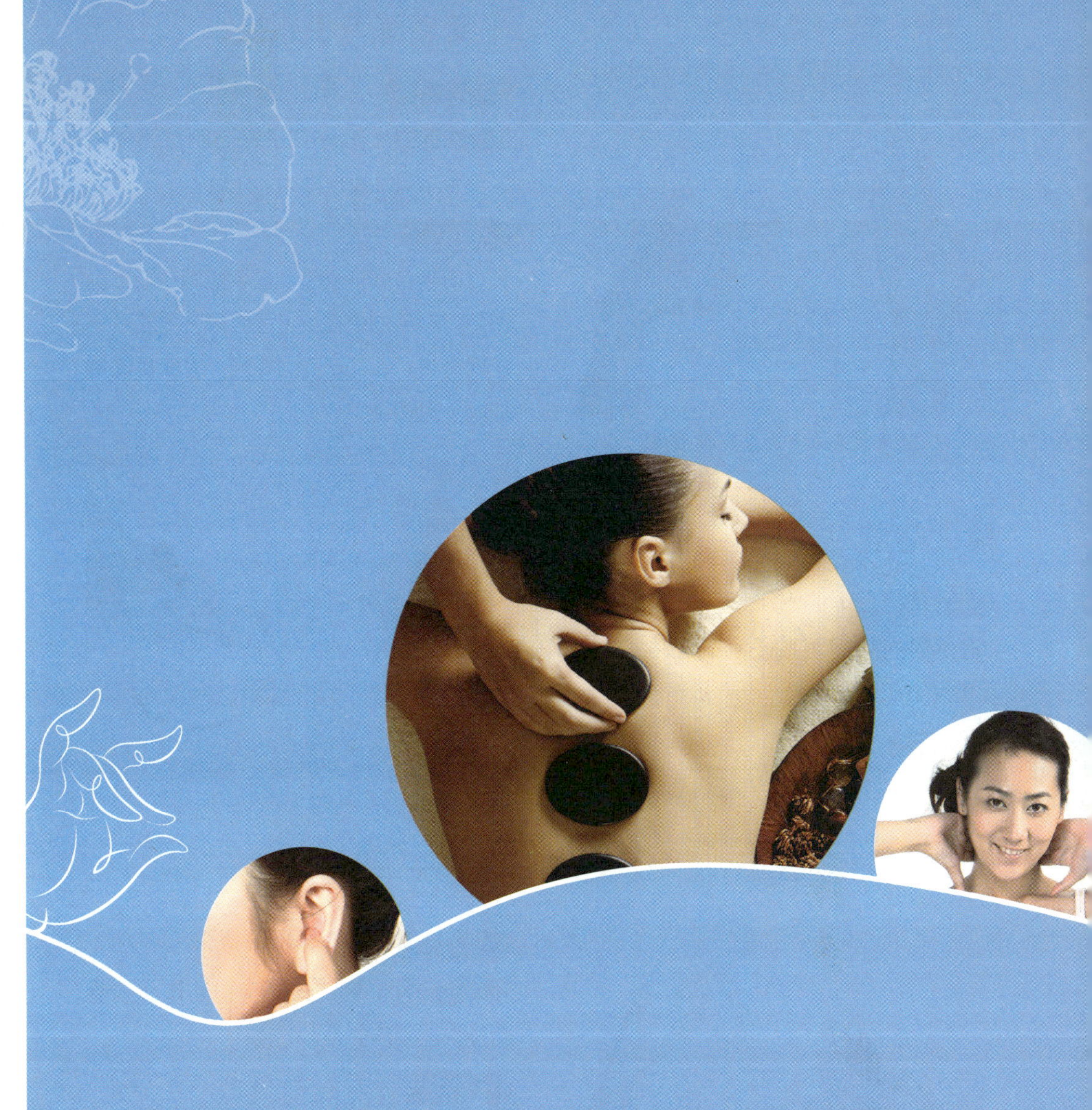

以中医原理为依据，通过刺激不同的穴位，调整被称为生命能量的“气血”的运行，从而强壮筋骨，提高抗病能力。这种方法简单易学，适合于家庭保健。

第三章

日常保健养生按摩

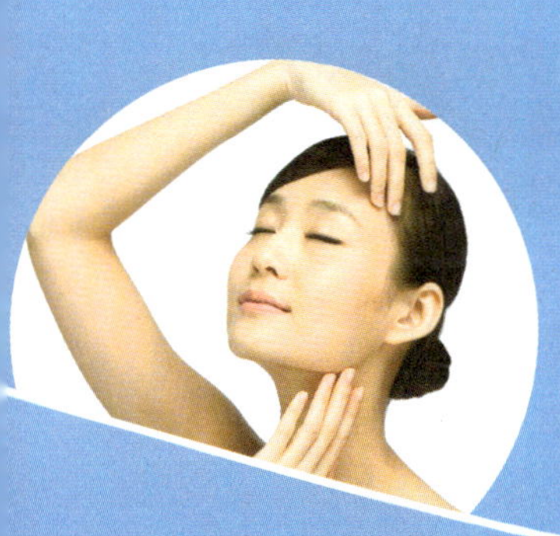

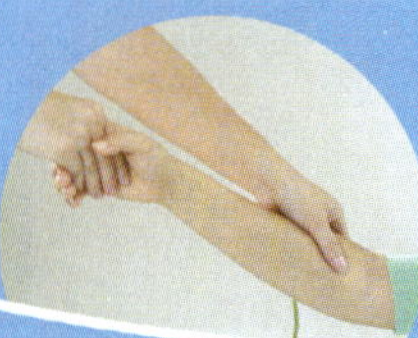

提神醒脑

睡眠是人们休息、恢复体能的重要生理活动，有些人睡眠质量不佳，往往在醒来后身体出现萎软乏力的现象，影响正常的学习和工作。早晨醒来后适当按摩，可改善这种不振状态，使人精神焕发。

全身按摩

特效穴位

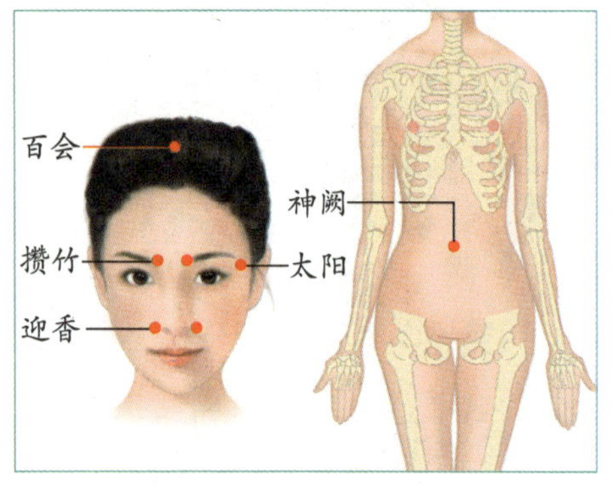

按摩方法

❶醒来后，别睁眼，首先舒张手指，一放一握。反复数十次（见图①、图②）。

❷双手在面部做上下推擦，从口角，至鼻旁，至前额，至太阳穴，至面颊，返回口角。反复 10 次。

❸两手掌摩擦，搓热后将两手掌心置于两眼上，并轻轻按压眼球，反复 3 次。

❹用中指指端点压攒竹、迎香、太阳、下关、颊车，每穴 20 秒。

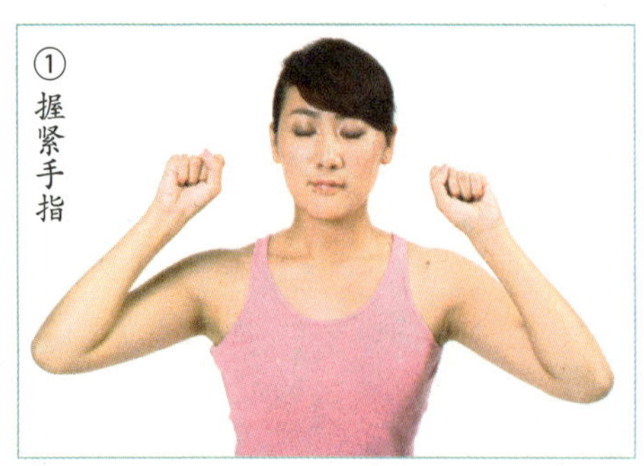
①握紧手指

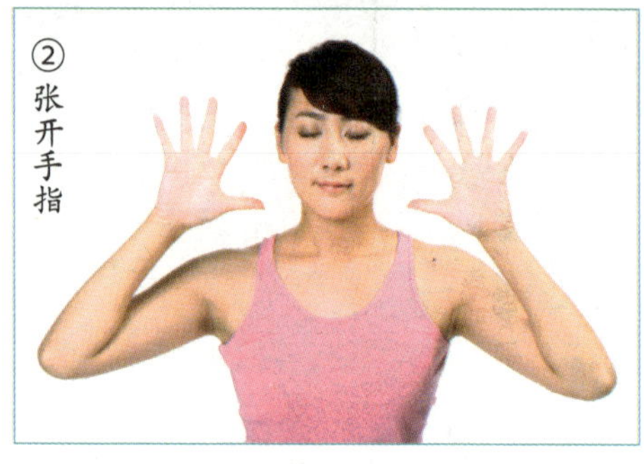
②张开手指

❺牙齿咬紧，用掌心拍击头顶的百会 10 次（见图③）。

❻用左手在右侧胸前从上到下擦 5 次，用右手在左侧胸前从上到下擦 5 次。

❼双手相叠，以神阙为中心，以顺时针方向按摩腹部 20 圈。

❽擦热两侧腰部。

❾双手十指微屈，从前发际向后发际做梳理头发的动作。如此反复 20 次。最后叩齿起床。

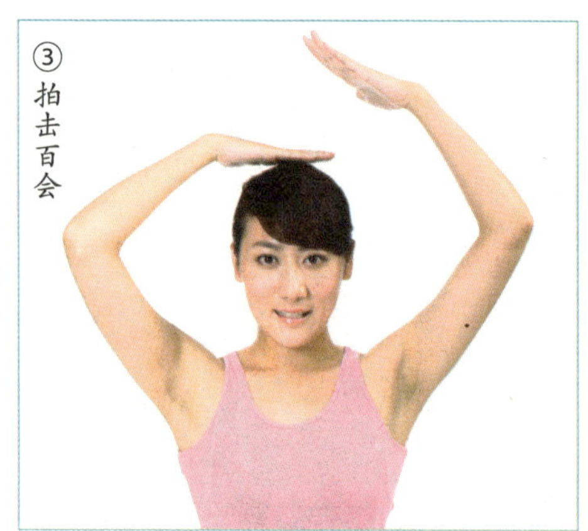
③拍击百会

手足耳按摩

特效穴位

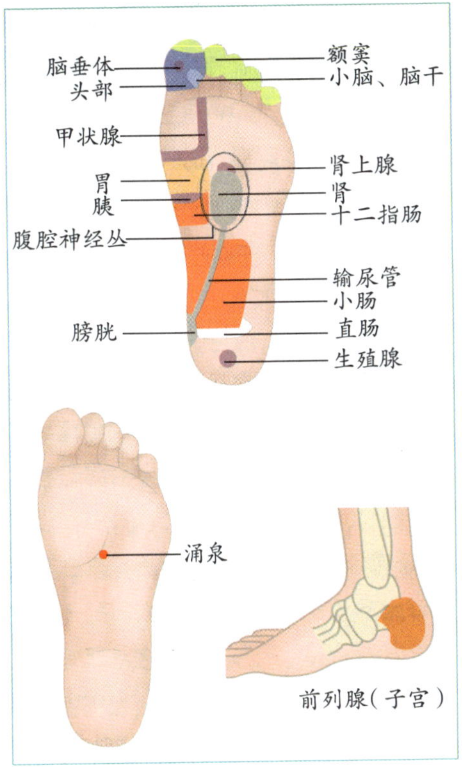

按摩方法

❶单食指扣拳法按揉肾、膀胱、肾上腺等反射区各50次；单食指扣拳法推压头部（见图④）、腹腔神经丛（见图⑤）、输尿管、甲状腺、胃、胰、十二指肠、小肠（见图⑥）、直肠、额窦等反射区各50次；握足扣指法按揉脑垂体、生殖腺（足底）等反射区各50次。作全足的按摩也有很好的提神醒脑作用，可在其基础上加重刺激以上反射区。

❷用手掌小鱼际擦热足底涌泉等。

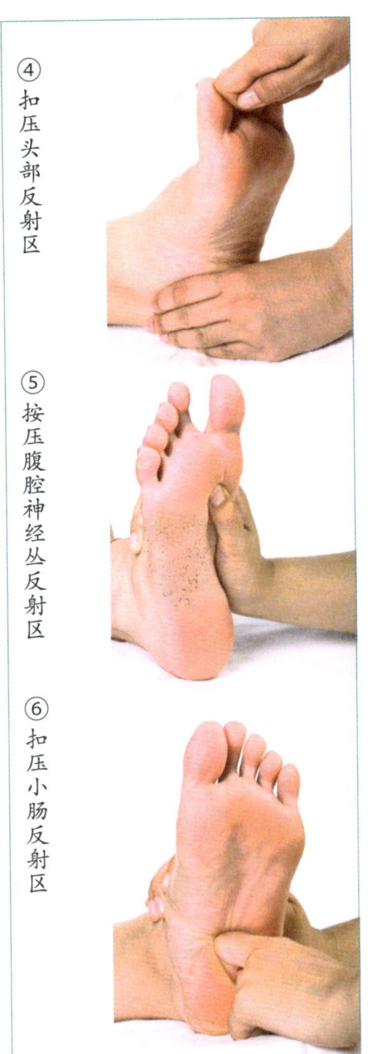

贴心小叮咛

苦味食物益处多

苦味食物中含有氨基酸、维生素、生物碱、苷类、微量元素等，具有三重保健功效：一是能够防癌抑癌；二是可促进胃酸的分泌，增加胃酸浓度，从而增加食欲；三是能提神醒脑。

促进消化

消化不良者大多是积而不化，气滞不行，影响胃肠的正常运化。小儿则多不思乳食、脘腹胀满。中医认为，脾胃是后天之本，是气血生化之源，饭后适当按摩，有助于促进消化。

全身按摩

特效穴位

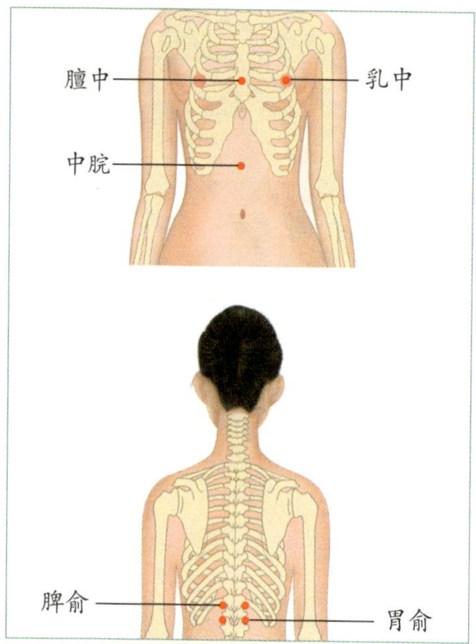

按摩方法

此按摩宜在饭后 40 分钟进行。

❶ 用拇指贴于胸前，其余四指贴于腋下，用力提拿胸部肌肉，提拿一下，放松一下，同时由内向外移动，另一侧做同样按摩，重复 3 次（见图①）。

❷ 用双手拇指从膻中向两侧乳中分推，并沿肋间继续向外平推至胸侧，然后向下移一个肋间隙，再从胸中线开始至肋间向外分推至胸侧，循序而下。

❸ 从腹中线向两侧分推，由上腹部向下腹部依次分推，反复 3 次。

❹ 用双手拿捏腹部。从一侧腹部向对侧进行，上、下腹各拿捏 1 次。拿捏时，用双手拿起一块腹部肌肉（皮肤、皮下组织及肌肉），轻轻提起稍停片刻，松开前移，再拿捏起一块肌肉，放松再做，重复 3 次（见图②、P43 图③）。

❺ 用手掌按摩腹部。先从腹中央开始，以顺时针环转摩腹，并由内逐渐向外环转，做 30 ~ 50 次；再以逆时针方向由外向内环转 30 ~ 50 次。

❻ 顺时针揉摩中脘 300 次。

❼ 点揉脾俞、胃俞各 100 次。

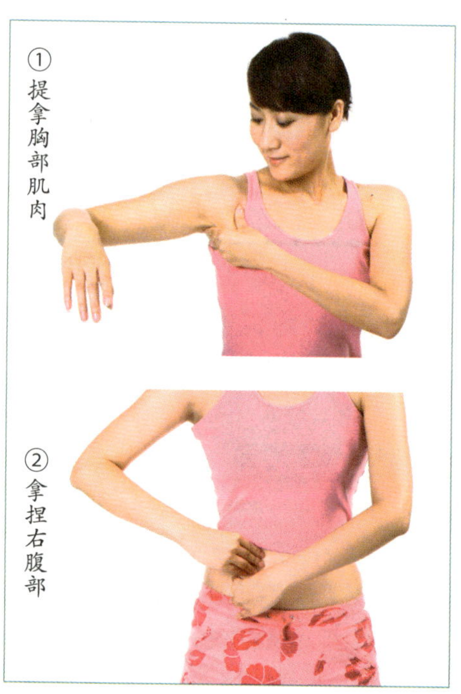
①提拿胸部肌肉
②拿捏右腹部

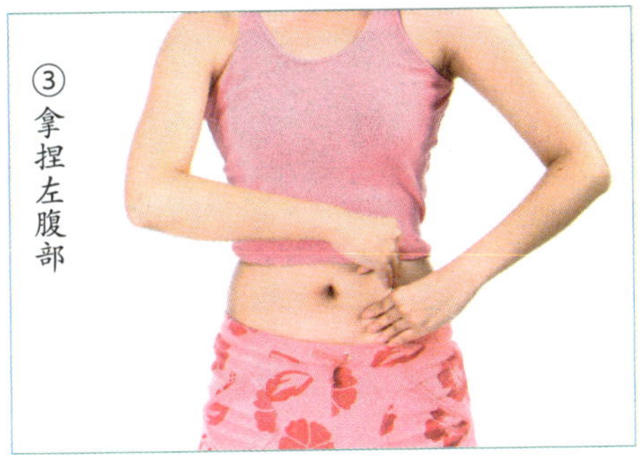

手足耳按摩

特效穴位

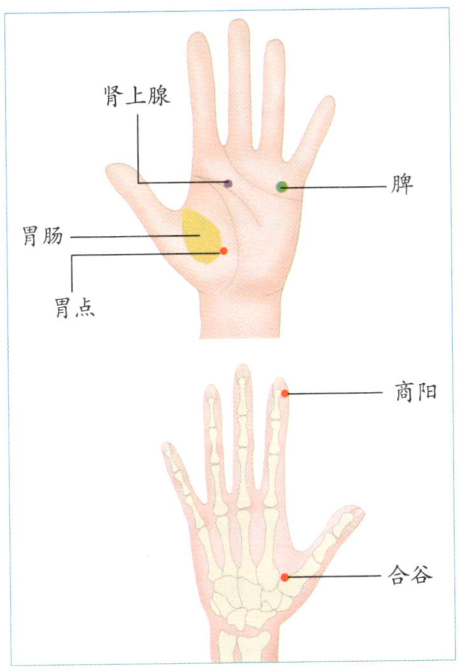

按摩方法

按摩手部的合谷（见图④）、脾（见图⑤）、肾上腺、胃肠（见图⑥）等反射区，或按商阳（见图⑦），对治疗胃肠疾病有显著效果。按揉胃肠反射区有助于刺激肠胃的蠕动，帮助消化，也能起到辅助治疗的作用。注意胃肠消化不好则按摩的时间应稍长。对小儿进行按摩用力要轻柔。

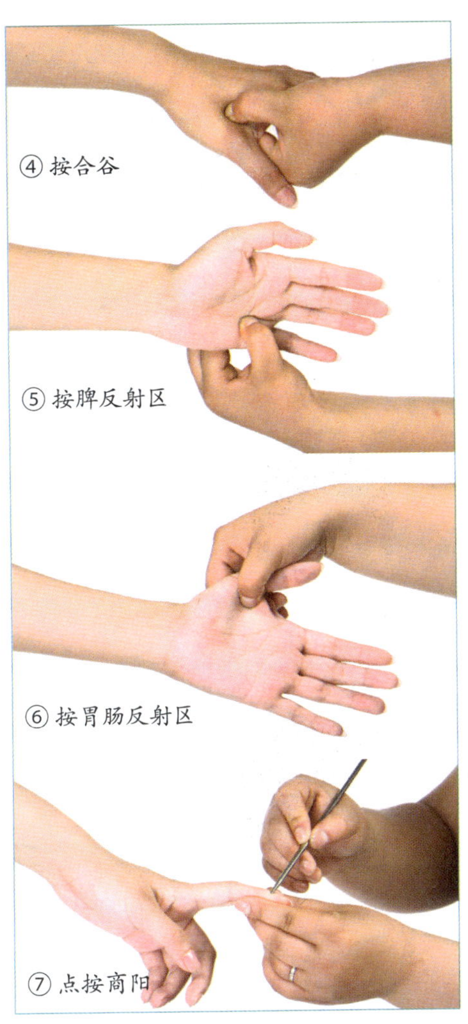

贴心小叮咛

食物促进消化

消化不良时，我们常服用促消化的酶类药物，其实食物中也可获得能促进消化的酶，如萝卜、莴笋、豌豆、南瓜、豆芽菜中含有淀粉酶；菠萝、木瓜中含有蛋白酶；畜、禽、鱼等肉类中含脂肪酶。但切记，因酶怕高温，所以能生吃的水果、蔬菜尽量生吃。

学生考前保健

目前社会上，学生和家长最关心的问题就是升学，都以上学深造为最好的求知途径。这样，学生就会面临各种考试。适当地进行保健按摩有助于缓解疲劳、减轻压力、提神醒脑。

全身按摩

特效穴位

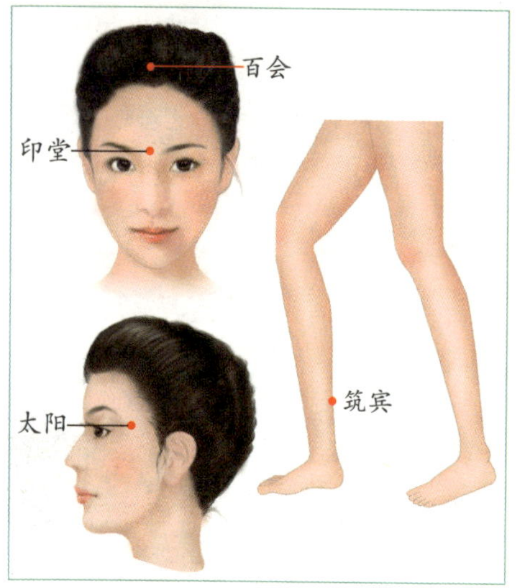

按摩方法

睡前安神按摩

❶ 冷水洗面，温水泡脚之后马上上床睡觉。

❷ 双手摩擦至热，然后用手掌摩擦眼、面、耳、颈部至热，最后按提鼻梁 10 次，梳头百余次，之后马上休息。

❸ 可用手指按压筑宾 3 分钟，对考生相当有益。

晨起醒脑按摩

与睡前安神按摩方法相同。

考前提神按摩

❶ 用手指腹点压百会 20 下，点压时吸气，还原时呼气，以能耐受为宜。然后再用手指指腹叩击百会 20 下（见图①）。

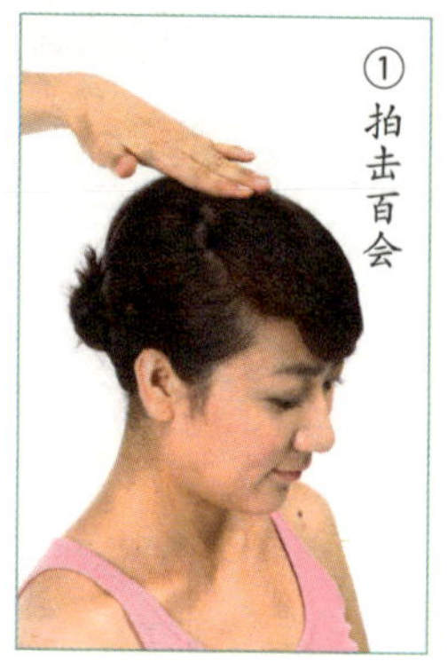
① 拍击百会

❷ 双手拇指指腹分别置于两侧太阳处，轻轻揉按 20 下。

❸ 用一手拇指和食指指腹相对按压印堂。

手足耳按摩

特效穴位

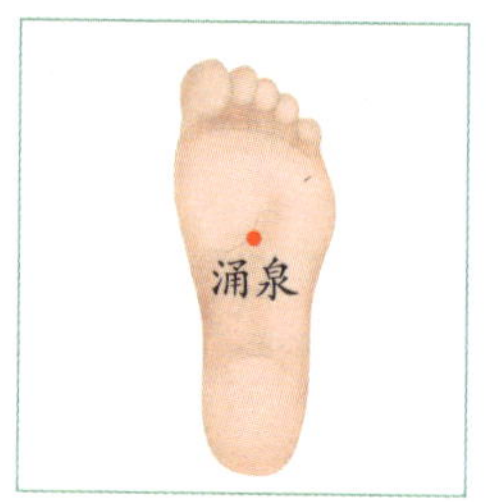

按摩方法

提高注意力

考试前，令考生俯卧，家长踩踏其脚底涌泉 30 ~ 40 次（见图②）。

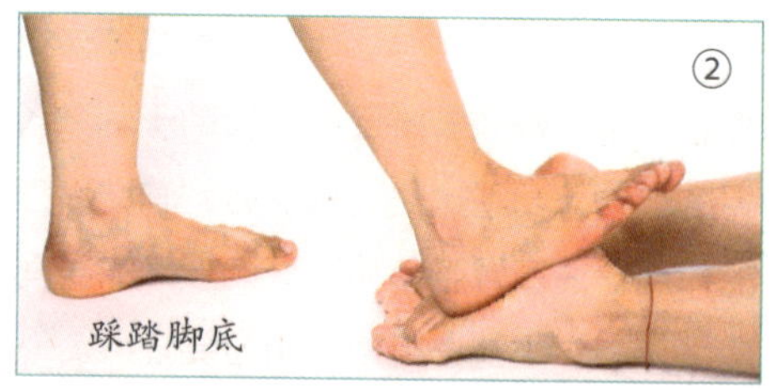
② 踩踏脚底

电脑综合征

长时间坐在电脑前，由于电脑显示器是高亮度、有闪烁、带辐射的，长时间注视，易导致临时性近视，引发视觉疲劳，甚至出现头晕、颈椎僵硬、腰背肌群疲劳、神经衰弱、机体免疫力下降等症状。

全身按摩

特效穴位

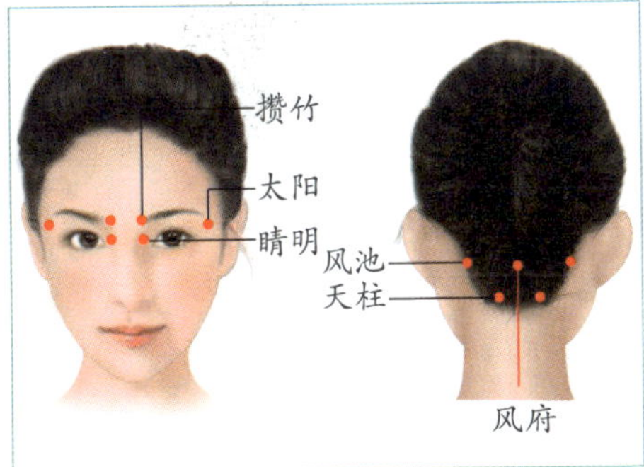

按摩方法

颈椎僵硬按摩法

❶ 自身转颈法：取坐位或立位，身体正直，头颈先向右上方尽力转动，双眼向右上方看；再向左上方尽力转动，双眼向左上方看。左右交替进行 10 次，转动颈部时要求动作缓慢。

❷ 颈部穴位指压法：姿势同上，按摩者右手置于前额固定头部，用左手拇指按压风池（见图①）、风府、天柱，至局部有轻微酸胀感为宜。

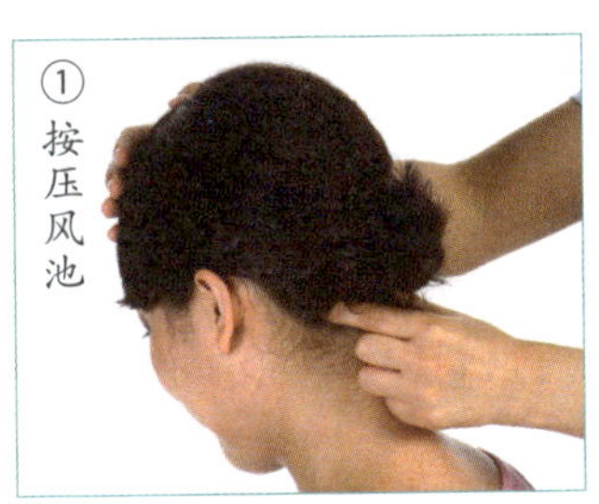

❸ 颈部整理按摩法：姿势同上，按摩者左手置于被按摩者前额固定头部，用右手手掌从头后部发根处至颈根部做手掌按摩，重复 5 次。再用手轻叩颈部。

眼睛疲劳按摩法

❶ 眼部穴位揉压法：自己揉压睛明（见图②）、攒竹（见图③）、太阳。

❷ 预防眼睛疲劳的眼部体操：注视前方，眼球上下转动；眼球左右移动；眼球左右斜动；眼球上下左右转动。以上动作，左右各重复 5 ~ 8 次。

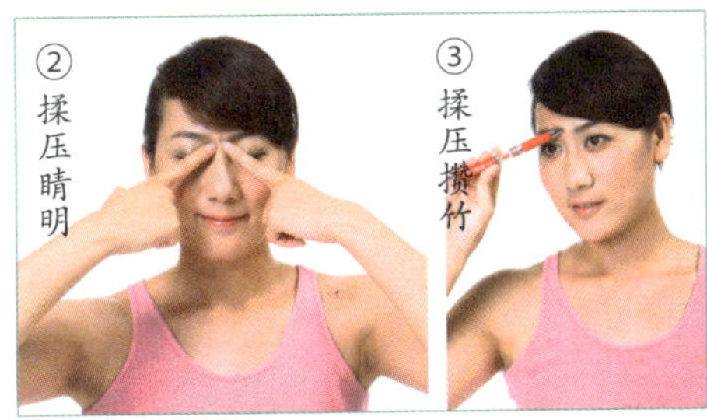

手足耳按摩

特效穴位

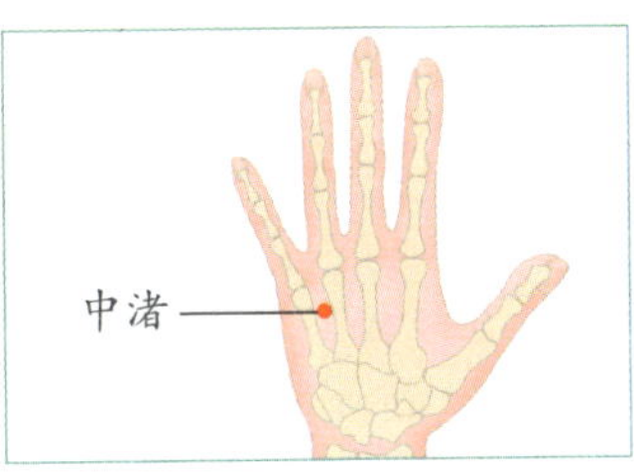

按摩方法

拇指放在中渚上，其余手指包住手掌，用力按压 3 秒，呼气的同时休息 3 秒。交换另一手做同样的按摩。

益智醒脑

儿童因先天不足会出现智力发育迟缓，学习成绩平平；中老年人因肾气渐衰，髓海不足会出现思维能力下降、记忆力减退、反应迟钝等现象。益智醒脑按摩能促进儿童智力发育，延缓中老年人脑力衰退。

全身按摩

特效穴位

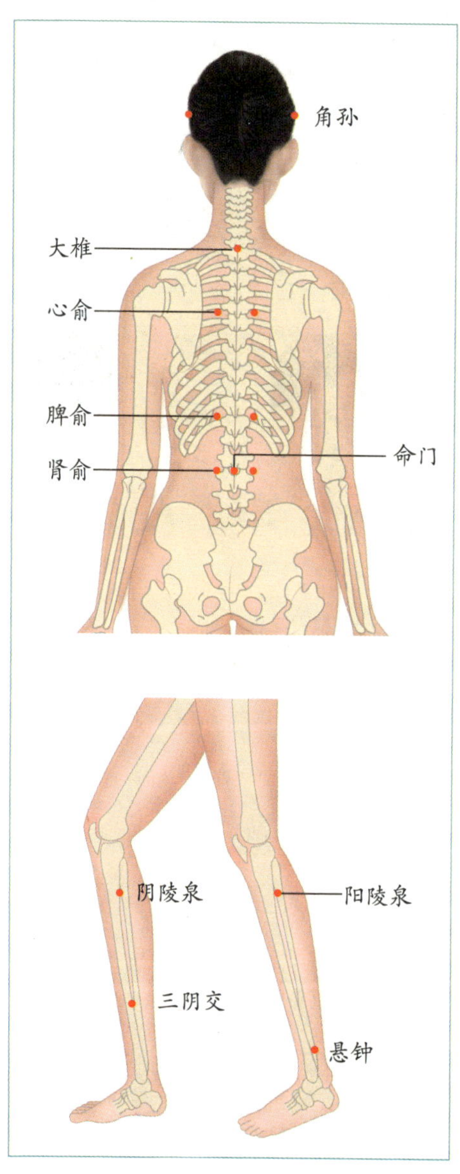

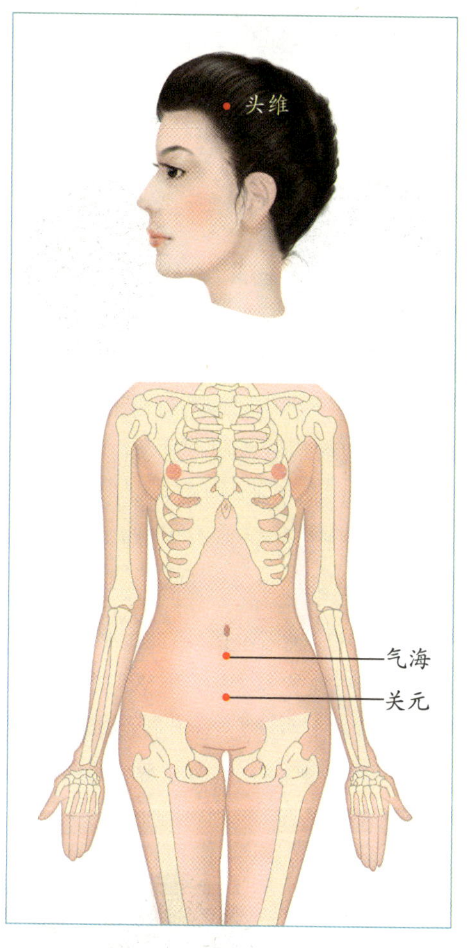

按摩方法

❶ 取俯卧位，拇指按于被按摩者三阴交，食指按于悬钟，同时按揉 1 分钟。

❷ 取俯卧位，按摩者用中指指腹点揉心俞、肾俞、脾俞及大椎各 1 分钟。

❸ 取坐位，按摩者用中指指腹点揉两侧头维、角孙各 1 分钟。

❹ 取坐位，用中指点揉气海、命门、关元各 30 次。

手足耳按摩

特效穴位

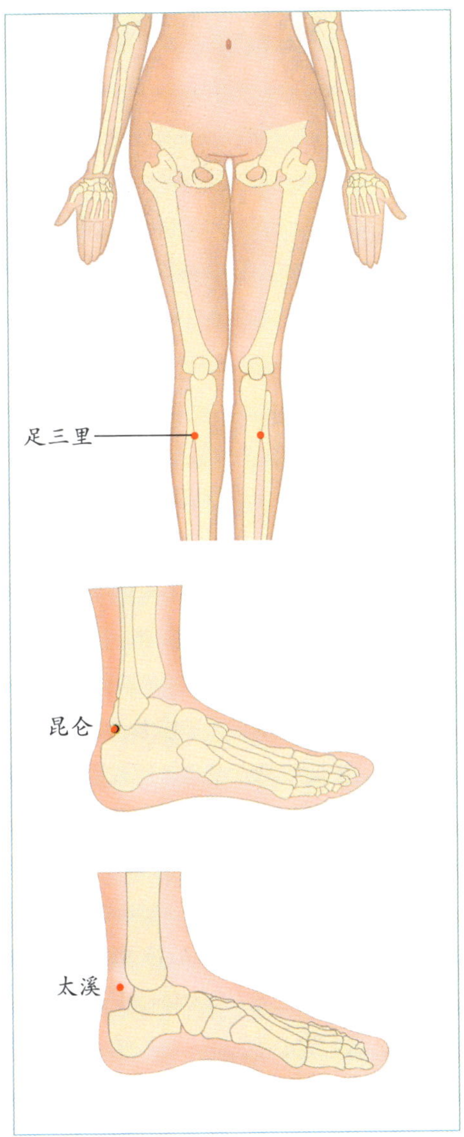

按摩方法

提高注意力

❶ 用手指按压距离各趾甲生出来的地方中央大约 2 厘米处的甲床，有很好的效果。

❷ 用拇指按住太溪，食指按住昆仑，揉按 2 分钟，重复 3 次。

❸ 取坐位，双手掌心相对，十指松散，然后以相对应的手指指腹相互触按，反复 30 次（见下图）。

❹ 取坐位，双手手掌相对用力摩擦，由慢至快，搓热为止；然后一手手背贴着另一手手背相互用力摩擦，由慢至快，搓热为止。

❺ 取坐位，按摩者用中指指腹点揉足三里 1 分钟。

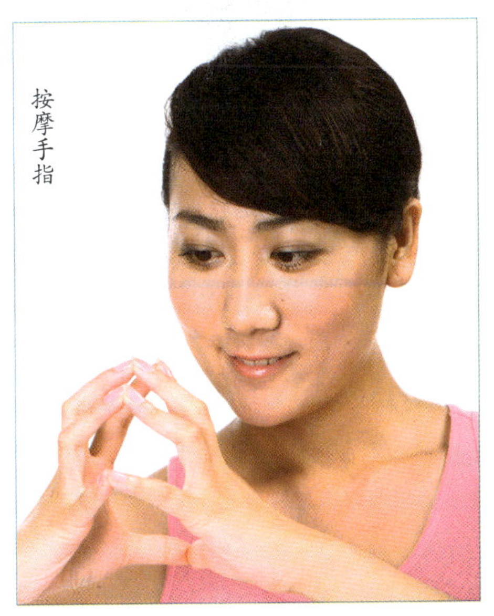
按摩手指

贴心小叮咛

中老年人每天进行两三次抬高双脚的锻炼，取坐姿、卧姿都可，将两脚抬高于心脏，每次 5~10 分钟。这一动作能减轻心脏输出的压力，对大脑供氧大有益处，可以起到醒脑益智的作用。

缓解疲劳

生活中的一些不良习惯，或保持某种姿势时间过长或运动过度，都会使身体肌肉酸痛、僵硬、疲劳无力。另外，紧张的工作也会使人处于持续疲劳的状态。通过按摩能舒缓压力，使肌肉放松。

全身按摩

特效穴位

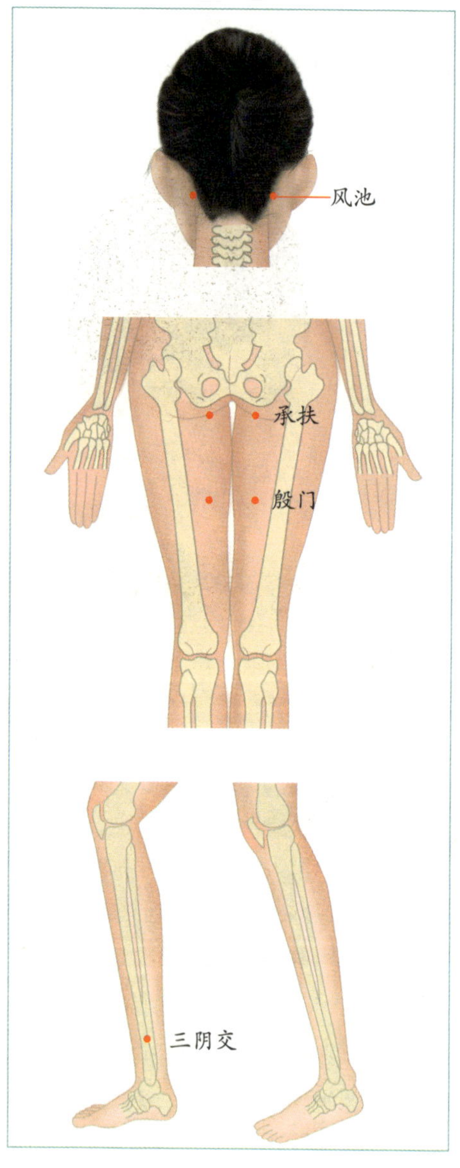

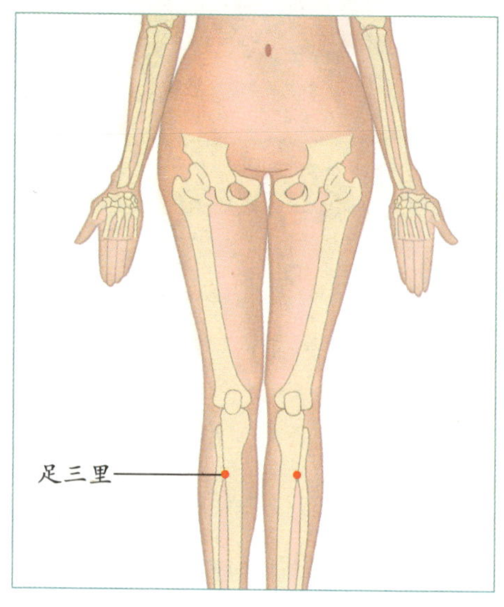

按摩方法

肩部疲劳按摩

肩部把握揉捏法：被按摩者取坐位，按摩者站在被按摩者身后，用双手手指同时在其左右侧肩部肌肉上揉捏，从内侧向外侧反复进行。

腰部疲劳按摩

腰部拇指按揉法：被按摩者取俯卧位，按摩者站在被按摩者体侧，用拇指按揉腰部至臀部肌肉。

四肢疲劳按摩

❶ 四肢揉捏法：被按摩者按需要取坐位、侧卧位或俯卧位，按摩者位于被按摩者体侧，对四肢的肌肉（包括上臂肱二头肌、肱三头肌，前臂肌群，大腿四头肌，大腿

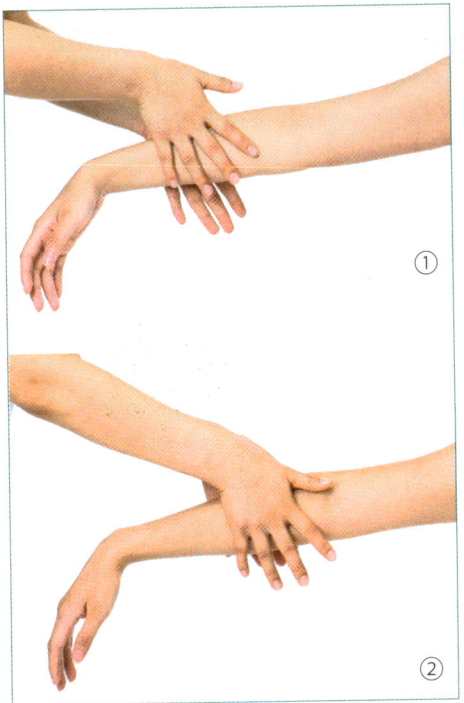

从腕处向上揉捏前臂肌群

后侧肌群、内侧肌群和外侧肌群）进行揉捏（见图①、图②）。

❷ 四肢指压按摩法：被按摩者姿势同上，按摩者右手拇指按压承扶、殷门、三阴交，足三里，每穴按摩 30 秒。

全身疲劳按摩

两手拇指放在风池上，其余手指向上轻轻地抱住头部，用力按压 5 秒，以略感疼痛的力度为佳。

手足耳按摩

特效穴位

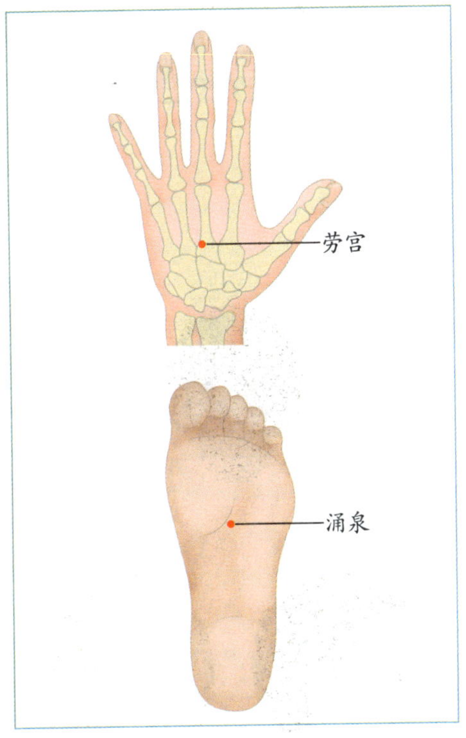

按摩方法

❶ 一手张开，用另一只手的拇指用力按压劳宫 3 ~ 5 秒，力度控制在微感疼痛即可。左右手反复按压，重复 4 ~ 5 次。

❷ 用拇指用力按压脚掌上的涌泉，两脚轮流按摩。每次 4 秒，重复 4 ~ 5 次。

贴心小叮咛

快速缓解疲劳的方法

1. 温水浴。运动后进行温水浴可以加速全身的血液循环，促进新陈代谢，加速疲劳的消除和体力的恢复。温水浴的水温以 40℃为宜，最长不超过 20 分钟。

2. 肌肉按摩。用推、揉、捏、按、压、拍击、抖动等手法按摩肌肉，能使肌肉中的毛细血管扩张和开放，使局部的血液循环和营养得到改善，并可加速肌肉运动中废物——乳酸的排除，从而达到缓解疲劳的作用。

减缓压力

现代社会竞争越来越激烈，人们承受着来自各方面的压力：升学、就业、工作、生活等。久而久之，这些压力将影响人们的健康。按摩能够调整情绪，适当放松紧张的神经，有益于健康。

全身按摩

特效穴位

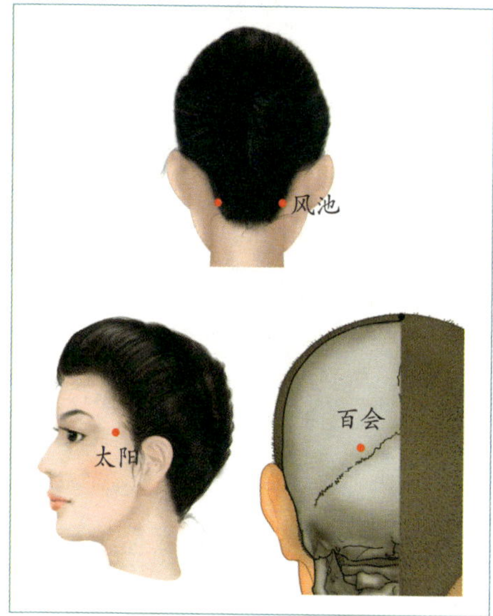

按摩方法

❶浴面：先将两手搓热，用两手的食、中、无名、小指四指或手掌左右方向擦动面颊部，由上而下 30 次。

❷按揉颈项：用两手的中指按压风池，持续 20 秒，然后以顺时针方向揉穴位 20 次，再从风池向下沿着颈椎擦至肩部，重复 30 次。

❸梳发与摩顶：先用双手的食、中、无名、小指四指指端，从前额向后梳理，做 10 次；然后用梳子从耳前两鬓向头顶正中做梳理动作，做 10 次；再用其中一手手掌心轻摩头顶部，做 10 次。所有动作重复 2 次（见上图）。

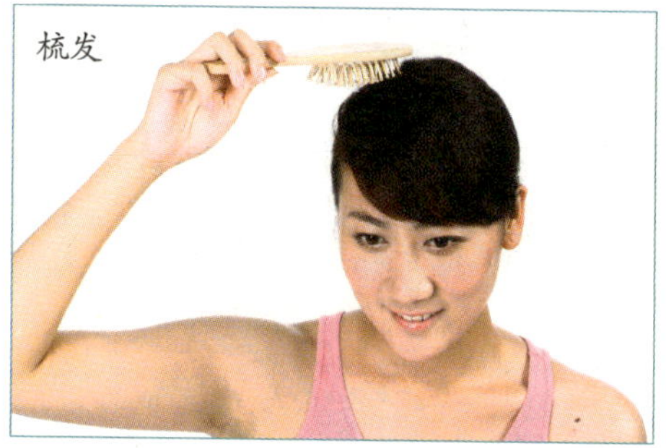

❹按揉太阳：以两手食指按在两侧太阳上，以顺时针方向揉 30 圈。

❺按揉百会：用其中一手的中指按揉百会，持续 20 秒，再以顺时针方向揉 20 圈，重复 1 次。

❻点击头顶：用双手的食、中、无名、小指四指的指端，有节奏地轻轻叩击头顶部，做 30 次。

手足耳按摩

特效穴位

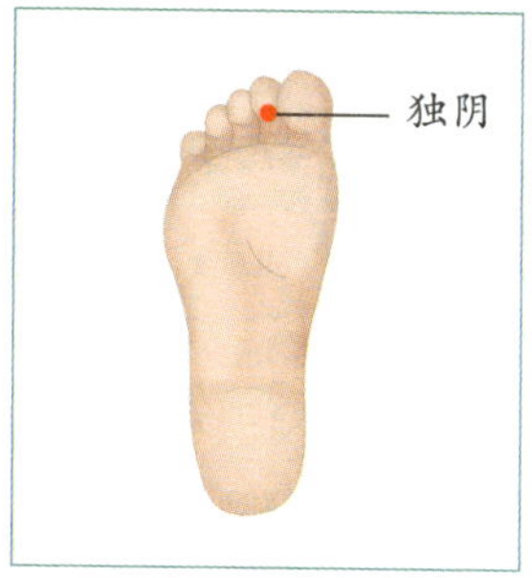

按摩方法

用手指按压脚趾内侧根部横纹正中央的独阴，有一定疗效。

安神养心

中医认为，心藏神，主血脉。心藏神的意思是精神、意识、思维虽是大脑对外界事物的反映，但以心为主宰；心主血脉意思是心脏有节律地搏动，使血液在血管中运行不息，周流全身，如环无端。

全身按摩

特效穴位

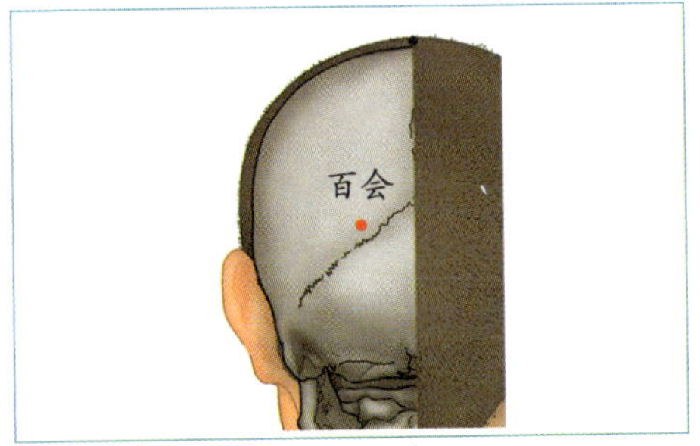

按摩方法

❶ 用左手拿按摩器具在右侧前胸从上到下按摩 5 次，右手在左侧前胸做同样的操作。然后用拇指从胸骨柄上端向下直推到心口窝处，反复推摩 10 次（见下图）。

❷ 用拇指和食指用力按捏对侧中指指尖 20 次，左右交替。

❸ 用右手拇指置于左侧胸大肌外侧，其余四指置于腋窝内，提捏 20 次，左手在右侧腋窝做同样操作。

❹ 用右手拇指置于左侧腋窝下，其余四指置于上臂内上侧，施拿捏和按揉手法，从上向下操作，反复 10 次，左手在右上臂做同样的操作。

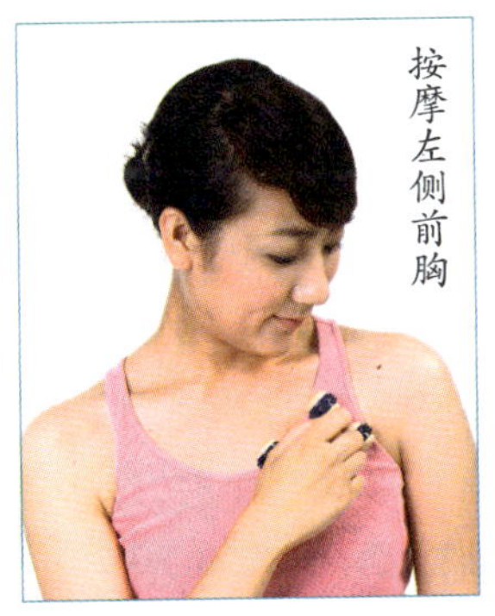

❺ 揉按百会 1 分钟。

手足耳按摩

特效穴位

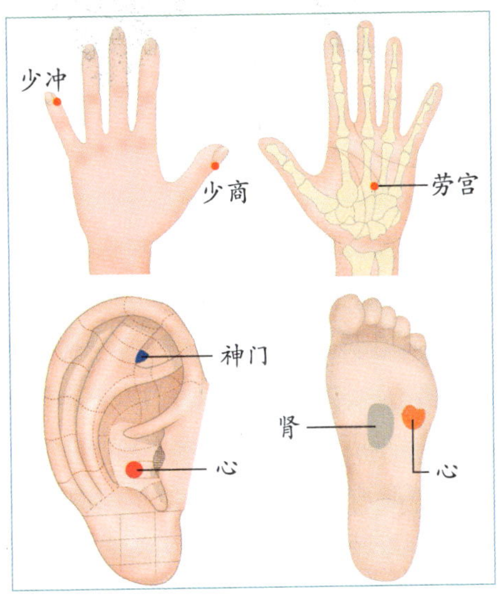

按摩方法

❶ 分别用拇指按揉手部少商、少冲、劳宫 3 个穴位，力度适中，每个穴位连续按揉 1 分钟以上。

❷ 自己可以对着镜子操作，一手取按摩棒依次对准耳部的心等反射区，每穴按摩 1 ~ 2 分钟。

❸ 以手掌擦摩足底的心、肾反射区，用力均匀，力度适中，反复揉擦，直至手掌或足底发热为最佳，睡前按摩效果更好。

夜晚催眠

各种原因导致的睡眠障碍，时间长了就会造成神经衰弱和生理功能的失调。睡前的一些按摩可使紧张和亢奋的神经得到松弛，促进入睡，保证睡眠质量。

全身按摩

特效穴位

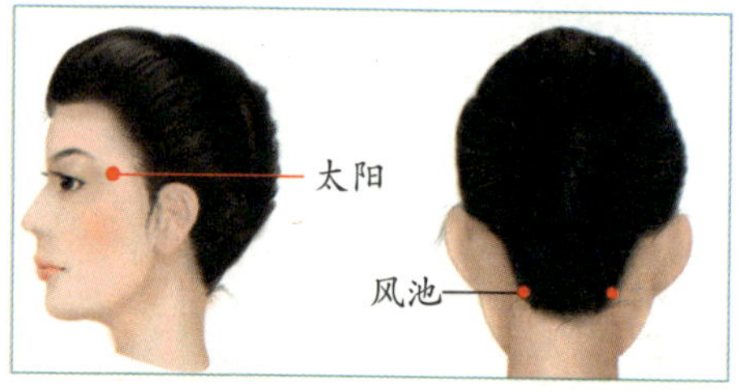

按摩方法

❶抹前额：双手食指屈曲，以食指第二节桡侧面紧贴印堂穴上方，由内侧向外侧抹前额 40 次。

❷推颞部：双手拇指指腹紧按两侧鬓发处，由前向后往返用力推抹 40 次。

❸揉风池：双手拇指指腹紧按风池，用力做旋转按揉 1 分钟，随后按揉整个枕部，以有酸胀感为宜。

❹振双耳：双手掌心紧按两耳，然后快速有节律地按压 40 次（见图①、图②）。

❺击头顶：取坐位，两眼前视，牙齿紧咬，

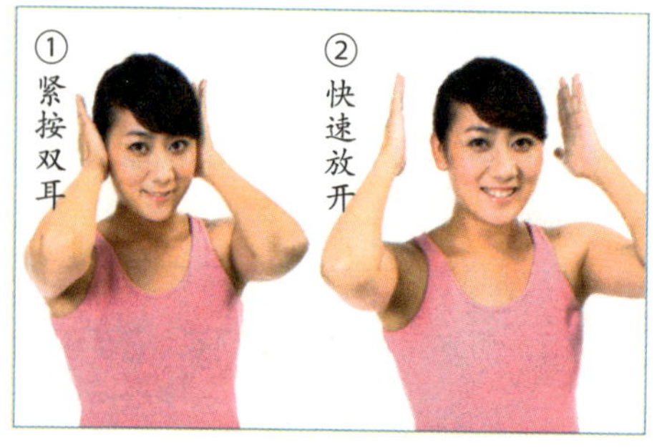

以一手掌心在囟门处做有节律的拍击动作 10 次。

❻闭目，两手中指分别横置于两眼球的上缘，无名指置于眼球下缘，然后自内向外轻揉至眼角处，往返 20 次（见图③）。

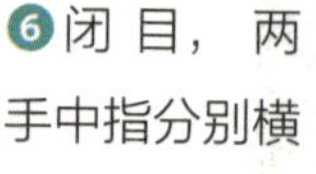

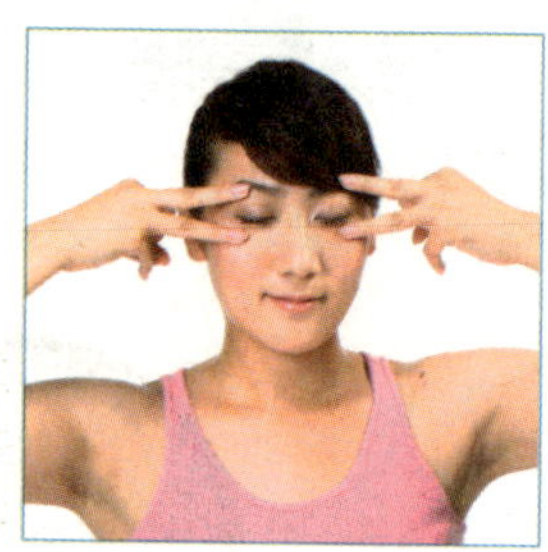

③ 自内向外轻揉至眼角处

❼点按穴位：用拇指点按太阳 1 分钟。

❽身体平躺，两手置于身体两旁，全身放松，深呼吸，反复进行 10 次。

手足耳按摩

特效穴位

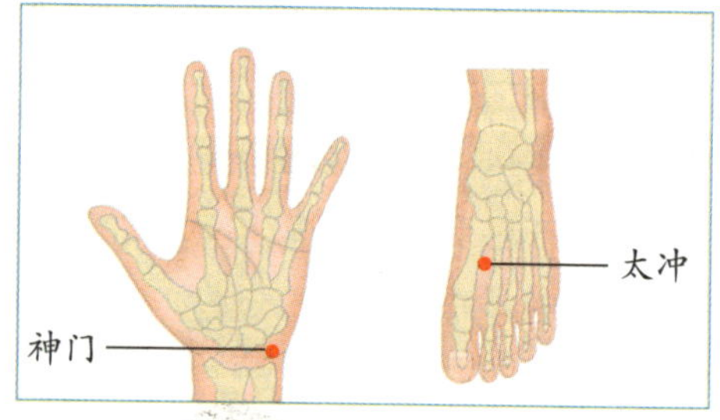

按摩方法

❶用拇指点按位于手部的神门 1 分钟。

❷拇指指尖置于太冲上，其余手指握住脚。呼气的同时以略感疼痛的力度按压 3 秒，吸气的同时放开手指。两只脚轮流做。每次 3 秒，重复 10 次。

增强食欲

食欲不振甚至不思茶饭，时间长了会导致精神疲惫、体重减轻、抗病力弱。食欲不振可按病因治疗，包括健脾和胃，消食和中等。按摩也能起到很好的辅助治疗效果。

全身按摩

特效穴位

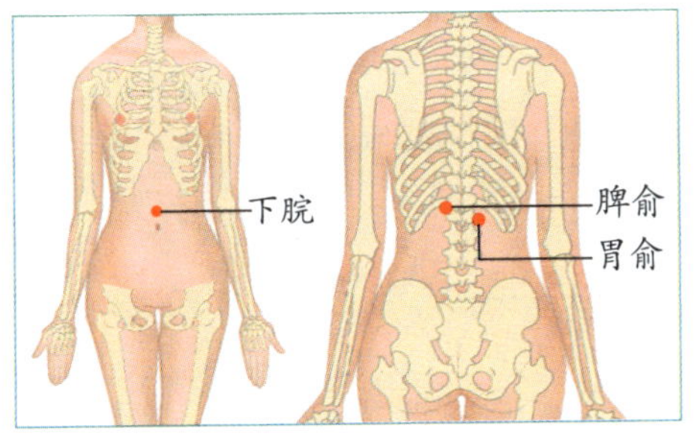

按摩方法

❶两手拇指下压相叠于下脘，以略感疼痛的力度用力按压 5 秒，休息 3 秒。

❷双手手掌放在背后胃俞上，用较大的强度用力按压 1 分钟。

❸两手拇指置于脾俞，上下揉摩并按压 4 秒，保持这个姿势，呼气的同时上身后倾。

手足耳按摩

特效穴位

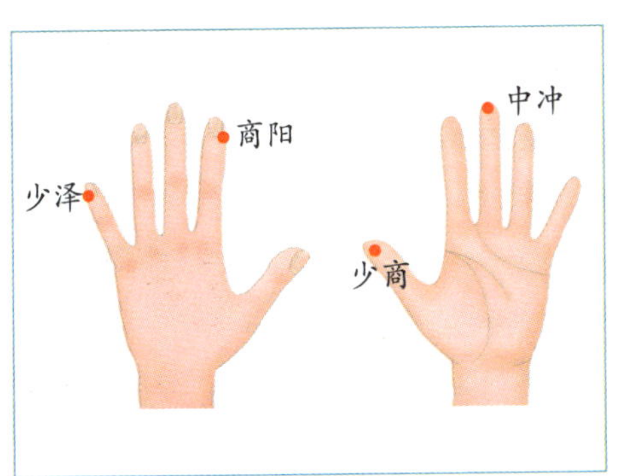

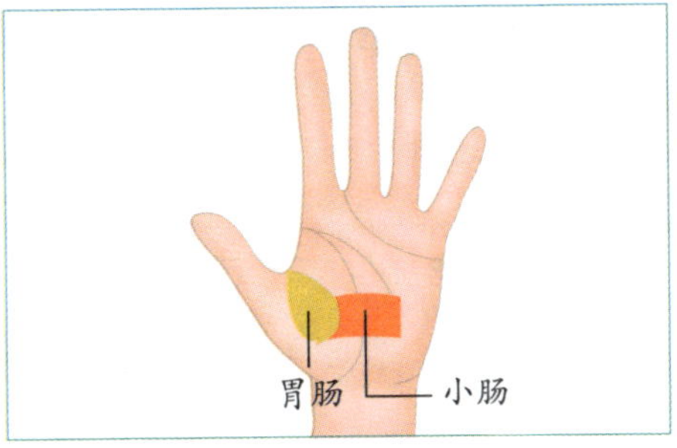

按摩方法

按摩手部小肠、胃肠等反射区（见图①），可增强食欲。脾胃虚弱型可按摩胃肠反射区和胃点，对脾反射区进行轻柔的按摩可以促进消化器官的蠕动。除按摩胃肠反射区外，甲状腺、胸腹等反射区也应施行轻柔的按摩，并按压牵引手指尖部的中冲、商阳、少商（见图②）、少泽，也可用曲别针的头部实施刺激。

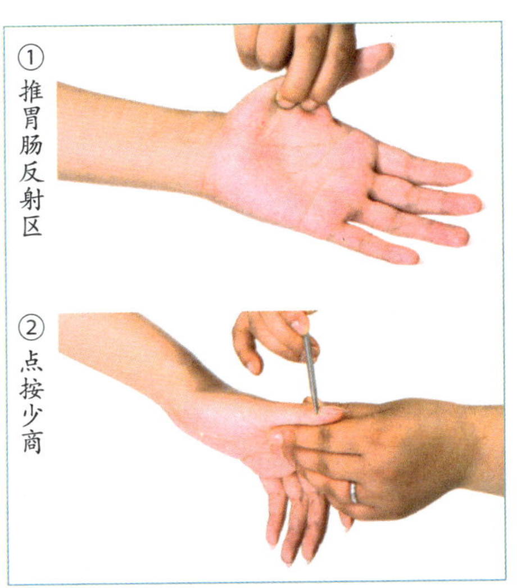

①推胃肠反射区

②点按少商

驱除肺内垃圾

中医认为，肺主气，司呼吸。因肺叶娇嫩，易被邪侵，身体抵抗力差的人群就容易因呼吸而感染细菌性疾病。通过按摩可驱除肺内垃圾，增强肺功能，提高免疫力差人群的抗病能力。

全身按摩

特效穴位

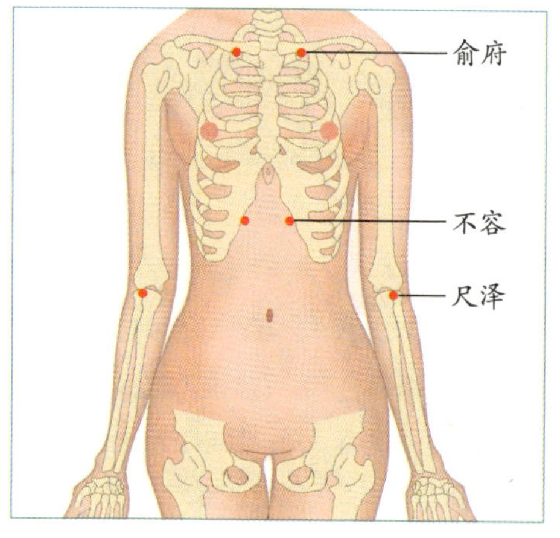

按摩方法

❶ 取坐姿，用一只手的食指或中指按对侧的俞府，竖起手指按揉穴位。呼气时默念“1、2、3”，用力按压穴位；吸气时默念“4、5、6”，放松。反复做 5 ~ 6 次。另一侧也按相同方法进行。

❷ 坐在椅子上，两手除拇指以外的四指分别按同侧的不容，做小范围环形按揉。呼气时默念“1、2、3”，用力按压穴位；吸气时默念“4、5、6”，放松。做 5 ~ 6 次。另一侧也按相同方法进行。

❸ 坐椅子上，将一侧手臂伸开，用另一只手除拇指以外的四指按压尺泽，以穴位为中心从手腕向肘的方向平推。做 5 ~ 6 次。另一侧也按相同方法进行。

手足耳按摩

特效穴位

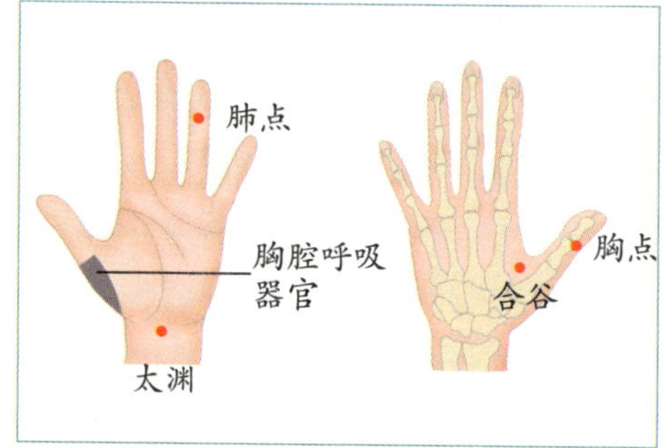

按摩方法

点按胸腔呼吸器官区（见图①）、胸点（见图②）、肺点（见图③）、合谷、太渊（见图④）各 1 分钟。

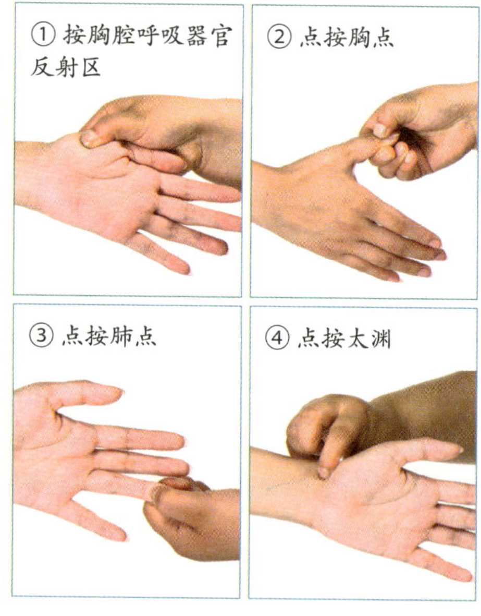

疏通排泄系统

排泄系统不适会导致长期便秘，体内毒素不能及时排出，进而会使人体出现如腹痛、腹胀、食欲差、恶心、头痛、失眠等不适症状。对症按摩可以帮助疏通排泄系统，促进毒素排出。

全身按摩

特效穴位

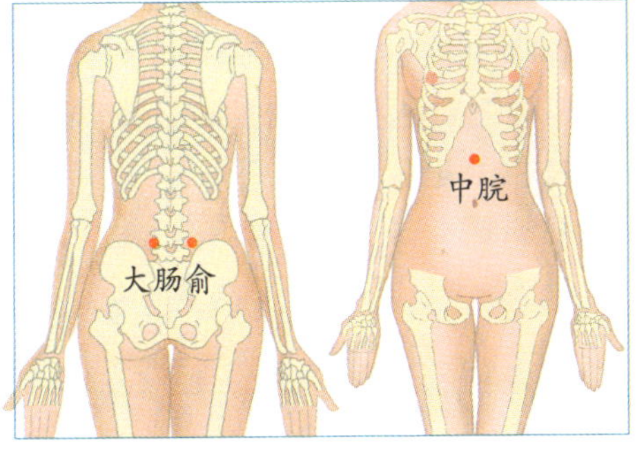

按摩方法

把食指和中指重叠在大肠俞，边吐气边做圈状按摩约 1 分钟。每天 3 回，每回做 3 次。按摩中脘也如此。

手足耳按摩

特效穴位

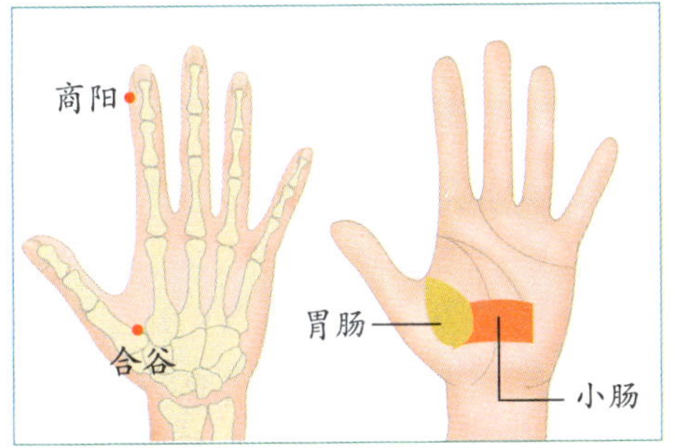

按摩方法

按摩手部的胃肠反射区、小肠反射区（见图①）、商阳、合谷（见图②），对便秘有显著疗效。

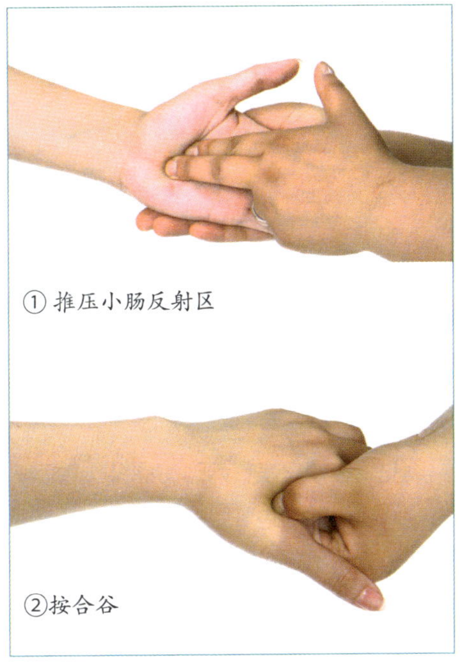
① 推压小肠反射区

②按合谷

贴心小叮咛

便秘的预防原则

在饮食上避免吃煎炒、辛辣或寒凉生冷食物，多吃蔬菜、水果、粗粮，多饮水；避免久坐久卧，多活动肢体，加强肛提肌的锻炼，养成定时排便的习惯；不要让情志受到过度刺激，保持精神舒畅对于便秘有预防作用。

增强肝功能

肝脏具有中和体内毒素、体外侵入的毒素、酸性废物等的功能。肝功能受损，解毒作用就会受到影响。下面的按摩方法对增强肝功能很有帮助，不妨一试。

全身按摩

特效穴位

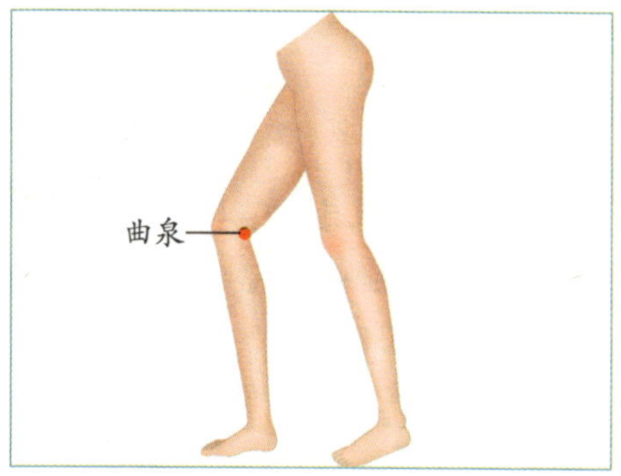

按摩方法

先轻轻按压左右两边的曲泉，然后从压痛较强烈的一边开始按摩。一边吐气，一边用手指指腹由下往上按摩 5 次。接着用同样的方法轻轻按摩疼痛较轻的一边。

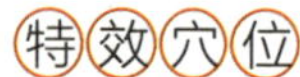

手足耳按摩

特效穴位

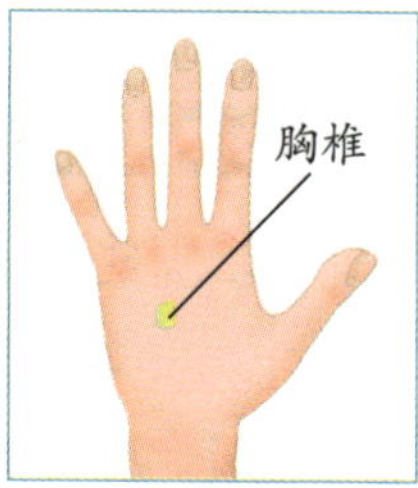

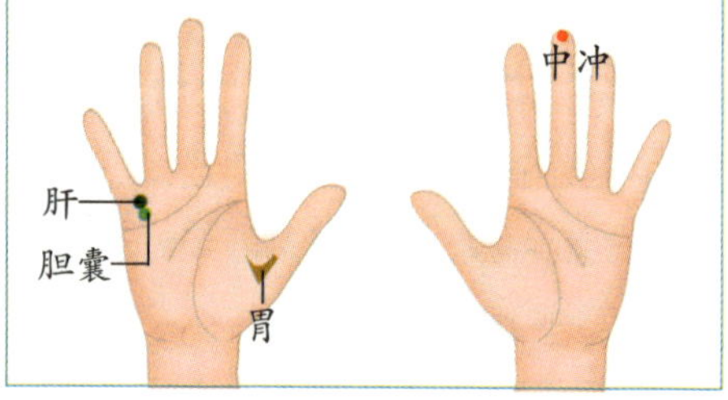

按摩方法

按摩胆囊点（见图①）、肝点（见图②）、中冲、胸椎反射区（见图③），可增强肝功能。此外还要刺激胃反射区（见图④），主要是为了增进食欲，帮助消化，向肝脏输送更多的养分。

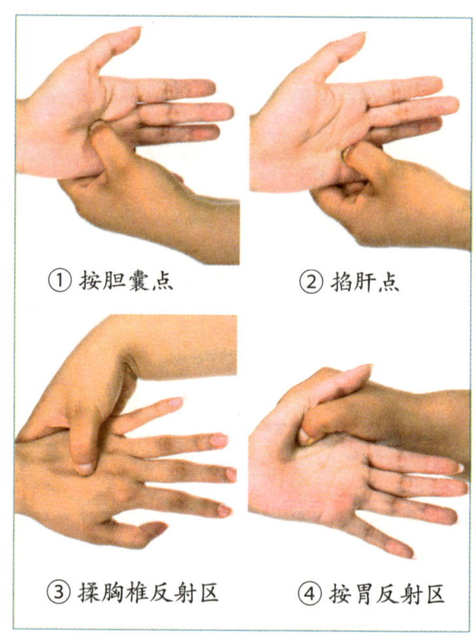

贴心小叮咛

肝脏发生损害后，常会感到右肩胛骨下方处、第 7 胸椎的右肋附近有钝痛感。此时要加按胸椎反射区，同时还要按摩右肋疼痛部位及其附近部位，这样效果才更好。

缓解视疲劳

视疲劳一般是由于用眼过度或长时间看电视、电脑屏幕等有一定辐射性的物体。常见的有近距离工作不能持久，眼及眼眶周围疼痛、视物模糊、眼睛干涩等症状，严重者还会出现头痛、恶心等症状。

全身按摩

特效穴位

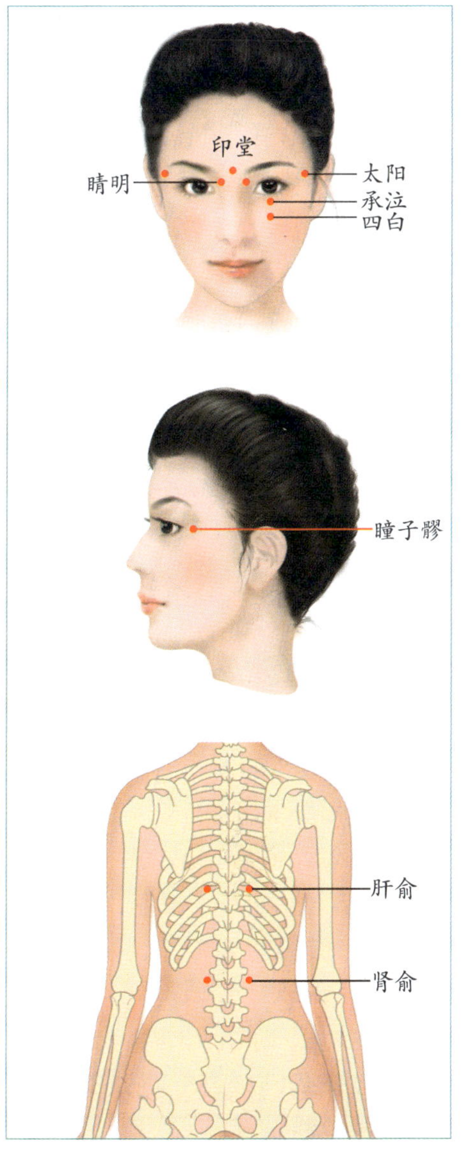

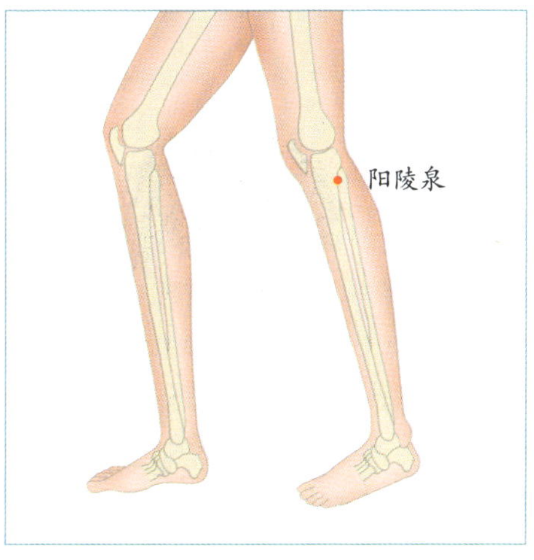

按摩方法

❶ 用拇指、食指自内向外分别按摩上下眼眶；用食指、中指并拢或分别按顺时针与逆时针方向按压眼周，环转 3 周，轻重适宜；拇指或食指分别揉上下眼眶（见图①）。

❷ 按摩者两手食指轻揉两侧睛明；指尖轻轻按压此穴，并向上、下、左、右推按。

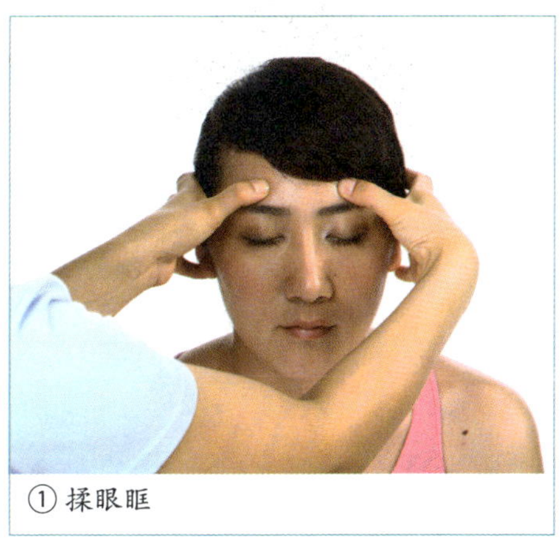

① 揉眼眶

❸用双手食指指尖左右轻拨四白，指下有筋脉滚动，眼球可出现胀感，此法隔日拨一次，不可多用。

❹在食指轻按眼球的基础上，用食、中、无名指三指轻轻捏拿眼球，并行按颤动作；亦可用多指或大鱼际轻按眼球。用力适宜（见图②）。

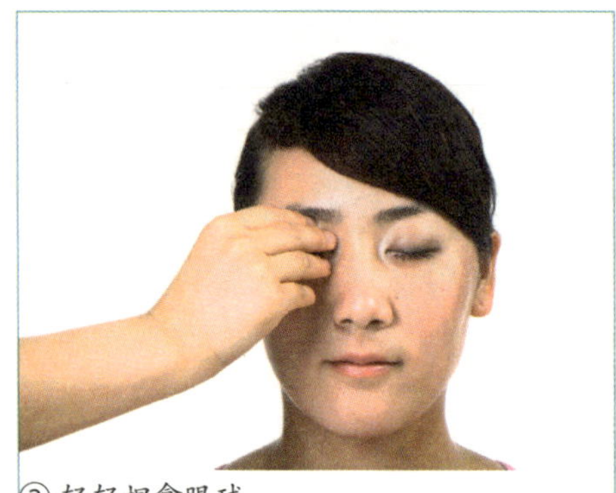

② 轻轻捏拿眼球

❺以食、中指分别捏拿上下眼睑，快拿快放；用中指背面滑拨上下眼眶。

❻在双拇指揉、压两侧颈肌的基础上，两手分托下颌与枕后拔伸，以及微微向上提伸（见图③、图④）。

❼单手拇指分别揉压两侧肝俞、肾俞、阳陵泉各1分钟。

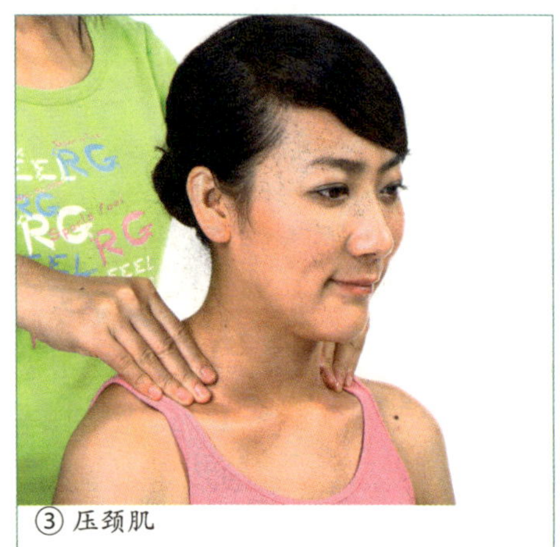

③ 压颈肌

④ 托住下颌与枕后拔伸

❽若患者多泪，可加用指压承泣。

❾若头部眩晕，可多指揉压两颞，单拇指按压印堂。

❿找一处10米以外的草地或绿树。绿色由于波长较短，成像在视网膜之前，从而使眼部放松、眼睫状肌松弛，减轻眼疲劳。不要眯眼，也不要总眨眼，排除杂念，集中精力，全神贯注地凝视25秒，辨认草叶或树叶的轮廓。接着把左手掌放在略高于眼睛前方30厘米处，逐一从左至右看清掌纹，大约5秒。看完掌纹后再凝视远方的草地或树叶25秒，然后再看掌纹。10分钟内反复20次，一天做3回，视力下降严重的要增加训练次数。

⓫找一处3米外的景物，同时举起自己的左手距眼睛略高处伸直（约30厘米），看清手掌纹后，再看清远处景物，尽量快速地在二者间移动目光，往返20次。

⓬采取坐式或仰卧式均可，将两眼自然闭合，然后依次按摩眼睛周围的睛明、瞳子髎、太阳、四白、印堂、承泣，各3分钟。手法轻缓，以局部有酸胀感为度（见P59图⑤、图⑥）。

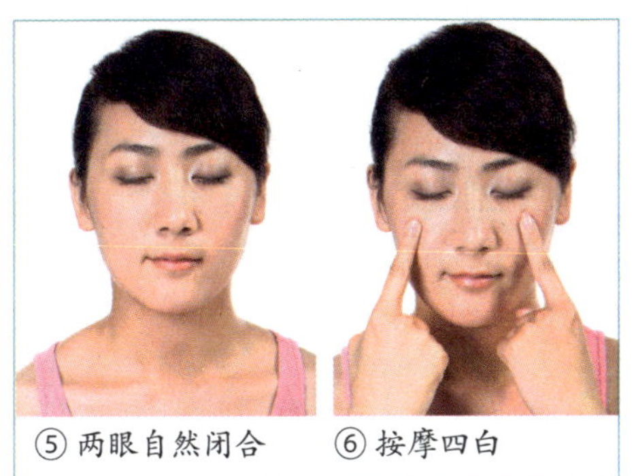

⑤ 两眼自然闭合　⑥ 按摩四白

手足耳按摩

特效穴位

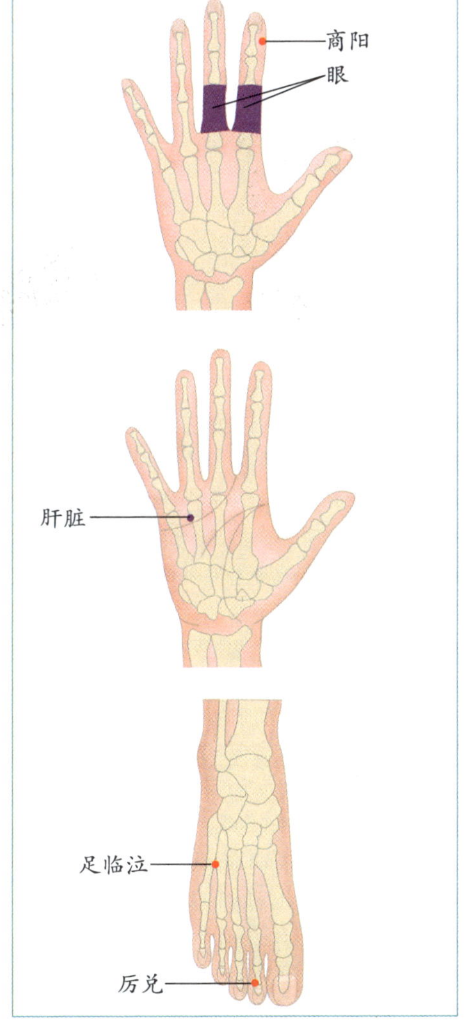

按摩方法

❶用拇指和食指来回旋转掐揉手背的眼反射区3~5分钟，力度要尽量重些。按摩手背的眼反射区有明目定志、养血安神的作用，能缓解眼调节器官的痉挛，对缓解眼部疲劳有很好的作用。

❷用拇指关节重力推按肝脏3~5分钟。按摩时力度尽量加重，但注意不要擦伤皮肤，以能感觉到按摩部位酸胀为宜。按摩肝脏有疏肝利气的作用，可有效地缓解眼部疲劳。

❸用拇指和食指点掐商阳3~5分钟，若能用艾灸或发夹等尖锐物刺激则效果更好。食指尖端的商阳，是手阳明大肠经的穴位，此穴有开窍、泻热、利咽喉的作用。经常按摩商阳，还可强精壮阳，推迟衰老。

❹眼疲劳时双手用力向下牵拉耳垂15~20次，此法简便易行，而且非常有效。耳垂上多为头面部穴位区，经常按摩对缓解视觉疲劳、眩晕等有很好的效果。

❺用拇指指腹揉按厉兑，力度要稍重，然后点掐足部的足临泣。以上穴位每日按2次，每次3~5分钟。若能以艾灸刺激则效果更好。足临泣有平肝息风、化痰消肿的作用，对视觉疲劳、头痛、目眩、耳鸣等有辅助治疗的作用。

❻足底足趾根部的弧形带状区域，对治疗眼疲劳也非常有效，也称为“眼睛疲劳带”。每晚洗脚时可重力推按此区域10~20次。

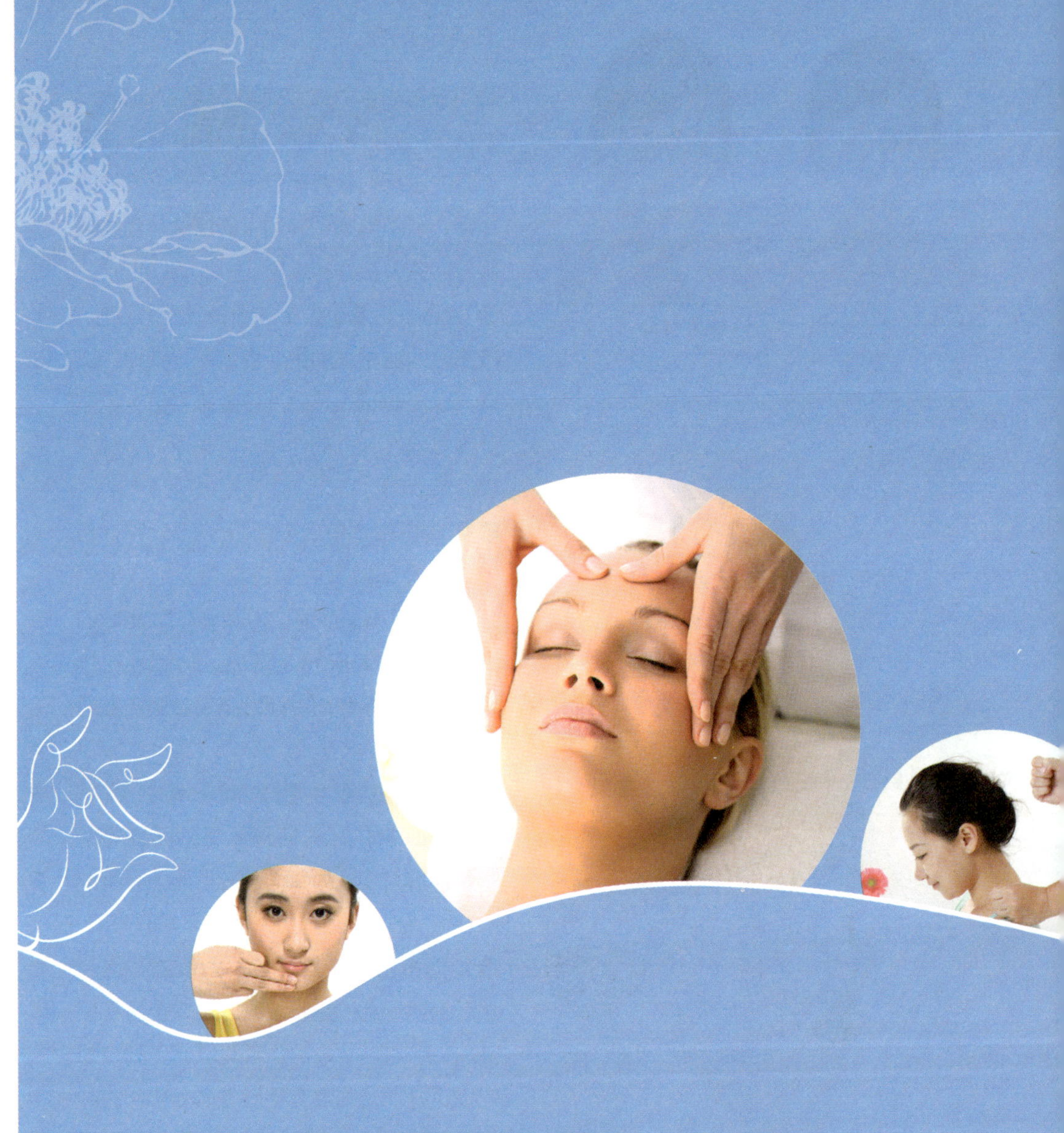

日常生活中，我们有时会受到一些不适症状的困扰，给生活带来不便。此时，按摩便是很好的帮手，日常按摩可以帮助我们祛除病痛，强身健体，可谓实用方便。

第四章

缓解常见不适的按摩

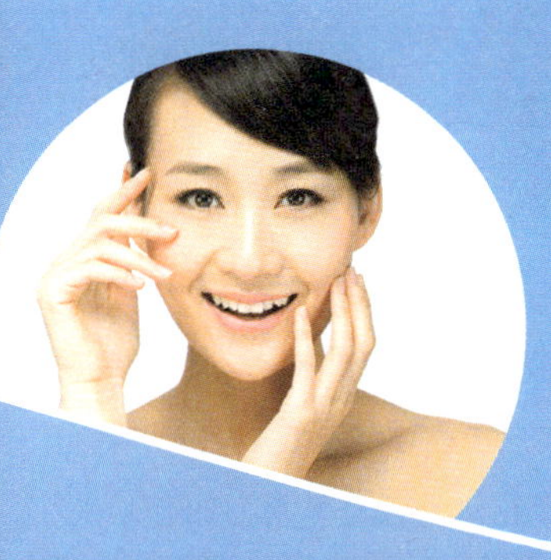

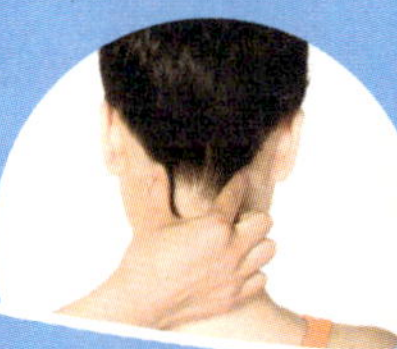

感冒

感冒是日常生活中最常见的一种疾病，一年四季都可能发生，尤其是在季节交替时最多见。主要表现为鼻塞、流涕、打喷嚏、头痛、发热等。普通感冒主要是外感邪风所致，病程较短且容易痊愈。

全身按摩

特效穴位

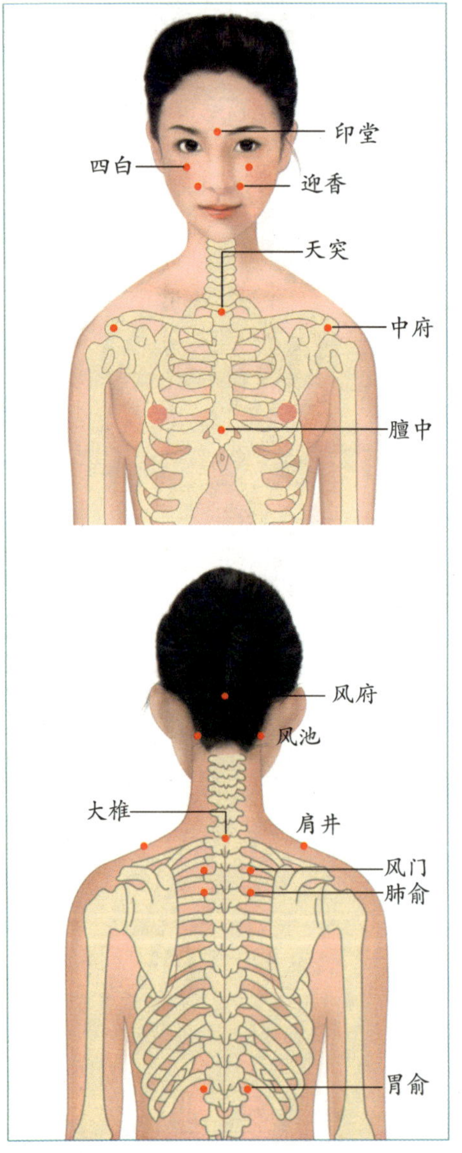

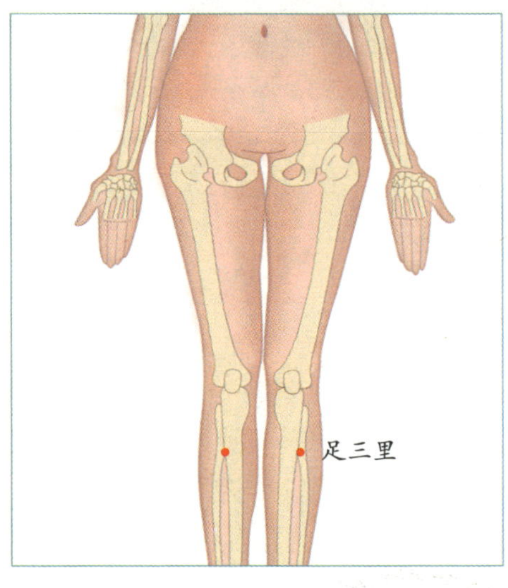

按摩方法

❶ 用双手按揉患者印堂、太阳、迎香、天突、膻中等穴，各 30 次（见图①）。

❷ 用力拿捏风池、肩井，按揉中府、风府、风门、风池、肺俞，每个穴位按摩 2 分钟。

❸ 用力按、揉、击打上背部 1 ~ 2 分钟（见 P63 图②、图③）。

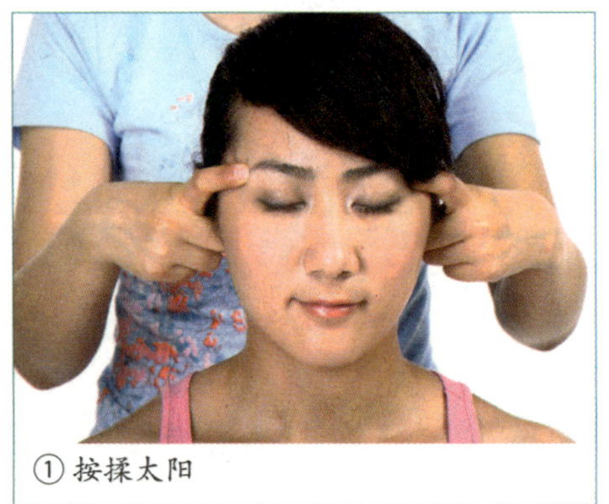

① 按揉太阳

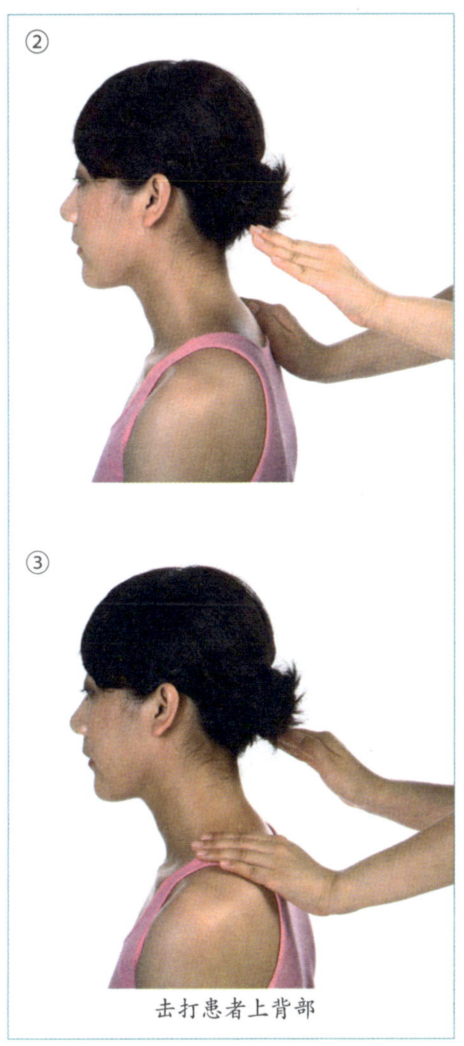

②

③

击打患者上背部

❹ 将手张开成爪形，从患者前发际向后发际做梳头 10 次。

❺ 用双手按揉印堂、迎香，各 30 次（见图④）。

❻ 用双手掌心或者四指摩擦患者前额，然后从肩部向手指末端用力拿、捏、揉，左右手各 2 次（见图⑤）。

❼ 击打足三里，左右各 30 次（见图⑥）。

❽ 用双手掌心用力摩擦颈部大椎。按摩时，掌心尽量与颈部相贴，直至产生温热感为宜（见图⑦）。

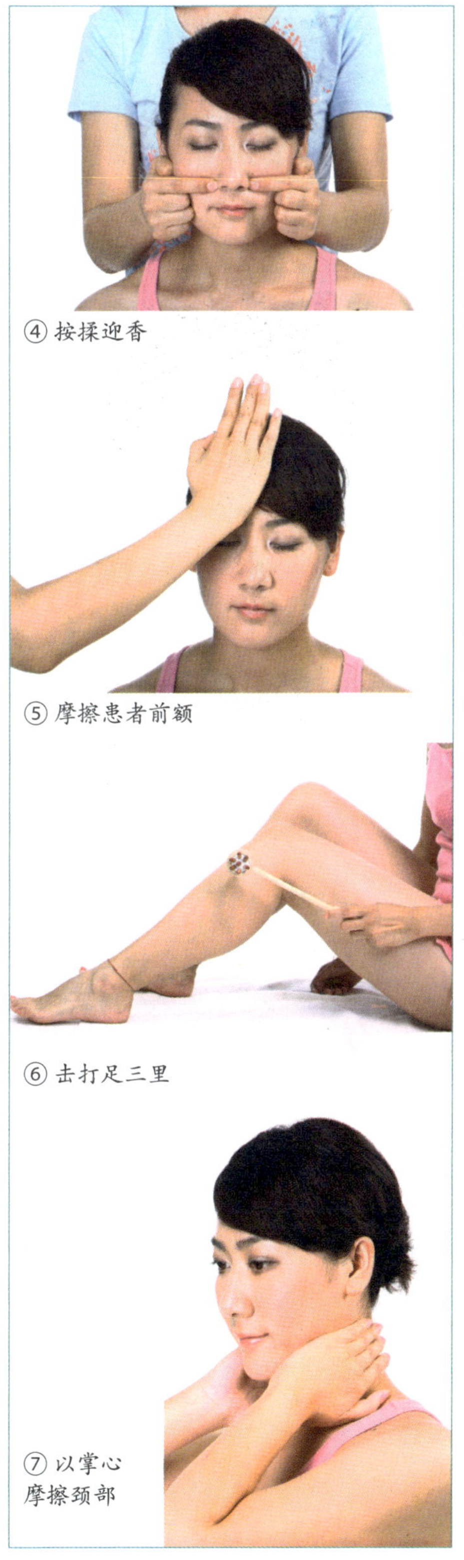

④ 按揉迎香

⑤ 摩擦患者前额

⑥ 击打足三里

⑦ 以掌心摩擦颈部

❾ 双手握拳按压腰部的胃俞，按压 5 ~ 10 分钟。

❿ 身体站直，两脚分开与肩同宽。双手五指并拢，沿着鼻翼两侧从前额发际向下颌摩擦，反复操作 20 次（见图⑧）。

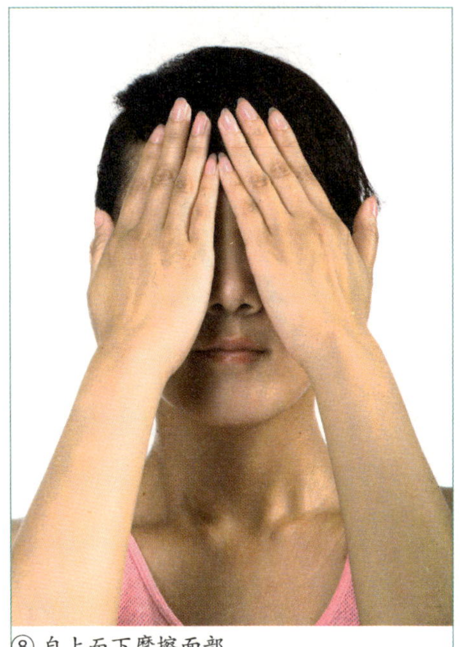

⑧ 自上而下摩擦面部

手足耳按摩

特效穴位

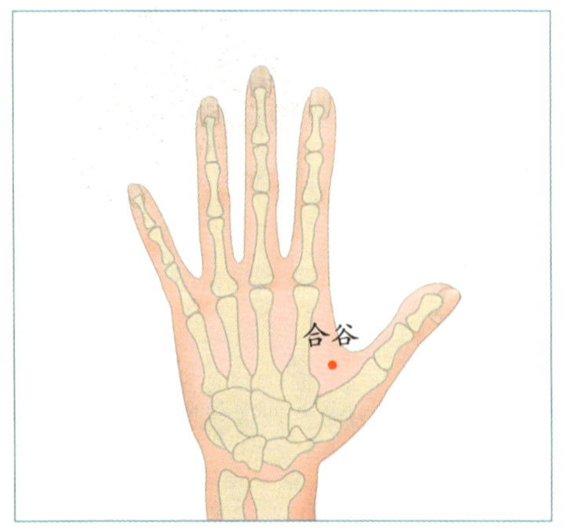

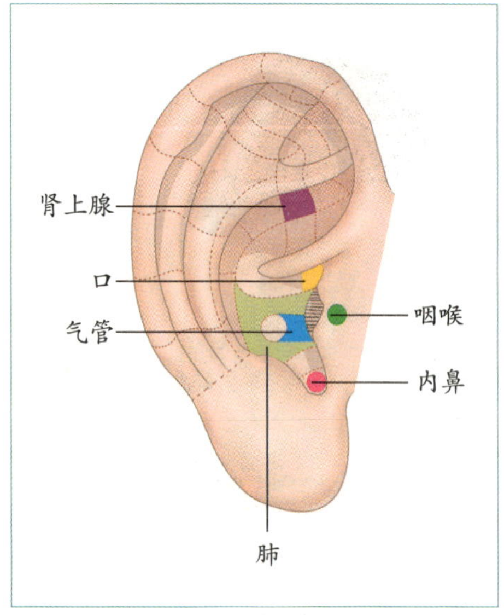

按摩方法

❶ 用力按揉合谷 20 次。

❷ 刺激耳部的肾上腺、气管、肺、内鼻、口、咽喉等反射区，各 3 分钟。

贴心小叮咛

感冒注意事项

★注意防寒保暖。尤其是在季节交替时，一定不要乱穿衣，老人、小孩更要注意。

★加强饮食保健。老年人要多吃些禽蛋、豆制品、鱼类、瘦肉等含蛋白质多的食品，以及含纤维素、维生素较多的食品。

★调节居住环境。适时开窗通风，保持屋内适宜的温度及湿度。

★勤锻炼身体。应每天坚持锻炼，增强体质，这样可以提高免疫力。但是一定要选择适合自己的锻炼方法，否则会因运动不当而受伤。

哮喘

哮喘即支气管哮喘，是一种以气道变应性炎症和气道高反应性为特征的疾病。严重时脸色苍白而陷入呼吸困难的情况被称为过敏性疾病的代表性症状，尤其是体质虚弱的人更易发生。

全身按摩

特效穴位

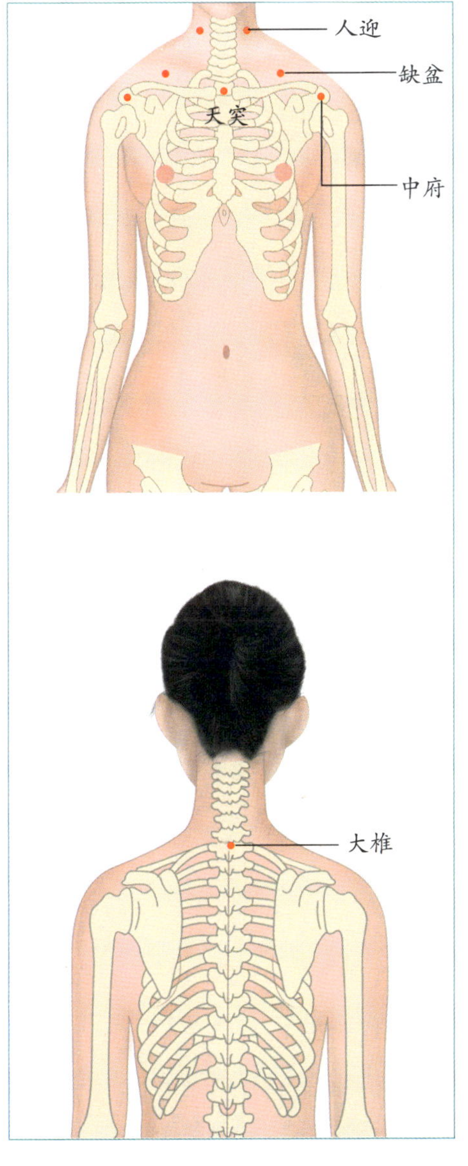

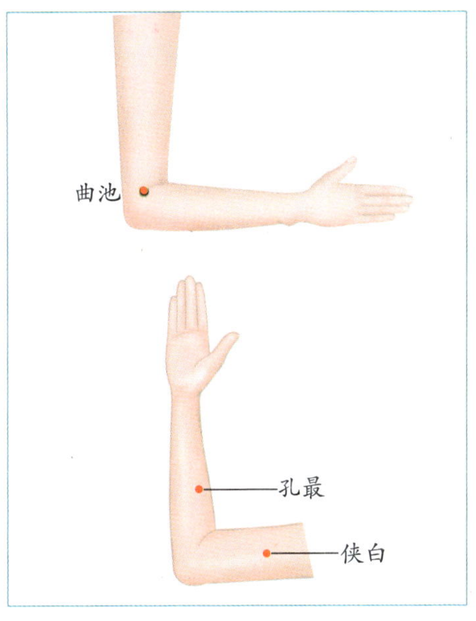

按摩方法

❶ 用力按压大椎，直至感到酸胀为宜（见图①）。

❷ 用手指指腹用力按压侠白（见 P66 图②）、曲池、孔最各 3 分钟，直至感到酸胀。

❸ 用力按压中府。按压穴位时，往往会感到局部有一个硬结，可以加以轻轻按揉，

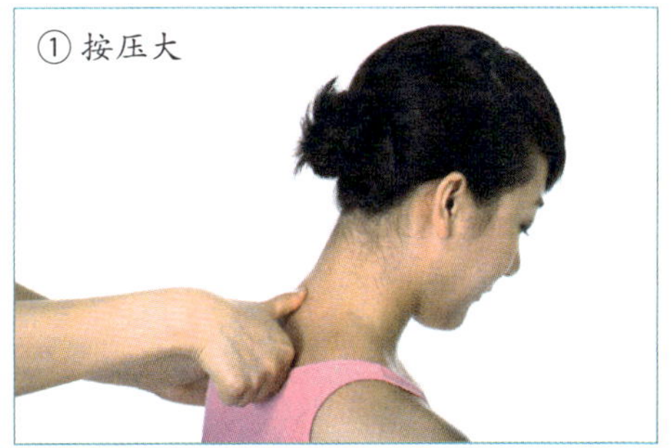
① 按压大

能缓解严重的呼吸困难（见图③）。

❹ 沿着背部脊柱两端，自上而下用力摩擦，直至皮肤发红为止。

❺ 用手指指腹用力按压人迎、天突、缺盆等穴，各 3 分钟。

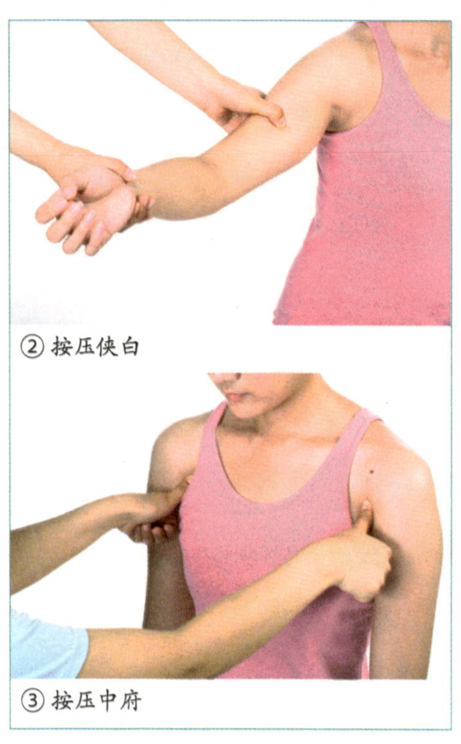
② 按压侠白

③ 按压中府

手足耳按摩

特效穴位

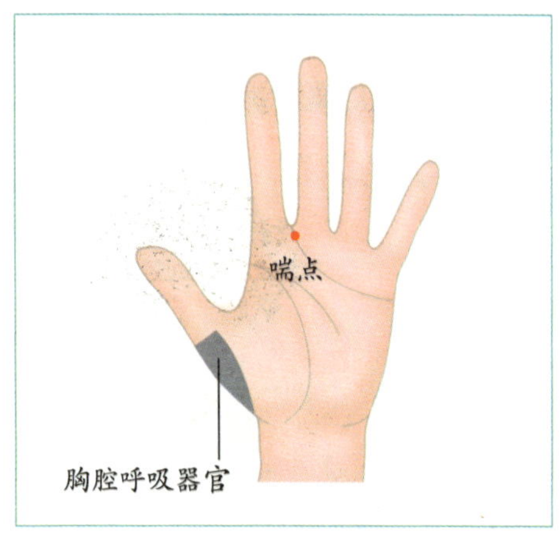

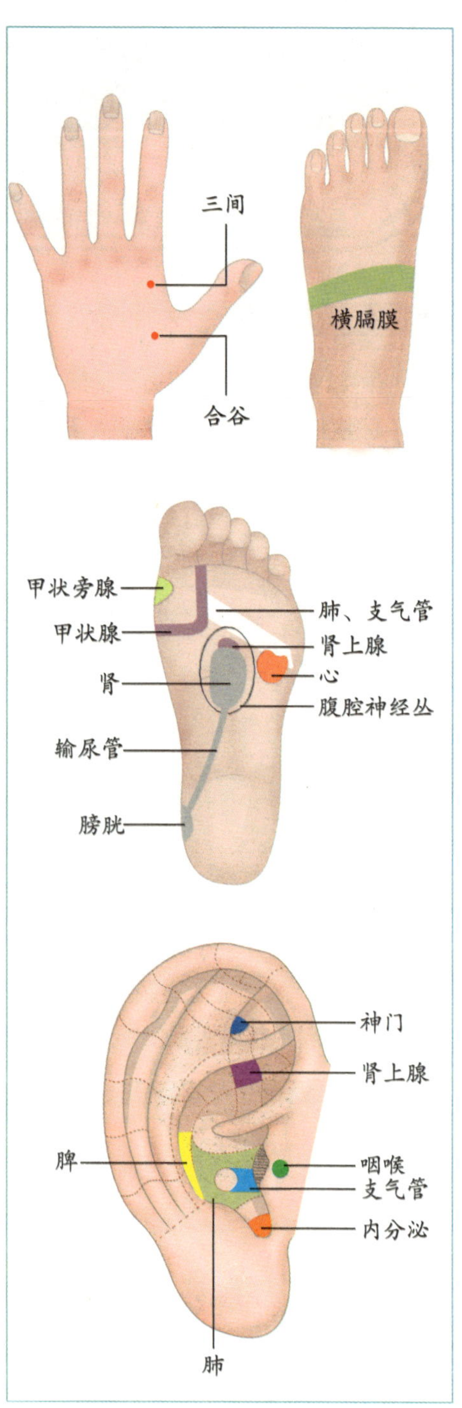

按摩方法

用手指指腹用力按压上述穴位及反射区各 3 分钟，直至感到酸胀。

流鼻血

用力擤鼻涕或者撞到鼻子时会导致鼻黏膜受伤出血。有时因高血压、动脉粥样硬化、头部充血或压力等导致自主神经失去平衡，也会出现鼻出血的症状。

全身按摩

特效穴位

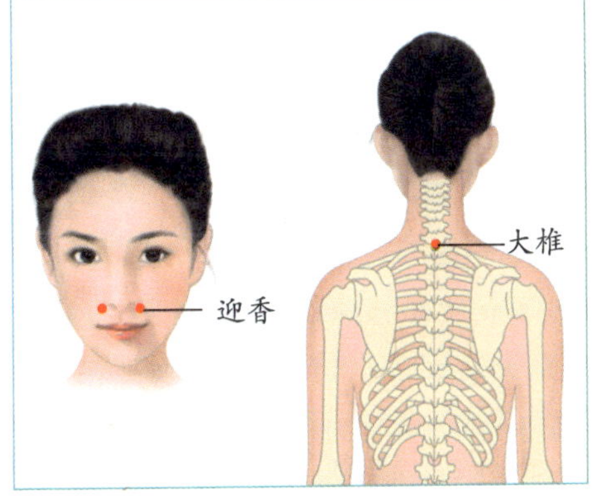

按摩方法

❶ 用拇指指端用力按压鼻翼侧的迎香，缓慢指压，反复 10 次（见图①）。

❷ 按摩者一只手固定患者的背部，另一只手用力按压大椎 2 分钟，按压此穴，不仅可以阻止流鼻血，还能缓和颈部僵硬（见图②）。

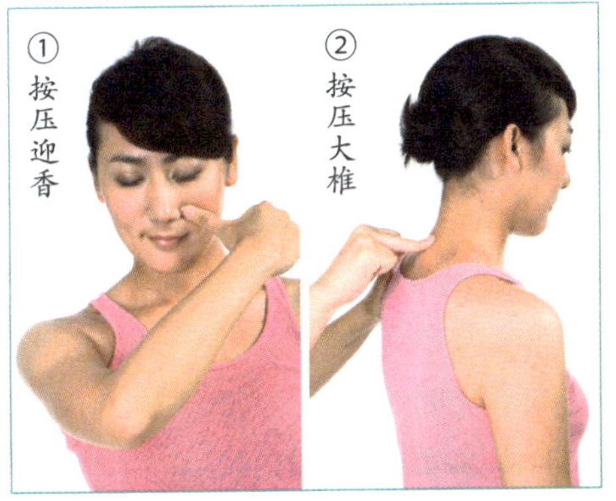

手足耳按摩

特效穴位

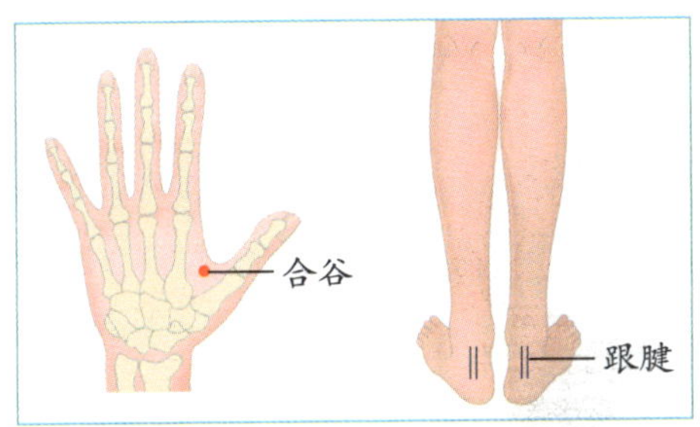

按摩方法

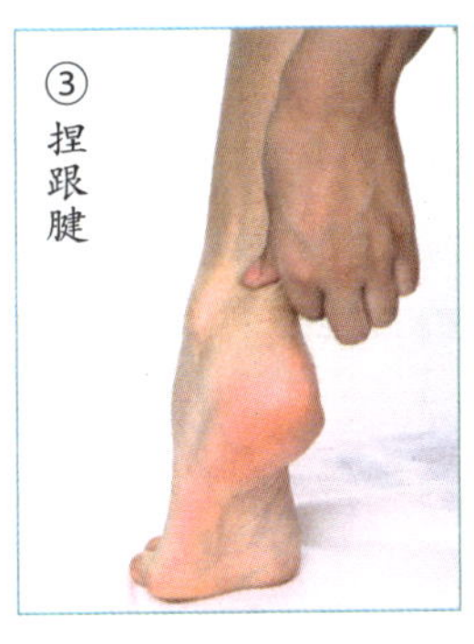

❶ 鼻子出血时，以拇指和食指捏脚后跟的跟腱，自己捏或别人捏都可以。左鼻出血捏右脚跟，右鼻出血捏左脚跟，数分钟内即可止血，捏跟腱还有改善足部功能、解除下肢疲劳、增强脚力的作用（见图③）。

❷ 用力掐合谷 2 分钟，不仅可以缓解流鼻血的症状，而且还能改善体质（见图④）。

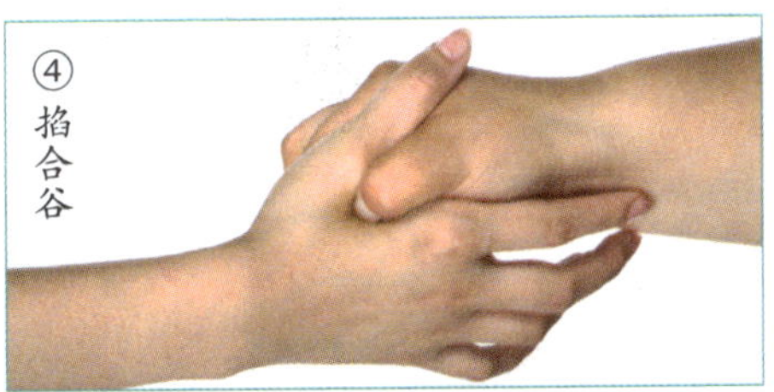

喉咙痛

喉咙痛、喉咙沙哑在感冒时容易发生。往往伴有口渴喜饮、咽喉红肿等不适，有时还伴有发烧症状。喉咙沙哑有时也会因长时间说话而导致。

全身按摩

特效穴位

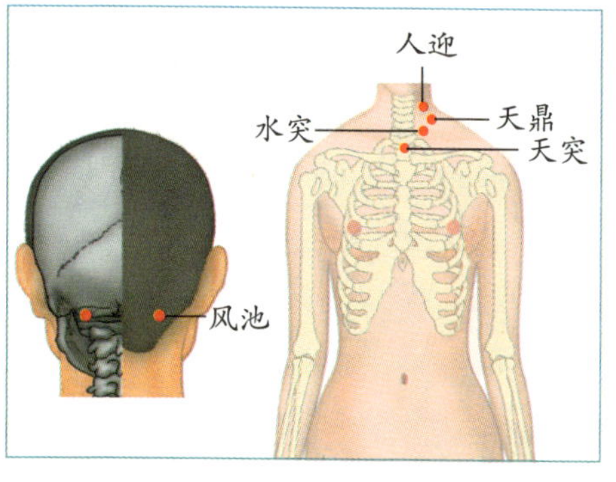

按摩方法

❶ 用手指指腹端用力按压患者水突 3 分钟，直至患者感到酸胀。

❷ 用手指指腹端用力按压患者天突 3 分钟，直至患者感到酸胀（见图①）。

❸ 患者坐位，按摩者用双手拇指按压风池 3 分钟。此法对头部紧张以及以感冒为主要原因的喉咙痛症状都有效。

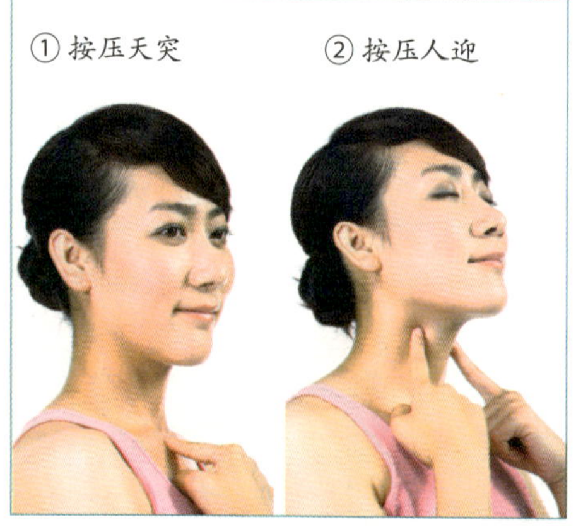
① 按压天突　② 按压人迎

❹ 用力按压双侧人迎，可改善患者颈部到头部的血液循环，能缓解喉咙沙哑等症状（见图②）。

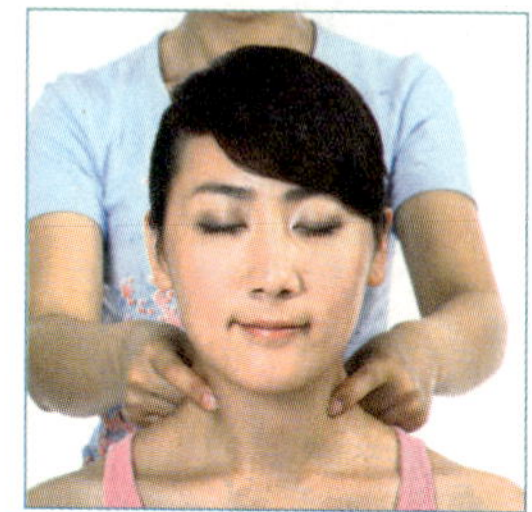
③ 按压天鼎

❺ 患者坐位，按摩者立于患者背后，用力按压天鼎 50 次，可缓解扁桃体红肿所造成的疼痛及喉咙阻塞等症状（见图③）。

手足耳按摩

特效穴位

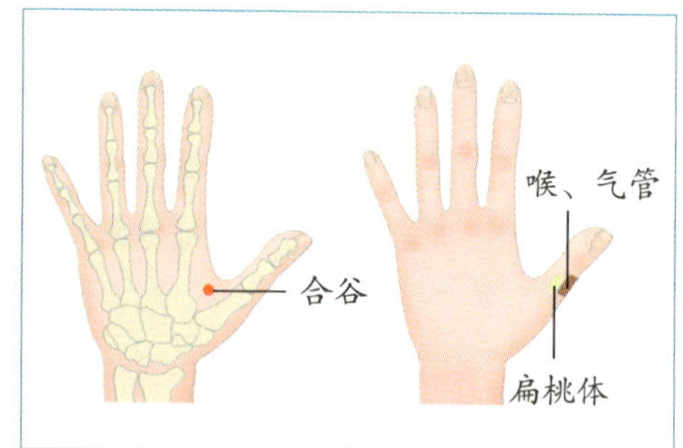

按摩方法

❶ 按摩者一手握住患者手腕，用另一只手拇指按压合谷 3 分钟，可缓和扁桃体发炎症状。

❷ 擦摩手部扁桃体、喉、气管等反射区各 1 分钟，能有效缓解喉咙痛。

呃逆

呃逆是指胃气上逆动膈、气逆上冲、喉间呃呃连声、声短而频、令人不能自止为主要表现的病症。呃逆可偶然单独发生，也可见于其他疾病过程中，主要是各种原因引起膈肌痉挛所致。

全身按摩

特效穴位

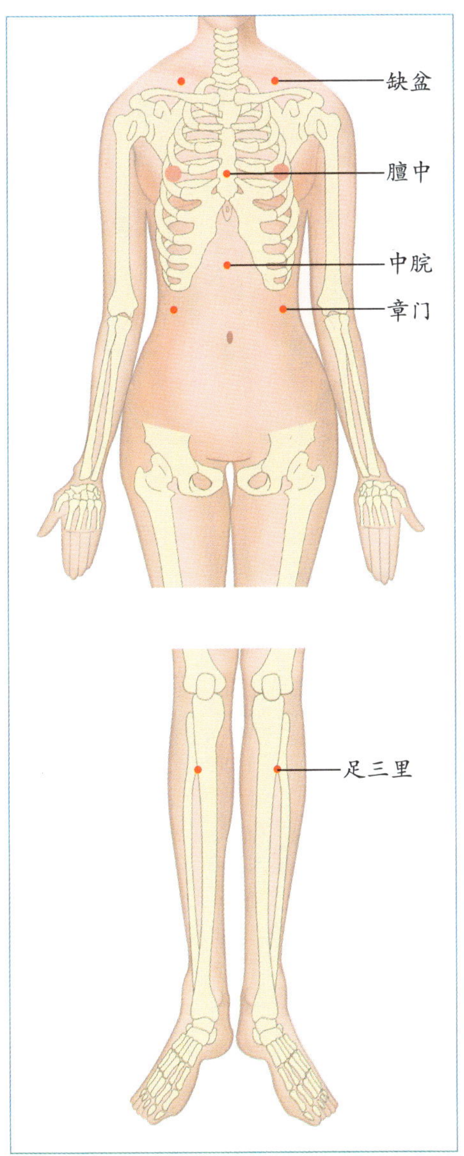

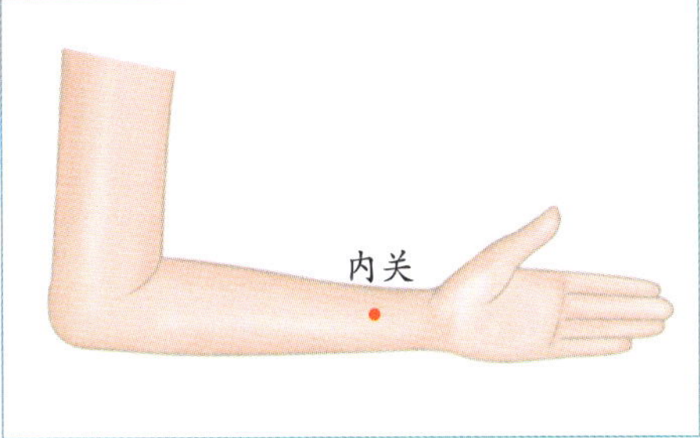

按摩方法

❶ 用拇指指端用力按压足三里 50 次，直至感到酸胀。

❷ 双手四指或握拳以手背自上而下搓背部，有热感透达背部深层为好（见图①、P70 图②）。

❸ 双手拇食指相对，提拿章门（见 P70 图③）。

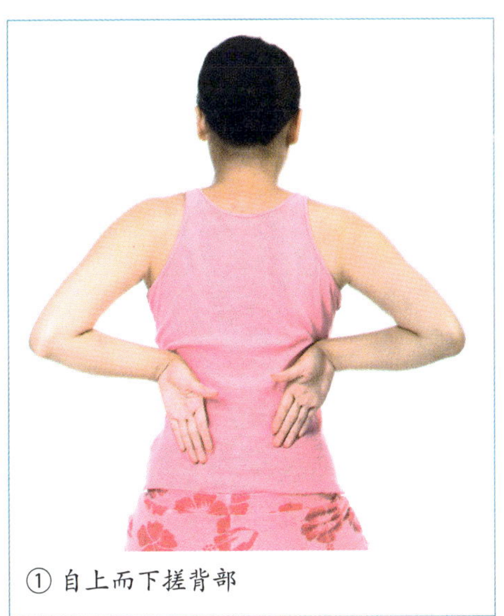

① 自上而下搓背部

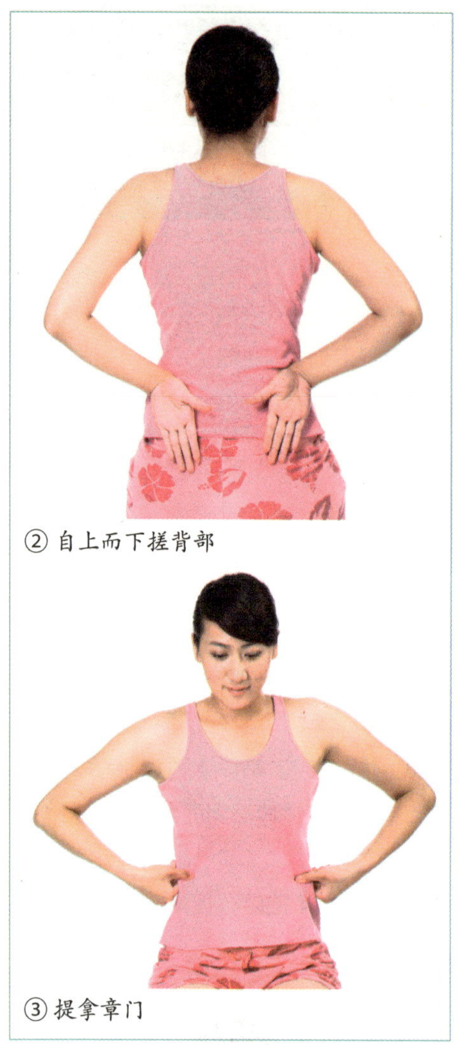

② 自上而下搓背部

③ 提拿章门

❹以中脘为中心，按顺时针方向按摩上腹部，约 100 次左右，腹部发热时，呃逆常常停止。

❺深呼吸，屏住数秒，然后和缓地匀速吐出，反复 1 ~ 2 分钟。

❻中指点压缺盆半分钟。

❼用拇指指端按压膻中 2 分钟。

❽用拇指指端按压眼眶壁上缘内侧凹陷处的止呃，直至感到酸胀。

❾双手交替用拇指点按内关，可起到止呃的效果。

手足耳按摩

特效穴位

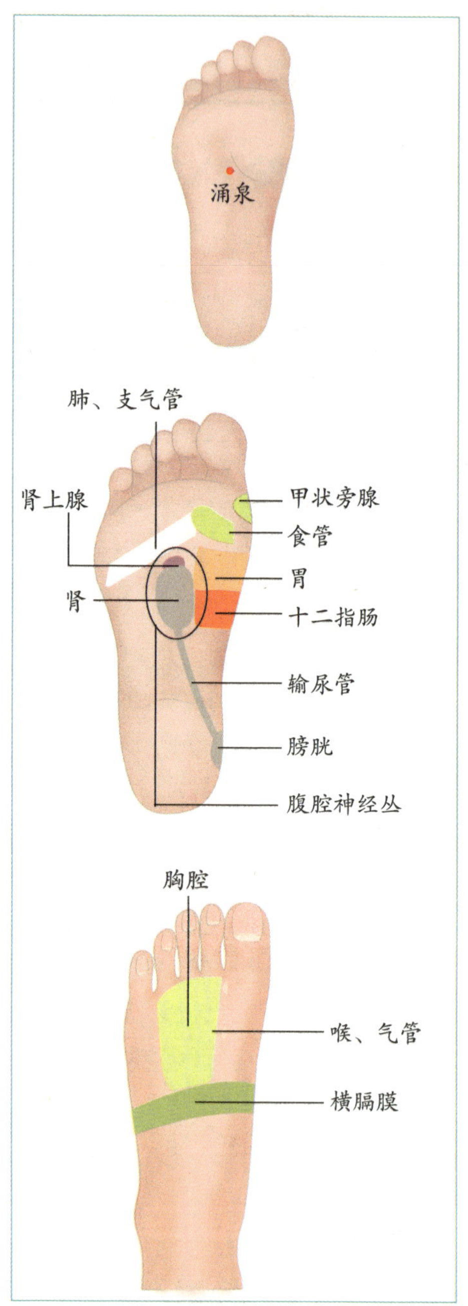

按摩方法

按压上述穴位及反射区各 1 分钟。

牙痛

牙痛是一种常见疾病。其主要表现为牙龈红肿、遇冷热刺激痛、面颊部肿胀等。牙痛大多是由牙龈炎和牙周炎、龋齿或折裂牙而导致牙髓（牙神经）感染所引起的。

全身按摩

特效穴位

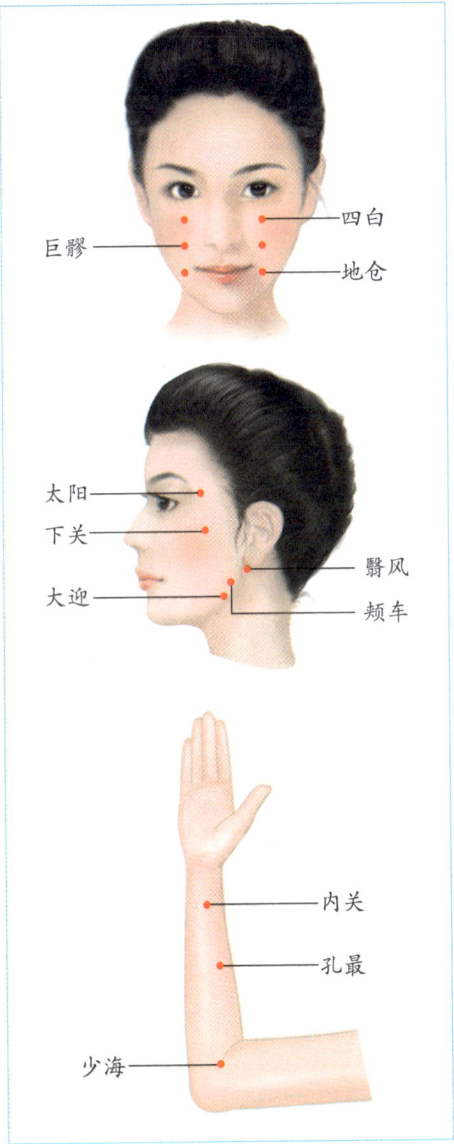

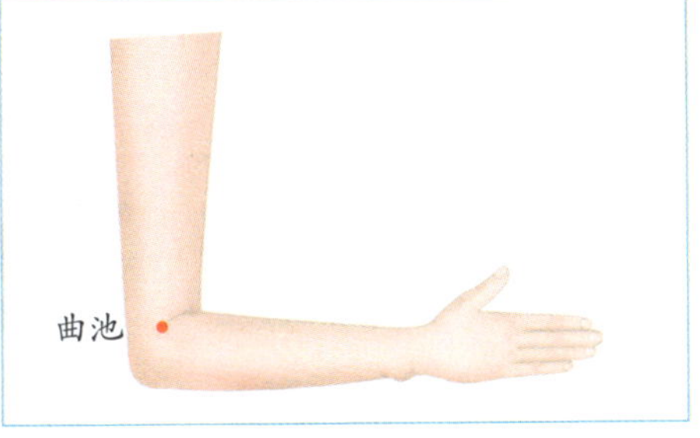

按摩方法

❶ 用拇指指端点压下关 1 分钟，直至患者感到酸胀为宜（见图①）。

❷ 用中指指端按压患者巨髎穴 2 分钟，直至患者感到酸胀为宜。

❸ 用双手手指指端用力按压翳风 3 分钟，直至患者感到酸胀为宜（见图②）。

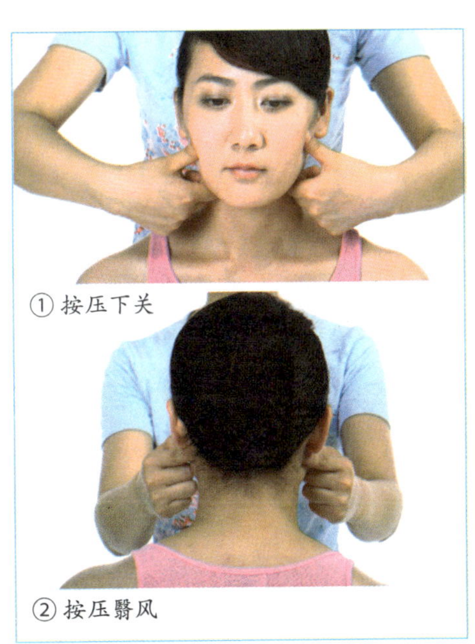

① 按压下关

② 按压翳风

❹ 用双手食指分别按压大迎 2 分钟，直至患者感到酸胀为宜。

❺ 用手指指端按压太阳、内关、孔最（见图③），各 3 分钟，力度适中。

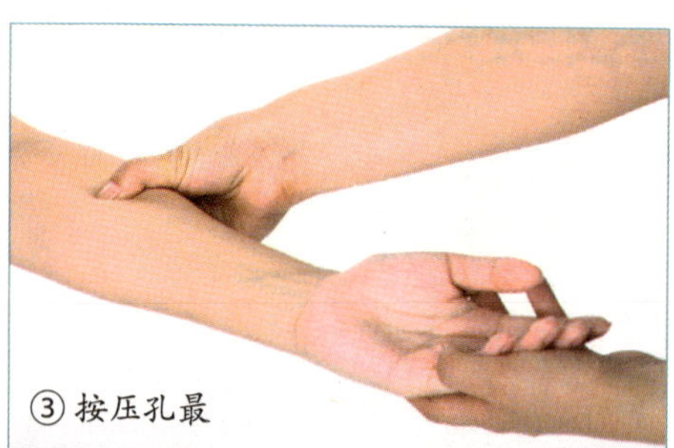

③ 按压孔最

❻ 坐位或站位，全身放松，双眼平视微闭，呼吸调匀，静息 1 ~ 2 分钟。

④ 按揉少海

❼ 将双手拇指指尖分别放在对侧曲池，适当用力按揉 1 分钟。

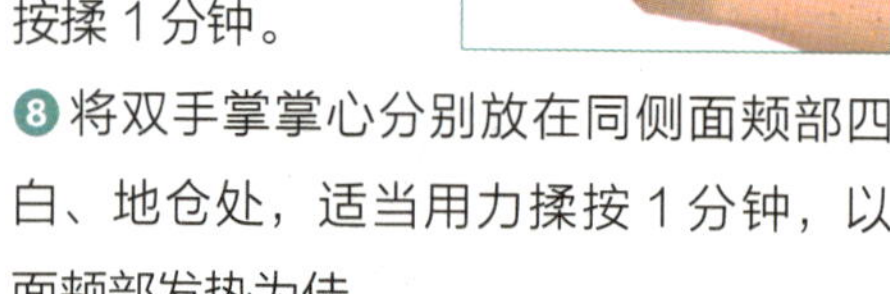

❽ 将双手掌掌心分别放在同侧面颊部四白、地仓处，适当用力揉按 1 分钟，以面颊部发热为佳。

❾ 将双手拇指指腹放于同侧面部颊车处，适当用力，由轻渐重按压 1 分钟。

❿ 将拇指指尖放在对侧少海上，适当用力掐 1 分钟（见图④）。

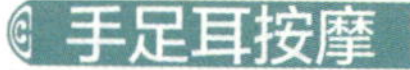

手足耳按摩

特效穴位

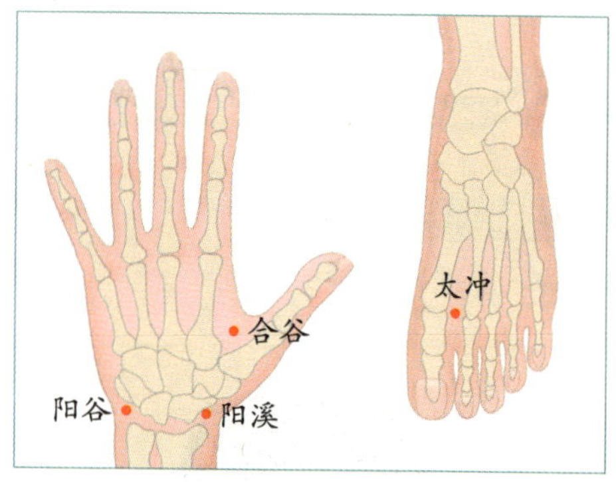

按摩方法

❶ 将拇指指腹放在对侧阳溪，适当用力掐 1 分钟（见图⑤）。

❷ 用拇指指尖按对侧合谷，其余四指置于掌心，用力由轻渐重掐压 0.5 ~ 1 分钟。

❸ 用拇指指腹按压对侧阳谷，每侧按压 1 分钟。

❹ 将拇指指尖放在太冲上，适当用力掐 1 分钟。

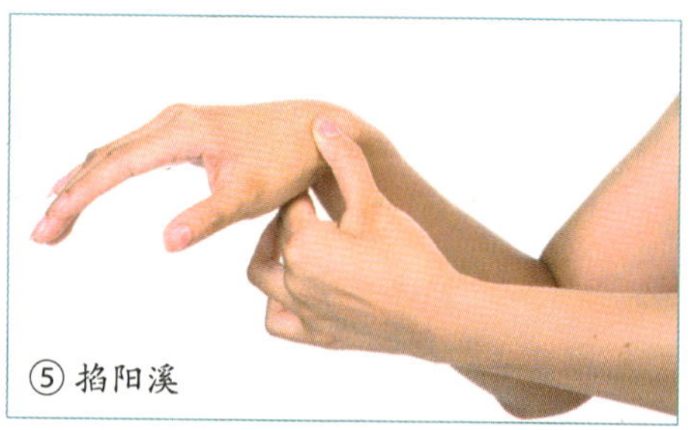

⑤ 掐阳溪

贴心小叮咛

保护口腔健康需注意

★注意口腔卫生，养成“早晚刷牙，饭后漱口”的好习惯。

★发现蛀牙，及时治疗。

★睡前不宜吃糖、饼干等食物。

口腔炎

牙龈、舌唇等红肿发炎或产生水疱等，可称为口腔炎。口腔炎形成几乎都是因缺少 B 族维生素而引起的，所以可以通过补充 B 族维生素而缓解，再配合下述的按摩方法。

全身按摩

特效穴位

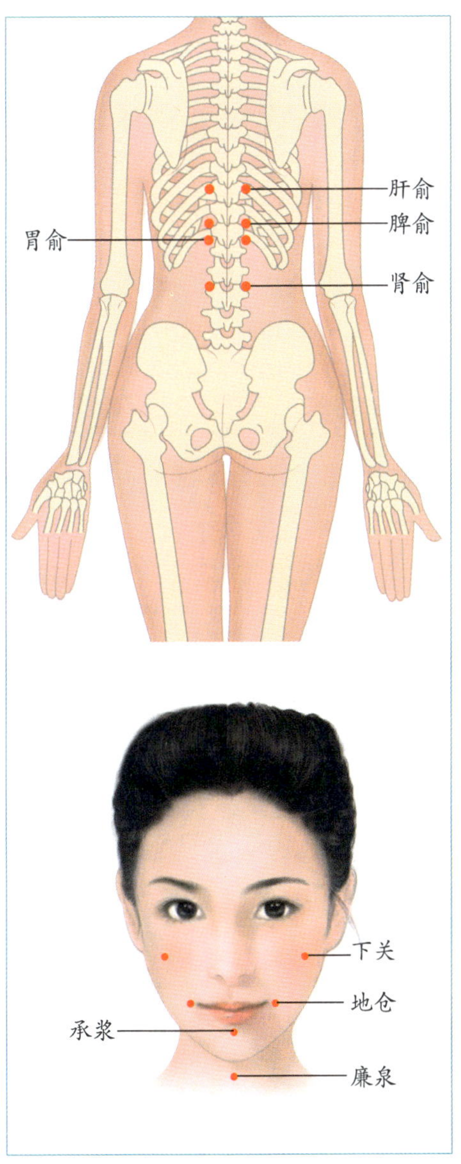

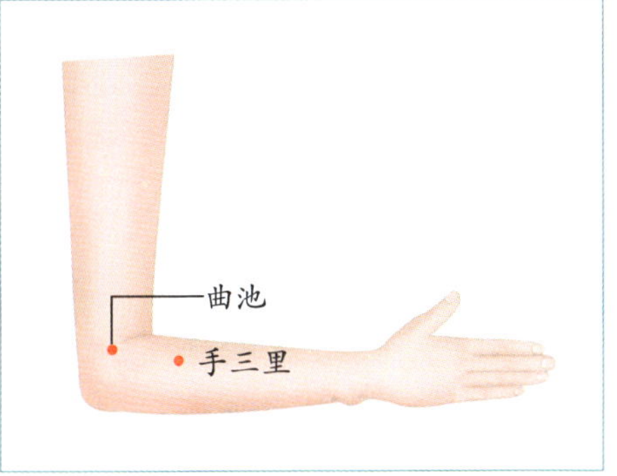

按摩方法

❶ 用食指或中指按压廉泉 2 分钟，为避免患者喉咙疼痛，在按压时要力度适中（见图①）。

❷ 用中指或食指指腹端按压患者地仓、承浆（见图②），并且做环状运动 3 分钟。

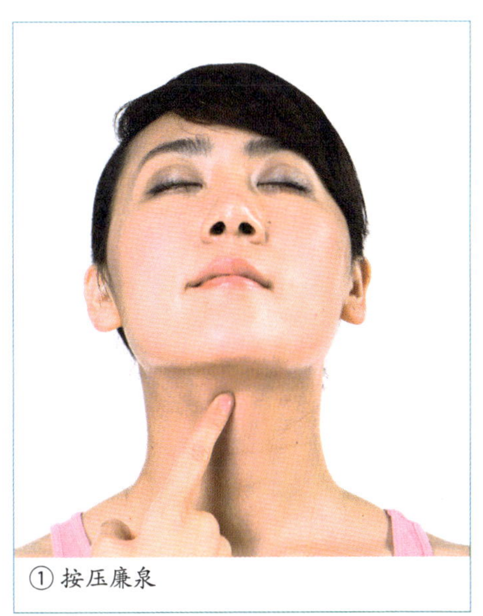

① 按压廉泉

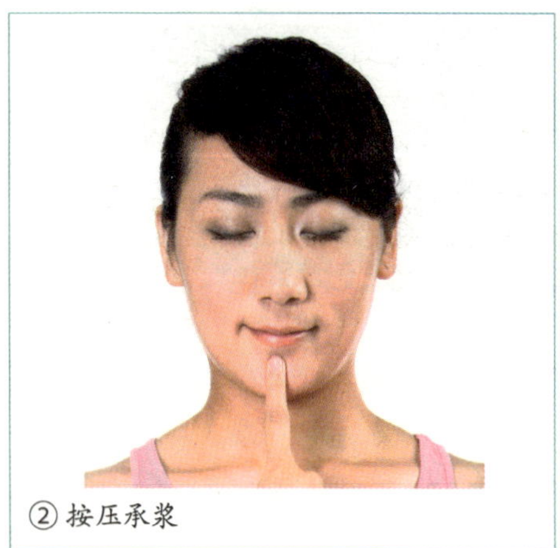
② 按压承浆

❸ 患者俯卧，用力按压患者背部的胃俞、肝俞、肾俞、脾俞，各 2 分钟。

❹ 用手指按压承浆、下关等穴，以患者感到温热为宜。

❺ 用力按揉患者曲池、手三里，各 3 分钟，然后用暖风温暖各穴位（见图③、图④）。

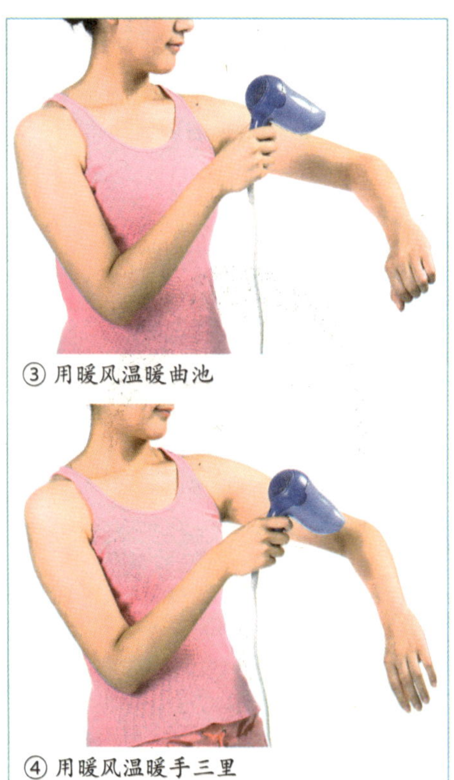
③ 用暖风温暖曲池

④ 用暖风温暖手三里

❻ 将双手中指或食指指腹，放于同侧面部下关处，适当用力按揉 1 分钟。

手足耳按摩

特效穴位

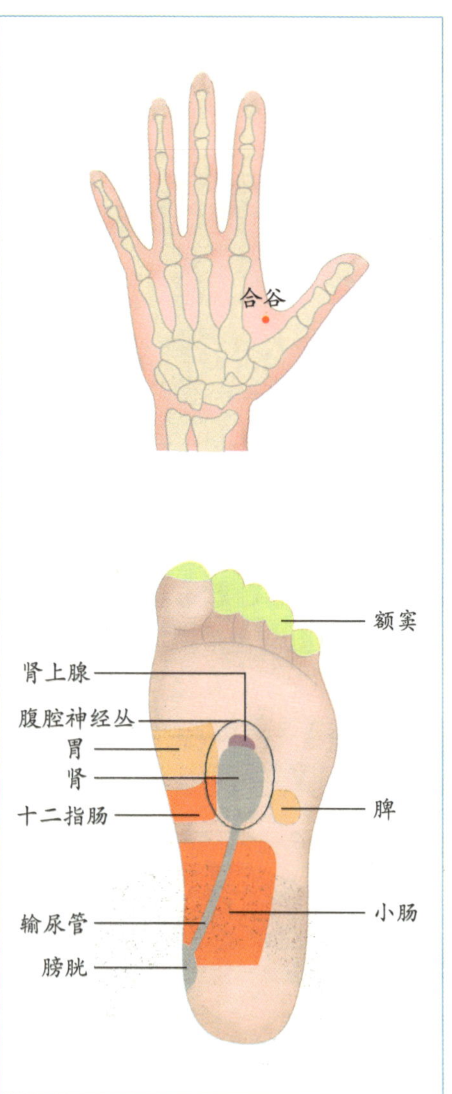

按摩方法

❶ 用拇指指尖按于对侧合谷，按压 2 分钟。

❷ 握足扣指法按揉上述足部反射区各 30 次。

便秘

便秘是指大便干燥、排出困难，或者排便间隔时间较长，甚至要用泻药或灌肠才能排出的一种病症。肠蠕动功能不佳、水分被过分吸收、精神过度紧张使肠处于应激状态等是造成便秘的主要原因。

全身按摩

特效穴位

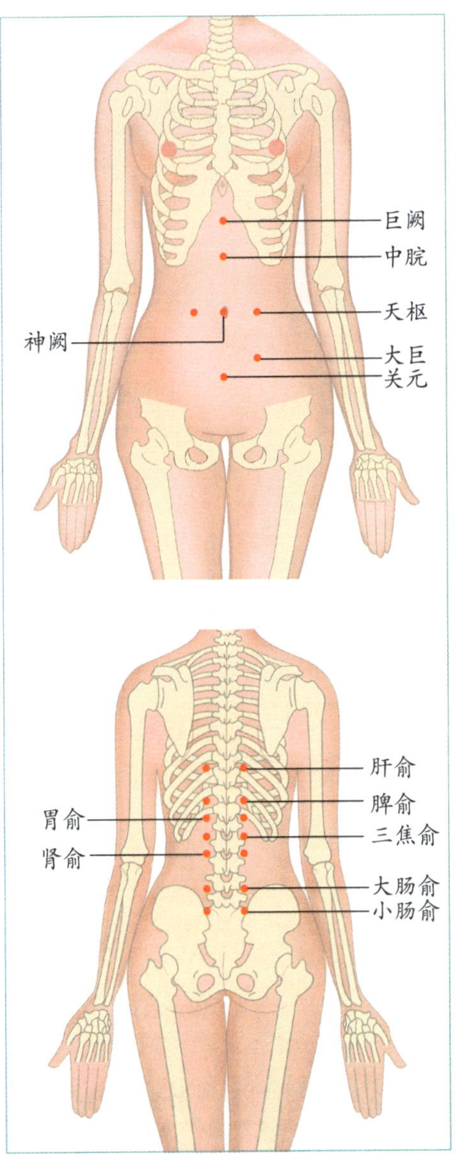

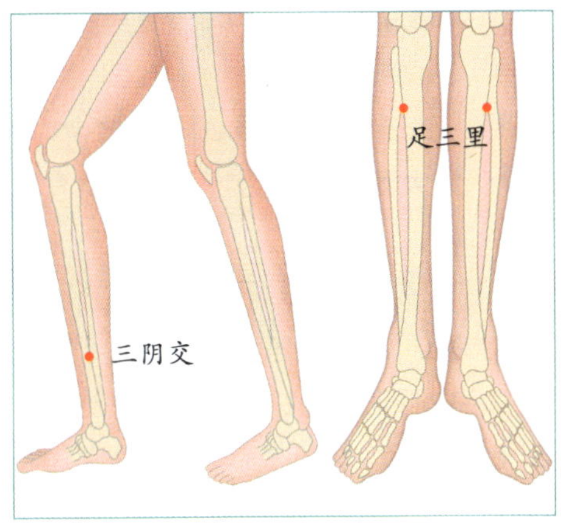

按摩方法

❶ 用拇指按揉天枢（见图①）、关元、巨阙、大巨等穴，各 1 分钟。

❷ 揉脐摩腹。右手在下，左手叠于其上，按于脐部，稍用力做顺时针方向揉动 30 次。然后逐渐扩大范围，摩全腹 50 次，

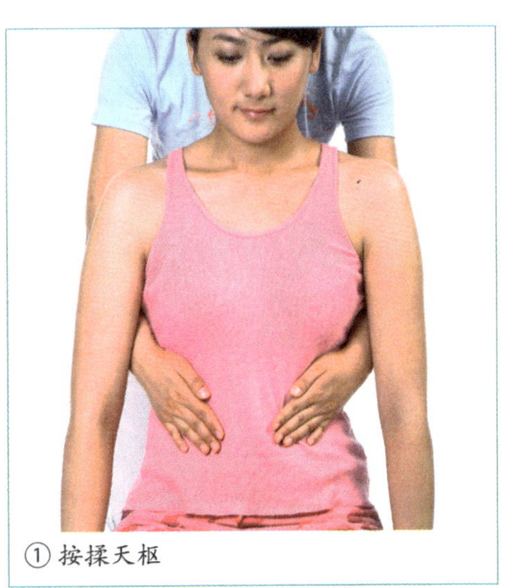

① 按揉天枢

再由上而下推左腹 30 次。

❸ 用掌心按揉神阙 50 次。直至患者腹部肠鸣，产生排气感和便意。

❹ 用手指弹拨腹下硬块 50 次，可增强大肠蠕动功能。

❺ 用手指指腹按揉三阴交、足三里、三焦俞、小肠俞（见图②）各 50 次，直至局部产生酸胀感。

❻ 用手指按揉脾俞、胃俞、肝俞、肾俞（见图③）、大肠俞各 50 次，直至患者有局部温热感。

❼ 在患者腰骶部做上下快速摩擦，以患者自觉骶部和小腹部有热感为止。

❽ 右手中指按于中脘，其余四指贴附于腹部，然后做顺时针方向揉动 30 次（见图④）。

❾ 大便未出时，两手重叠在神阙（即肚脐）周围，按顺时针方向按摩 15 次，然后轻拍肚子 15 次。

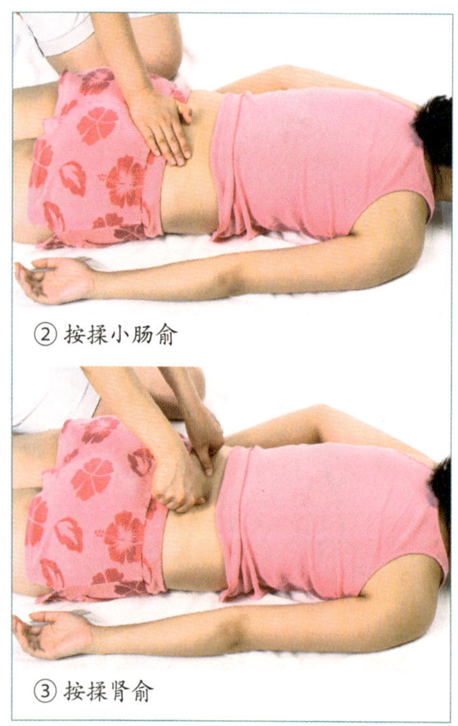
② 按揉小肠俞

③ 按揉肾俞

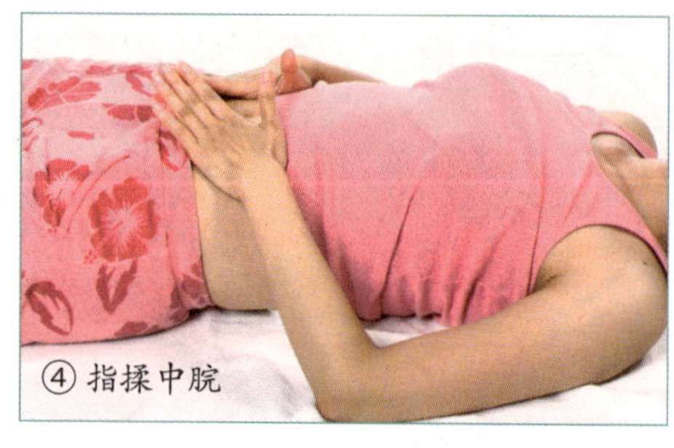
④ 指揉中脘

❿ 大便将出不出时，用右手食指压迫会阴（二阴之间中点），便可助大便缓缓排出，心情要轻松，千万不可焦急。

手足耳按摩

特效穴位

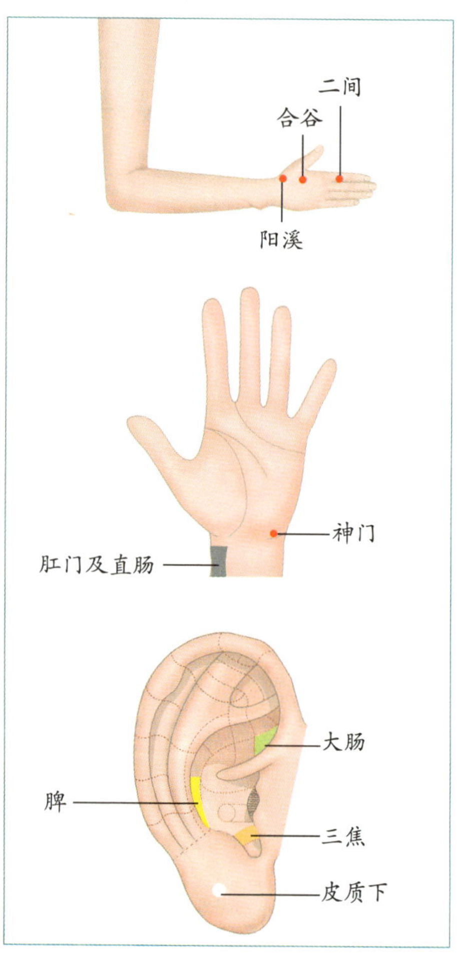

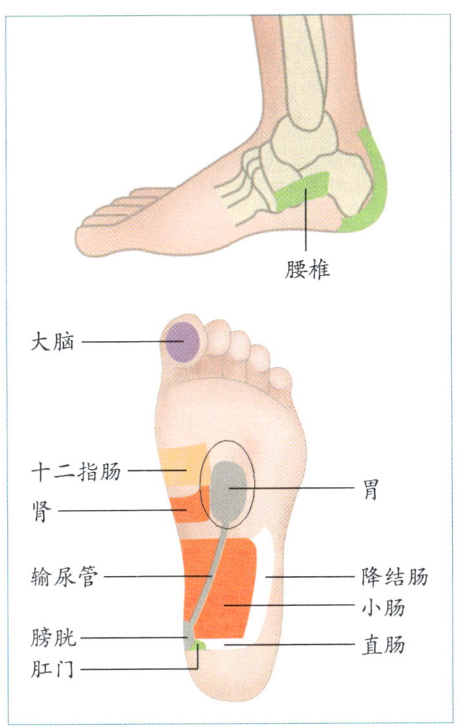

按摩方法

❶ 用拇指按揉手部的阳溪、神门、合谷、二间等穴位各 1 分钟。

❷ 用单食指扣拳法推压上述足部反射区各 50 次（见图⑤～图⑦）。

❸ 用食指点按耳部反射区（见特效穴位标准）各 3 分钟。

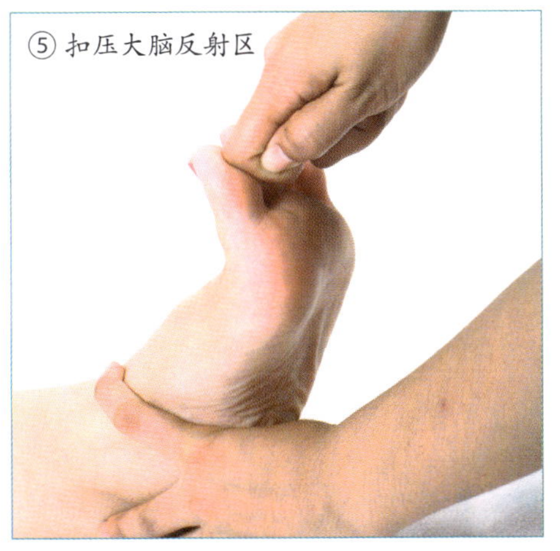
⑤ 扣压大脑反射区

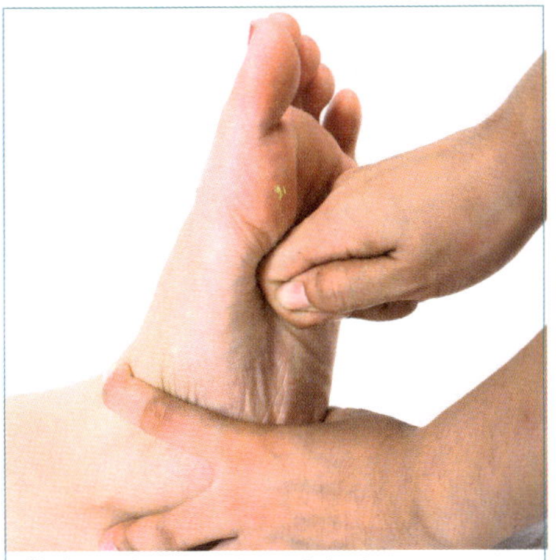
⑥ 扣压胃及十二指肠反射区

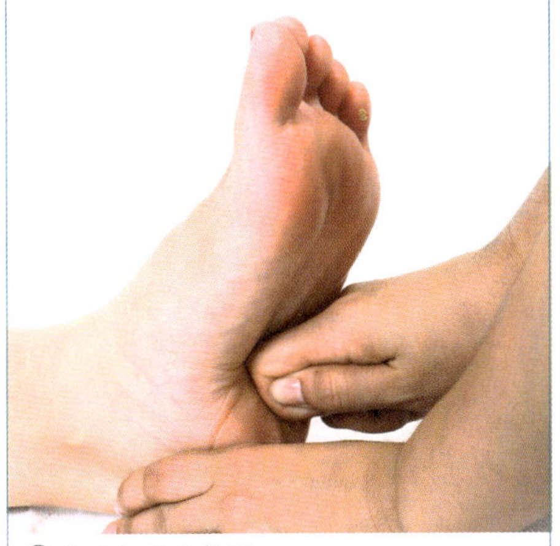
⑦ 扣压小肠反射区

贴心小叮咛

缓解便秘的小提醒

★调整饮食。戒烟，戒酒，少吃或不吃刺激性食物。多吃些富含膳食纤维的食物，青年人多吃绿叶蔬菜，老年人适当增加膳食纤维类食品。经常进行提肛运动。

★注意养成定时排便的习惯。纠正不良排便习惯，如经常强忍便意、坐在坐便器上看书或看报、长期服用泻剂等，让肠子蠕动有规律。

腹胀、肠鸣

腹胀是常见的一种胃肠道功能紊乱性疾病，是现代医学公认的一类具有特殊病理生理基础的身心疾病，多见于青壮年。中医虽然没有该病名，但散见于“腹痛”“便秘”“泄泻”等疾病中。

全身按摩

特效穴位

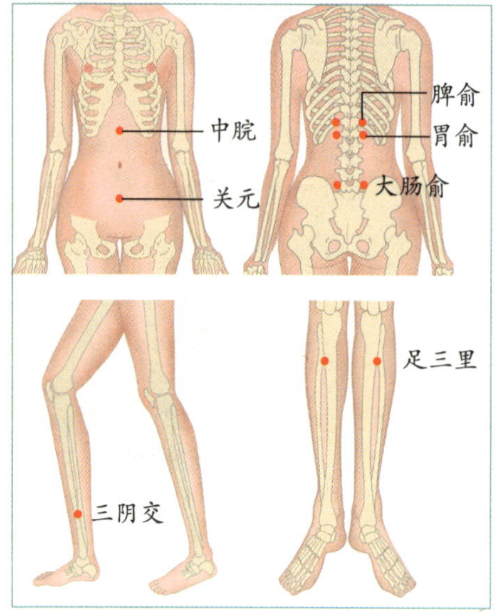

按摩方法

❶患者俯卧，按摩者用拇指指端用力按压患者左右脾俞、胃俞（见图①），力度较重，以有酸胀感为宜。此二穴能促进胃肠功能与胃液的分泌，增强消化机能。

❷患者俯卧，用拇指指端用力按压左右大肠俞3分钟，以有酸胀感为宜。此穴能缓解便秘与腹鸣不止。

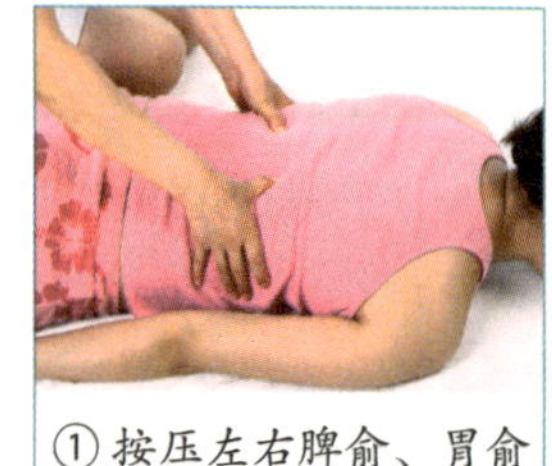
① 按压左右脾俞、胃俞

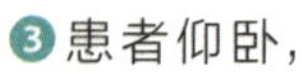

❸患者仰卧，按摩者一手固定患者小腿，一手用力按压三阴交、足三里，以有酸胀感为宜（见图②）。

❹摩中脘，左右手各20次，可调整患者消化机能。

❺用手指指端或按摩器按压患者关元20次，以有酸胀感为宜（见图③）。

❻患者俯卧，按摩者用拇指用力沿着患者脊柱两侧进行按压，上下反复按摩20次。

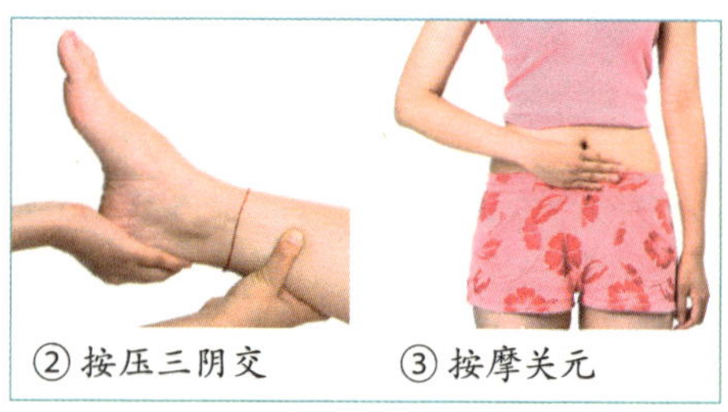
② 按压三阴交　③ 按摩关元

手足耳按摩

特效穴位

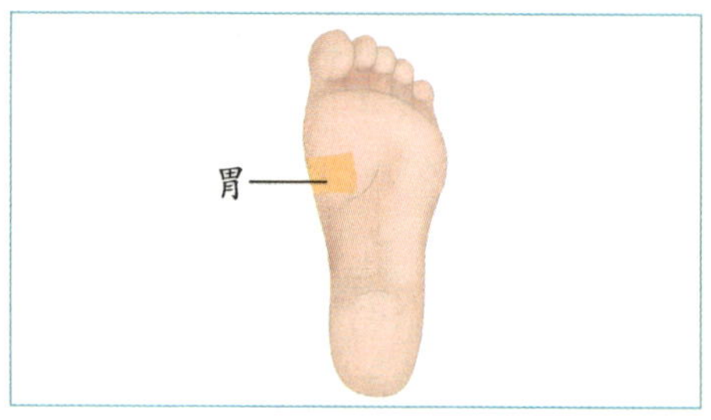

按摩方法

单食指扣拳法重压胃反射区（见图④）。

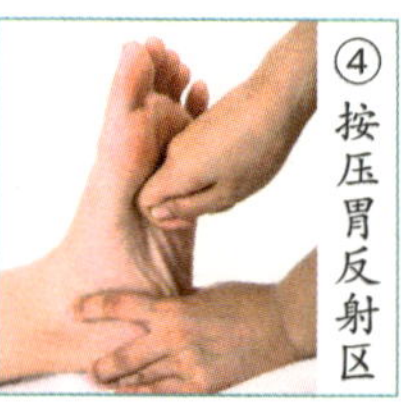
④ 按压胃反射区

腹痛、胃痛

腹痛是指腹部疼痛。胃痛是指从心窝到侧腹、肚脐上方附近突然疼痛的症状，持续几分钟甚至几小时，疼痛剧烈时会呕吐、晕厥。对于非器质性原因引起的腹痛、胃痛可通过下面的按摩方法缓解。

全身按摩

特效穴位

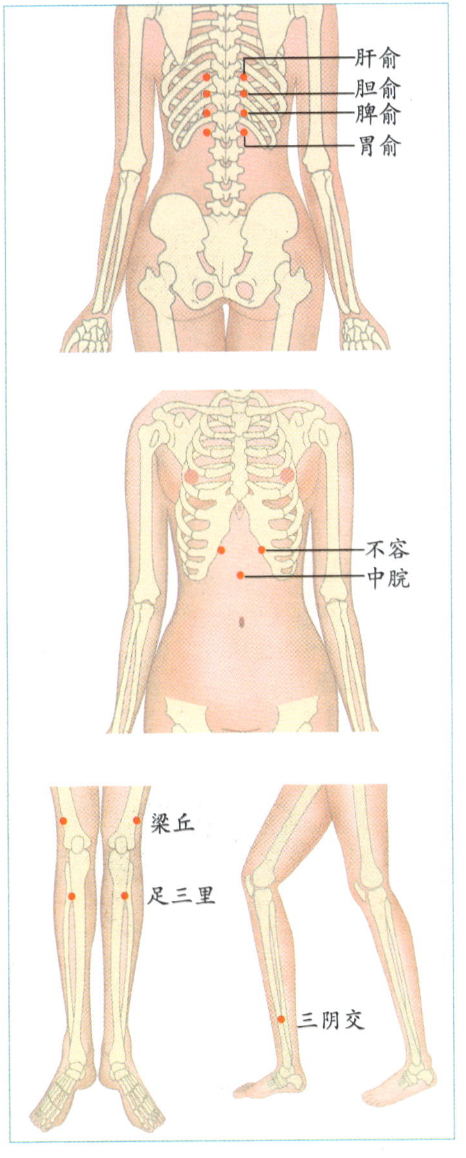

按摩方法

❶按摩者用拇指指端用力按压患者梁丘3分钟。此穴能缓解剧烈的腹痛以及胃痛（见图①）。

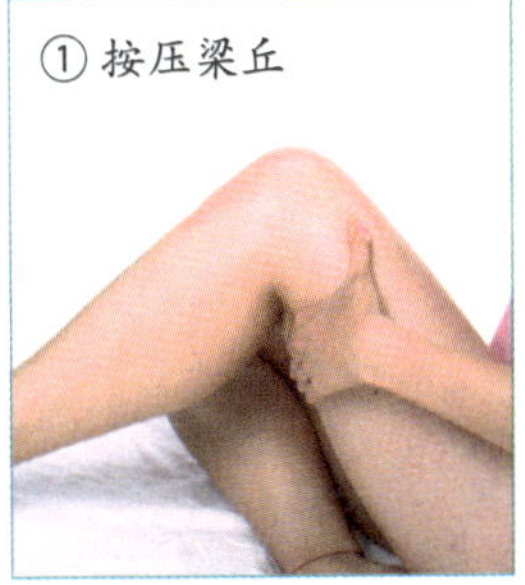

❷用力按压患者足三里、三阴交，各3分钟，以有酸胀感为宜。

❸患者仰卧，按摩者将双手食指并拢，用力按压中脘20次，配合患者呼吸进行按摩。按压此穴能调整消化机能。

❹患者仰卧，用手指指端用力按压左右不容3分钟，以有酸胀感为宜。

❺患者俯卧，按摩者沿着脊柱两侧用力按压肝俞、胆俞、脾俞、胃俞各1分钟，然后自上而下反复摩擦5遍，直至患者局部皮肤发红为止。

手足耳按摩

特效穴位

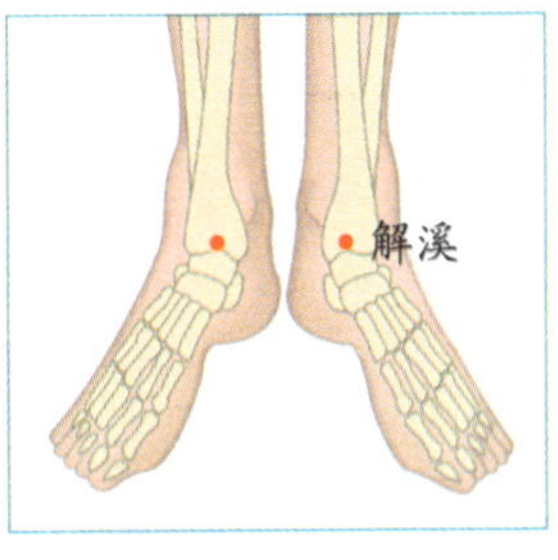

按摩方法

患者取坐位，用拇指指腹按压解溪20次。

失眠

失眠通常是指人对睡眠时间或睡眠质量不满足并影响白天社会功能的一种主观体验。具体表现为多梦易醒、醒后不能再睡、入睡后容易惊醒等，可以伴有食少胸闷、心悸健忘、大便不畅等。

全身按摩

特效穴位

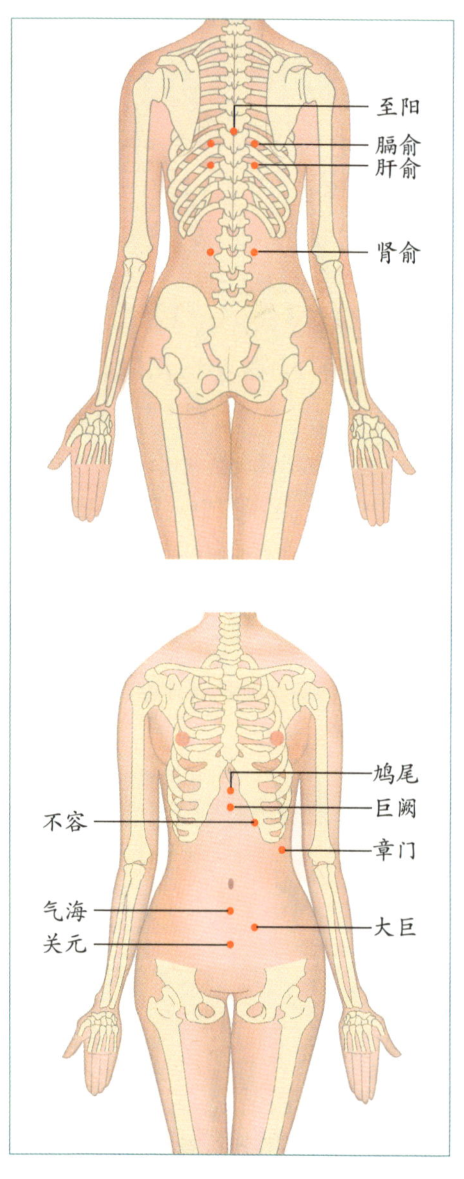

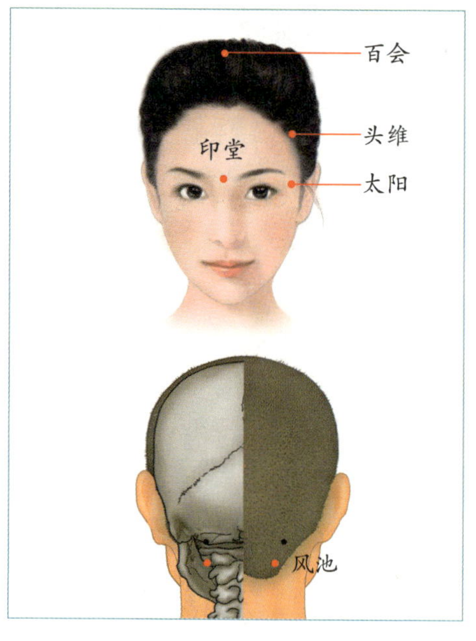

按摩方法

❶ 坐位，用拇指指腹按揉印堂 50 次（见图①）。

❷ 用双手拇指从眉头按摩两侧眉梢后的太阳，反复 4 次。

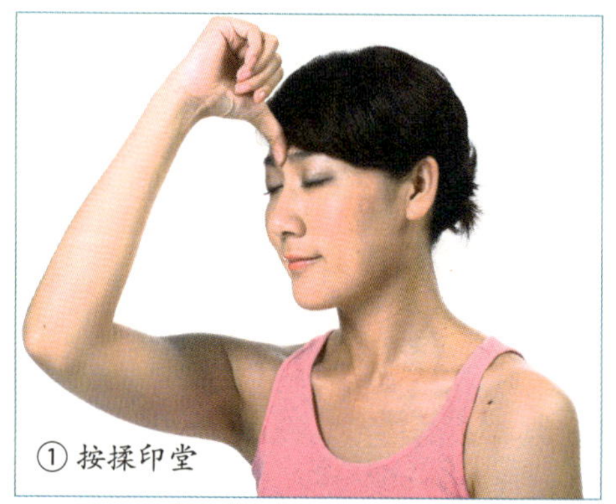

① 按揉印堂

❸ 按揉前额的头维（见图②）、百会各 2 分钟。

❹ 将五指张开成爪形，用手指指腹从前发际向后发际反复推拿 10 次（见图③）。

❺ 按摩者站立在患者后面，用五指拿捏脖子根部与肩头连线的正中央以及周围大筋处（见图④）。

❻ 患者用掌心先顺时针方向按摩腹部 5 次，然后再逆时针方向按摩 5 次（见图⑤）。

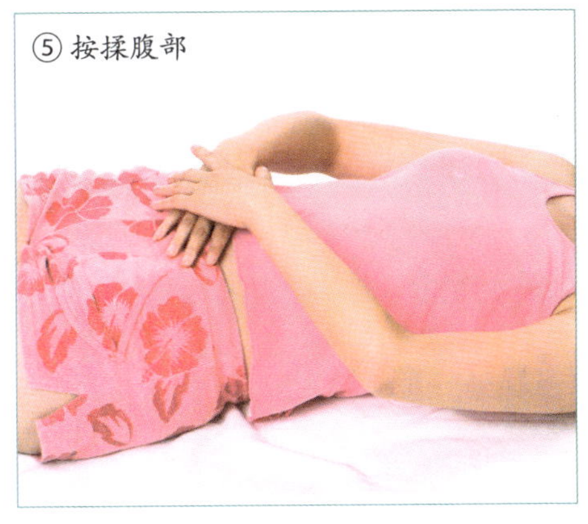
⑤ 按揉腹部

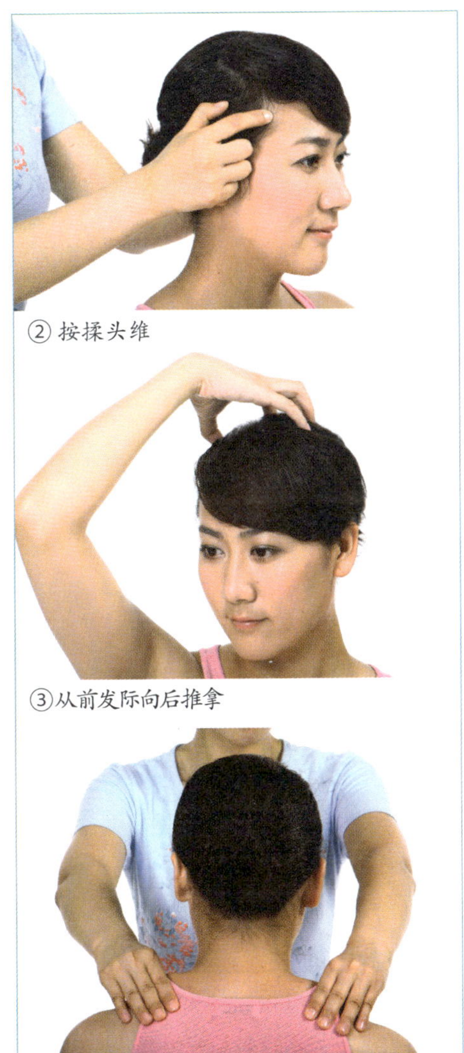
② 按揉头维

③ 从前发际向后推拿

④ 拿捏脖子根部及肩部

❼ 用两手拇指端揉按风池。

❽ 将两手叠放在腹部（见特效穴位标注），然后用手掌大鱼际轻轻揉按。

❾ 将两手移至下腹部，然后用手掌大鱼际徐徐揉按关元。

❿ 坐好，全身放松，全神贯注。双手握拳，用拇指关节沿脊柱旁两横指处（见特效穴位标注），自上而下慢慢推按。

⓫ 脱衣仰卧于被内，双目自然闭合。用两手中指第二节内侧缘从两眉内侧推向外侧（见图⑥）。

⓬ 用两手中指端轻轻揉按太阳。

⓭ 用两手拇指指腹沿两侧颞部由后向前推摩（见图⑦）。

⓮ 用手掌根部轻轻拍击头顶囟门处。

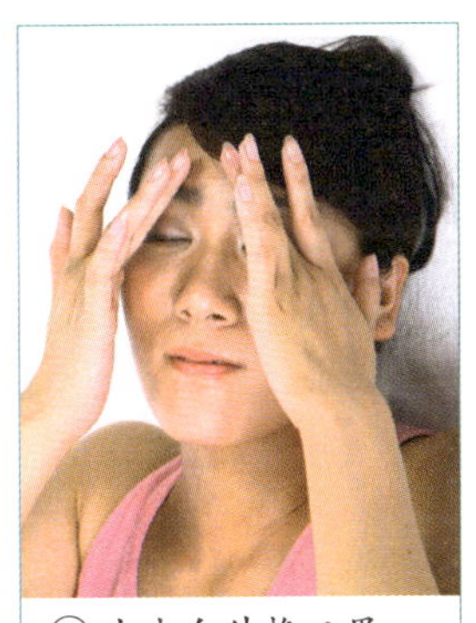
⑥ 由内向外推双眉

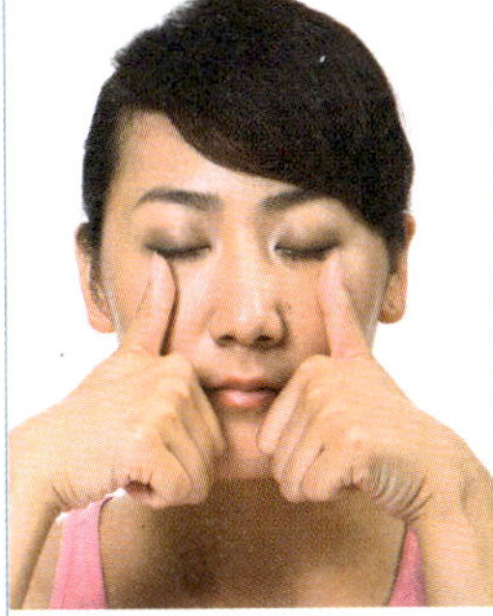
⑦ 推摩颞部

手足耳按摩

特效穴位

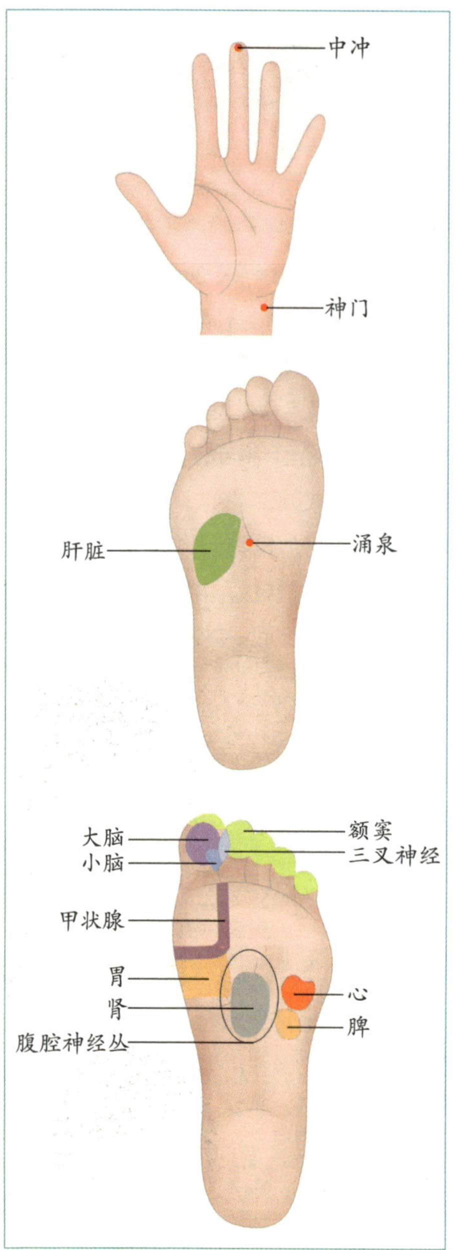

按摩方法

❶ 用拇指指腹按揉涌泉2分钟(见图⑧)。

❷ 单食指扣拳法按揉脚底的额窦、心、肝、胃、肾、脾等反射区各50次；单食指扣拳法推压大脑（见图⑨）、腹腔神经丛、甲状腺等反射区各50次；按摩小脑、三叉神经（见图⑩）等反射区各50次。

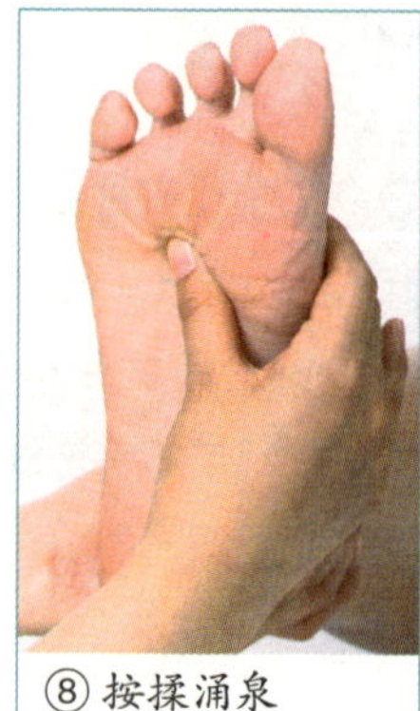

⑧ 按揉涌泉

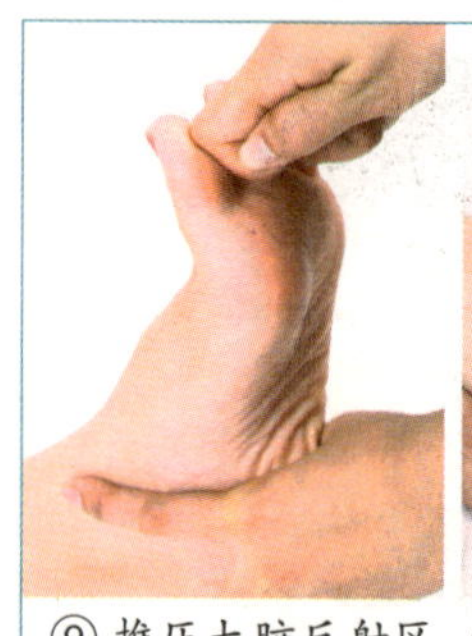

⑨ 推压大脑反射区

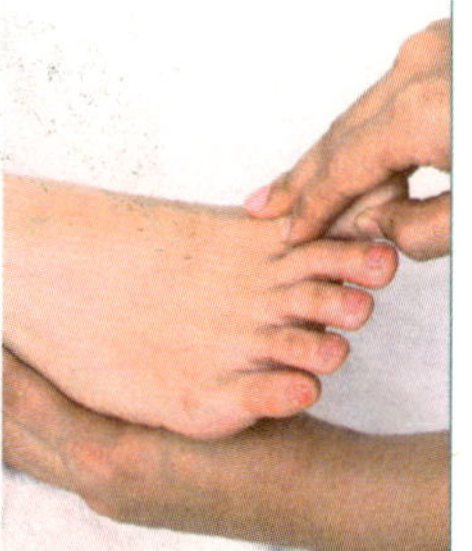

⑩ 捏三叉神经反射区

贴心小叮咛

失眠小常识

失眠一般表现为难以入睡、容易惊醒、醒后再不能入睡，严重时彻夜不眠。有关资料显示，有45%以上的老年人均有不同程度的失眠症。一旦失眠，可求助于医生，口服安眠药，但容易引起对药物的依赖性。另外，注意一些生活细节也能改善失眠现象。

★治疗时间宜在下午、傍晚或睡前，必要时配合心理治疗。

★保持心情舒畅，消除顾虑及紧张。适当加强体育锻炼，注意劳逸结合。

★避免在床上工作。

头痛

头痛是临床上常见的症状之一，其致病机理相当繁杂，如颅内外动脉的扩张、颅内痛觉敏感组织被牵引或移位、颅内外感觉敏感组织发生炎症等，必要时一定去医院诊治。功能性头痛可用下述按摩法缓解。

全身按摩

特效穴位

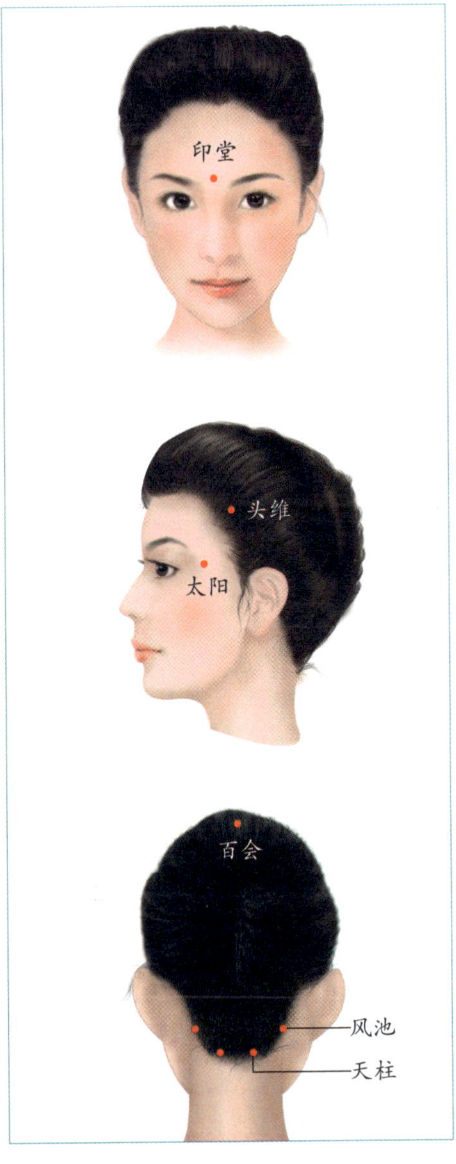

按摩方法

❶ 揉太阳：将双手掌根贴于太阳，双目自然闭合，作轻缓平和的揉动。

❷ 拿风池：用拇指与食指、中指按揉颈后肌肉近发际处的风池，手法采用一上一下、一紧一松拿捏，以颈部感酸胀为度，次数自定，不强求一律，左右手可以交替进行。本法能改善脑部血液循环，增强脑组织血液供应（见图①）。

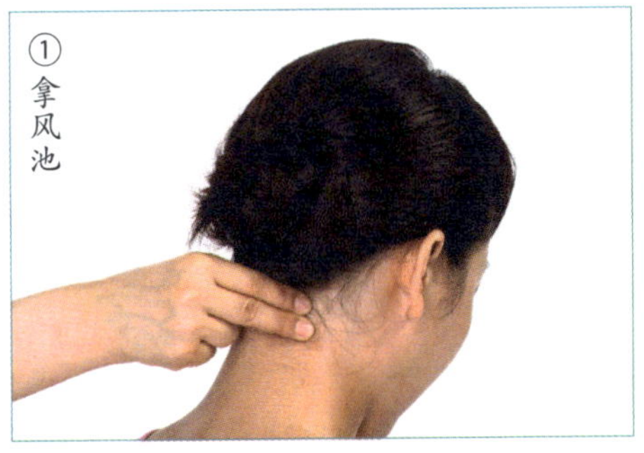
①拿风池

❸ 浴头：头部有头维、百会等穴，经常浴头部各穴有健脑之功效。操作时将两手五指分开，由前发际分别向后发际抹动，如十指梳头状，手法轻重由个人自行掌握，一般以局部感到灼热舒适、不使头皮有痛感为度，次数根据病情而定。亦可用木梳代手指浴头。本法具有解除脑部血管痉挛、抽搐，使疼痛减轻之功效（见P84图②）。

❹ 抹印堂：将两手食指屈曲，拇指按在太阳上，以食指内侧屈曲面，由正中印堂沿眉毛向两侧分抹，双目自然闭合。手法

以轻中有重为宜，次数为 30 次或适当增加，每日 2 次（见图③）。

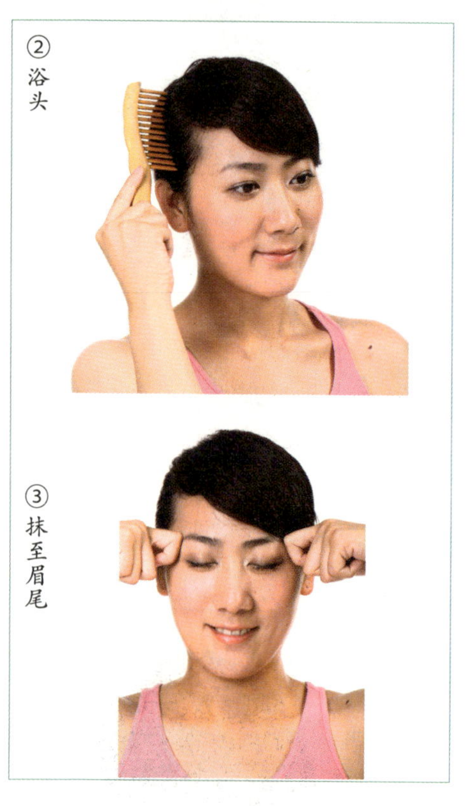

手足耳按摩

特效穴位

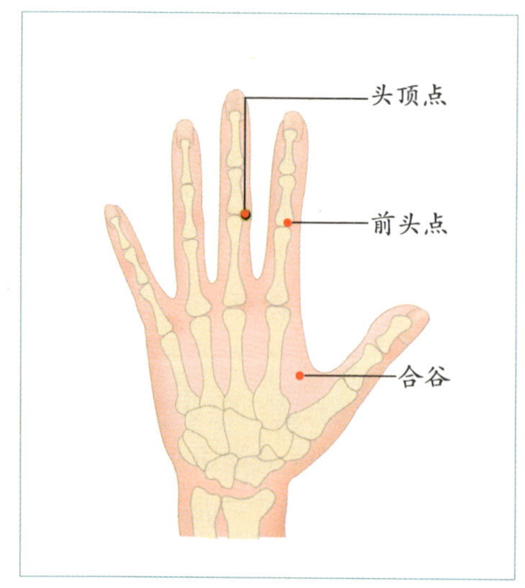

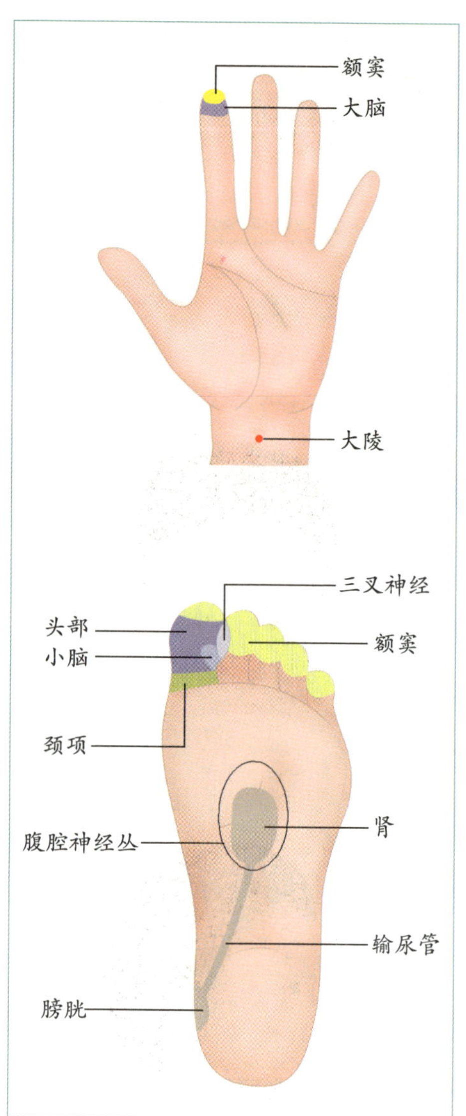

按摩方法

❶拿捏或点按手部的合谷、大陵，以有明显酸胀感为宜，对缓解头痛很有帮助。每次 10 ~ 15 次，每日 2 ~ 3 次。

❷点按手部的头顶点、前头点及额窦、大脑反射区。

❸单食指扣拳法按揉脚部的头部、三叉神经、肾、输尿管、膀胱、腹腔神经丛、额窦、小脑、颈项反射区各 3 分钟。

困倦、易疲劳

现代生活节奏比较快，工作压力相对较大，许多人的体力、精力都长期处于透支状态，身体极易出现困倦状态，这是亚健康的一种表现形式，需要引起人们的注意。

全身按摩

特效穴位

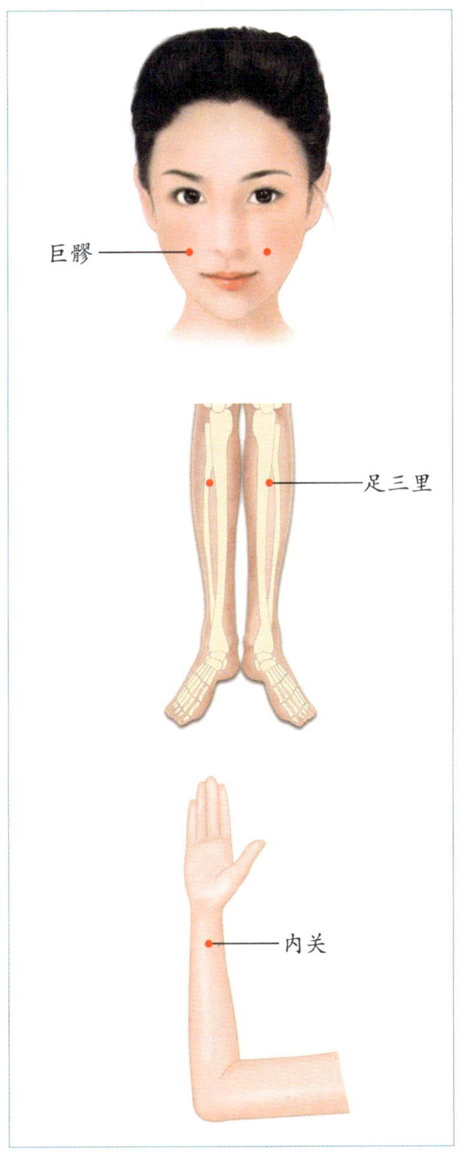

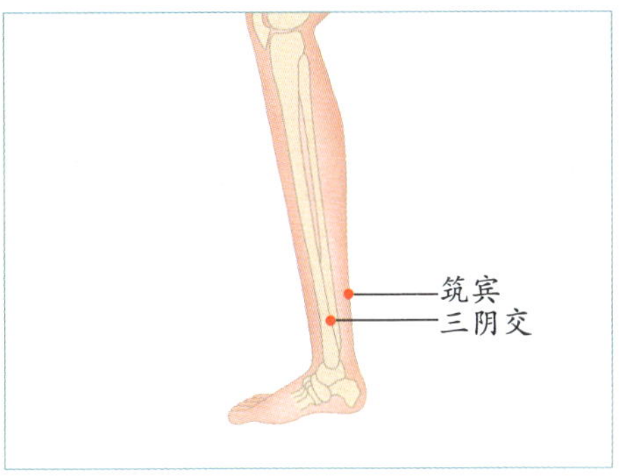

按摩方法

❶ 用手指按压巨髎 3 分钟。按压这个穴位可以消除患者的疲劳以及紧绷感（见图①）。

❷ 患者仰卧，用双手拇指按压足三里、三阴交、内关、筑宾（见 P86 图②）等穴各 3 分钟，直至患者有酸胀感。可以

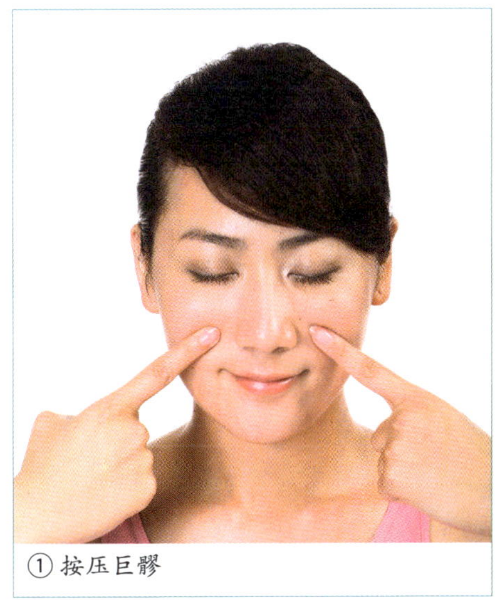

① 按压巨髎

消除患者足部疲劳感以及全身的困倦。

❸ 用双手手指指端按压颈椎周边3分钟，可以缓解颈部的酸痛感（见图③）。

❹ 用双手沿着脊柱两侧，自上而下反复按摩5遍。

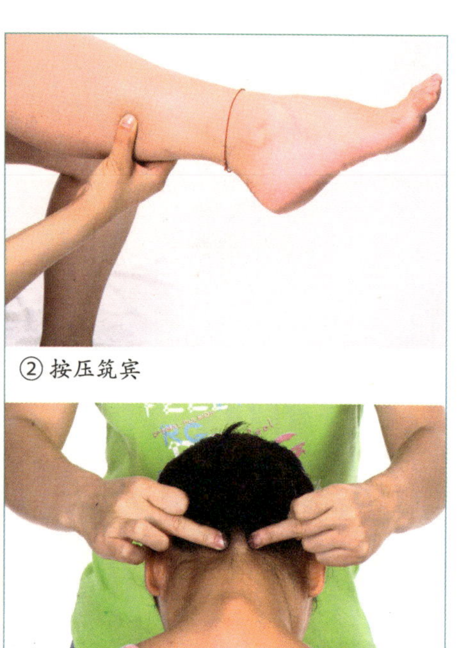

② 按压筑宾

③ 按压颈椎周边

手足耳按摩

特效穴位

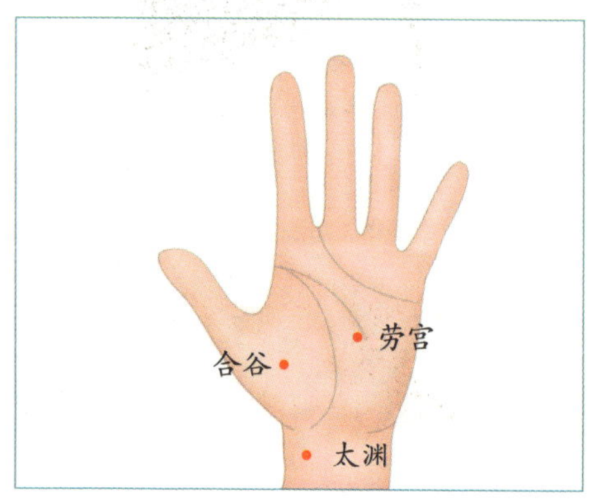

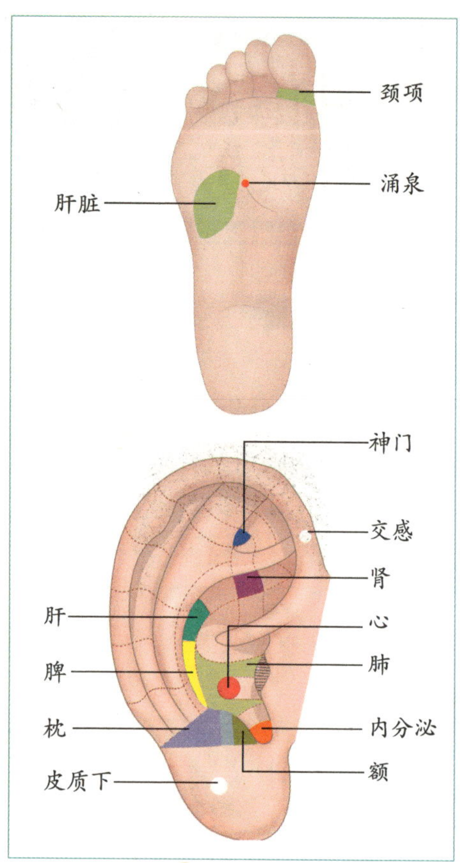

按摩方法

❶ 用双手手指按压太渊、劳宫或用竹夹刺激合谷（见图④）各3分钟，以感到酸胀为宜。

❷ 用双手拇指用力按压足底涌泉穴及颈项、肝脏反射区各5分钟。可以消除全身的疲劳感。

❸ 用食指点按耳部反射区（见特效穴位标注）各3分钟。

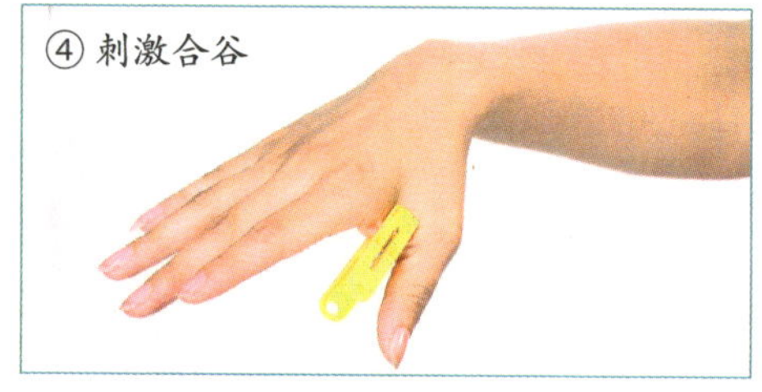

④ 刺激合谷

耳鸣

耳鸣为耳科疾病常见症状。中医认为，耳鸣多为暴怒、惊恐、肝胆风火上逆，以至于少阳经气闭阻所致；或因外感风邪、壅遏清窍，或肾气虚弱、精气不能上达于耳而成，有时还伴有耳内作痛。

全身按摩

特效穴位

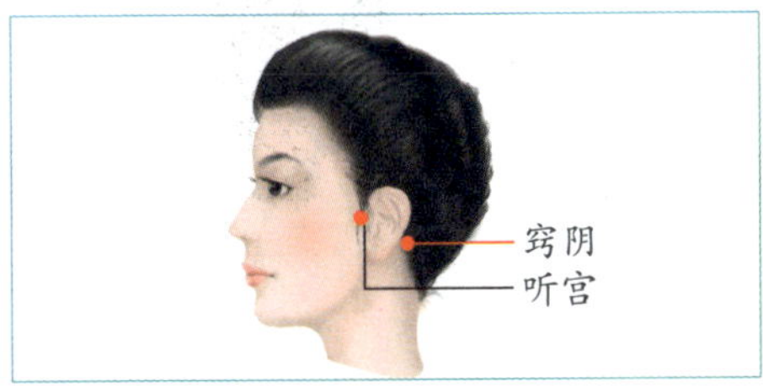

按摩方法

❶ 以双手推听宫 20 次（见下图）。

❷ 将一手中指和拇指指腹放在窍阴两侧，两指对合用力按压 1 分钟，双手交替进行。

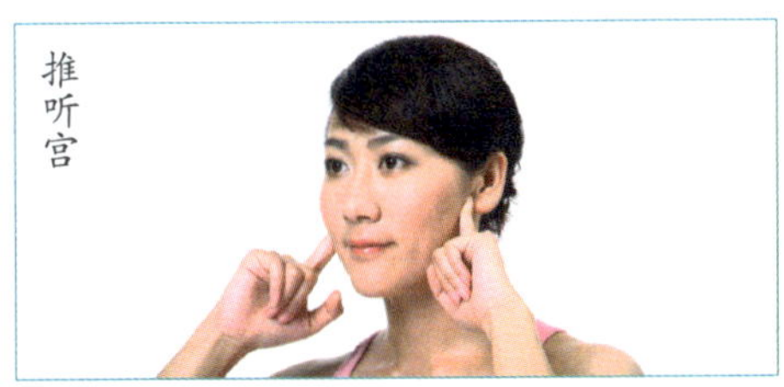

手足耳按摩

特效穴位

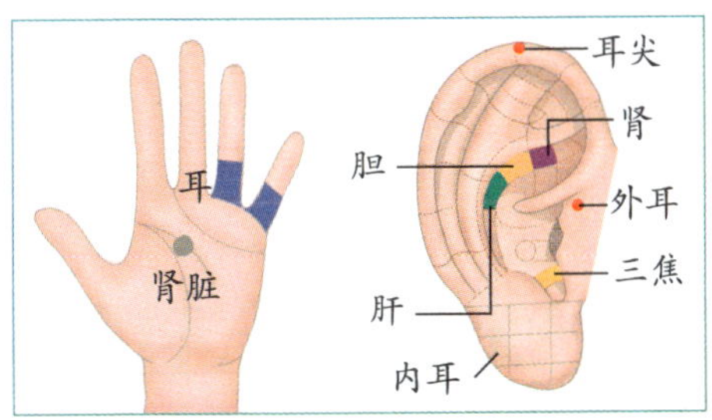

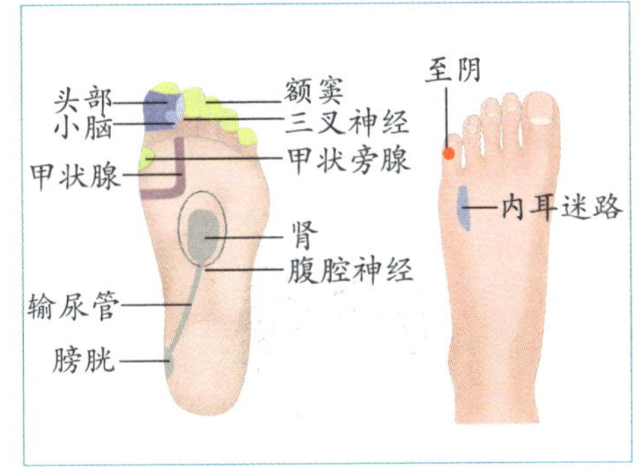

按摩方法

❶ 用拇指和食指依次揉搓无名指、小指 3～5分钟。揉搓时用力宜轻柔，动作宜和缓、协调、有规律。小指和无名指的指根为耳反射区，经常按摩可以使听觉更加灵敏；而且还有助于失聪的耳朵恢复听觉。

❷ 用拇指指腹按揉手部的肾反射区 3 ～ 5 分钟。

❸ 用双手的小鱼际快速地在耳屏前做先后的擦法，手法轻柔，以透热为度。按摩耳屏可以调理气血、开九窍、益五脏，因此可用于治疗各种耳鸣以及听觉障碍。

❹ 按揉耳部的肾及其他反射区（见特效穴位标注）各 3 分钟。

❺ 至阴是消除耳鸣的特效穴位。治疗耳鸣可以用拇指端点按，也可以用艾灸的方法，每次灸 3 ～ 5 分钟，每日 3 次。

❻ 单食指扣拳法按揉脚部的内耳迷路等反射区（见特效穴位标注）各 3 分钟。

晕车晕船

很多人乘坐交通工具时，会出现身体不适如头晕、恶心的表现。西医认为，这是人体在乘车时内耳迷路不能很好地适应和调节机体平衡，导致交感神经兴奋性增强造成的神经功能紊乱所致。

全身按摩

特效穴位

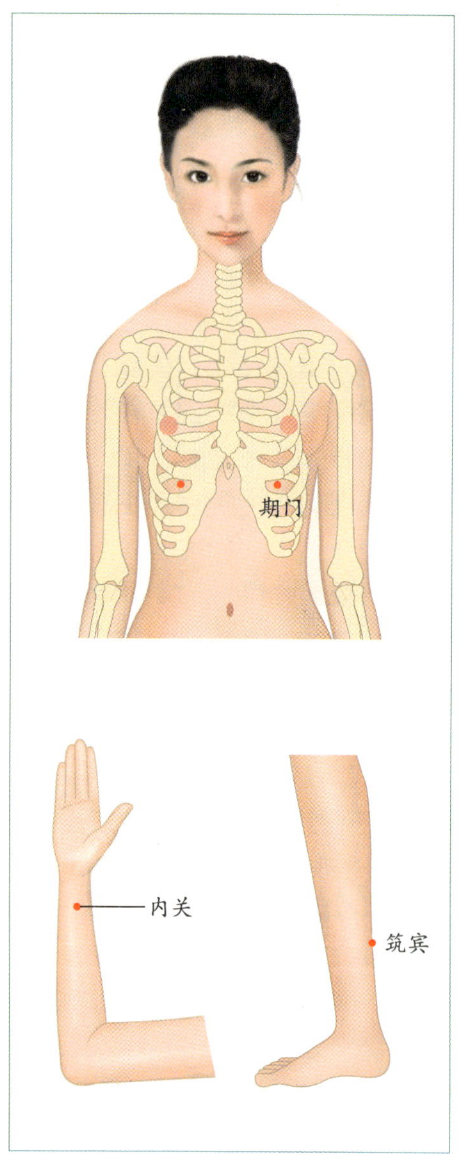

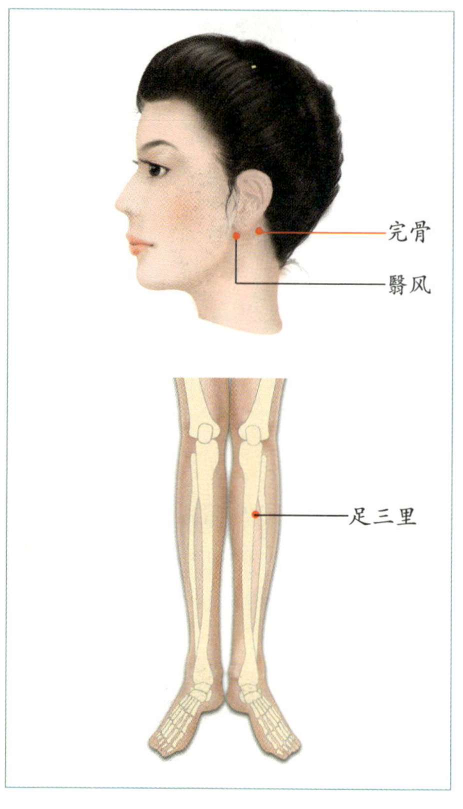

按摩方法

❶ 如果患者感到恶心或发生呕吐现象，可以持续按压期门以及周围的部分。

❷ 坐车前用力按压筑宾 5 分钟左右，可以预防晕车。

❸ 用拇指按揉内关 1 分钟（见 P89 图①）。

❹ 晕车如果伴有耳鸣，可用力按压翳风、完骨，能迅速缓解耳鸣症状。

❺ 按揉足三里 1 ~ 2 分钟，以有微微酸胀感为宜。

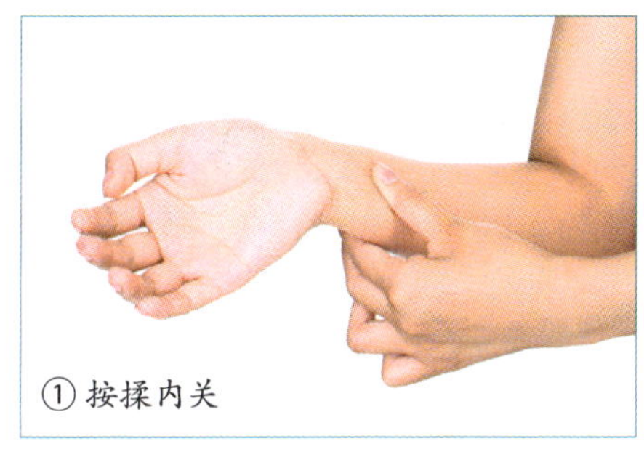

① 按揉内关

手足耳按摩

特效穴位

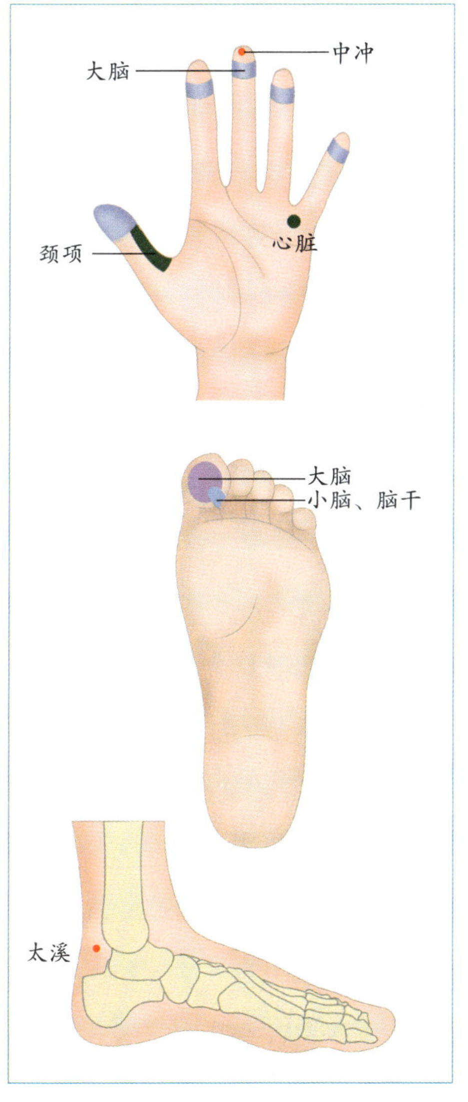

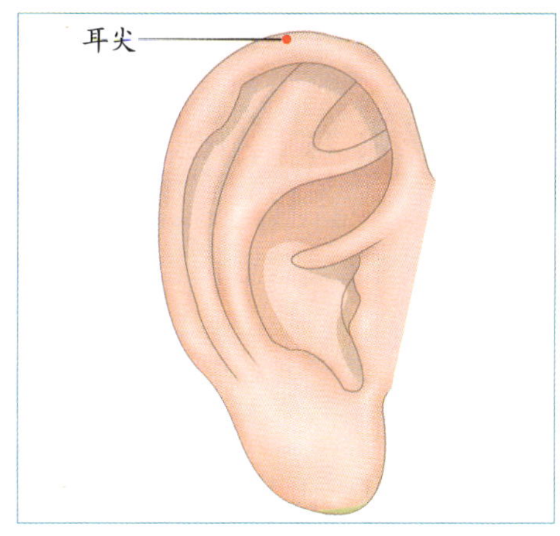

按摩方法

❶ 用较重的手法掐中冲，或用硬物（如发夹）捻按中冲约 10 秒钟，注意不要掐破皮肤（见图②）。

❷ 按太溪 1 ~ 2 分钟，以微微酸胀为宜（见图③）。

❸ 点按手部、耳部及脚部的大脑等反射区（见特效穴位标注）各 1 分钟。

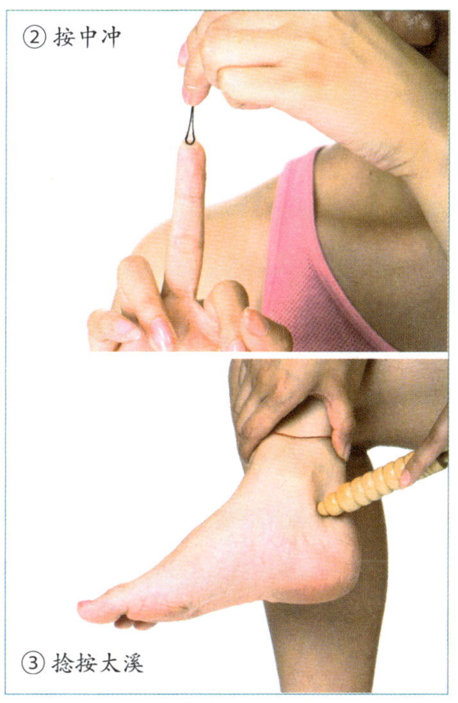

② 按中冲

③ 捻按太溪

小腿抽筋

小腿突然抽筋，会产生激烈疼痛与肌肉痉挛、僵直。长时间坐着而突然站起来时或者游泳时，较易发生小腿抽筋。此时，适当按摩能很快缓解抽筋症状。

全身按摩

特效穴位

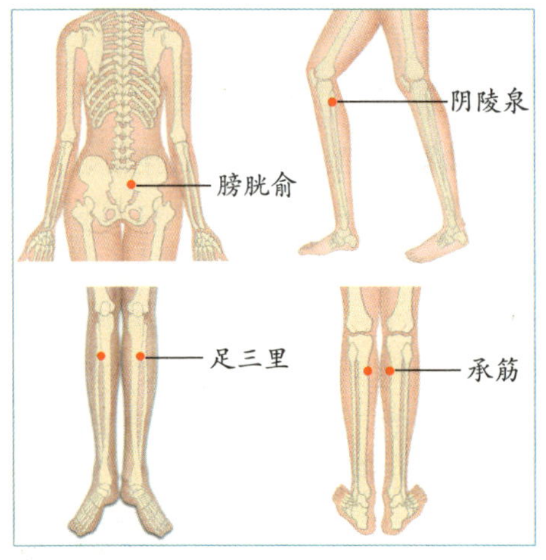

按摩方法

❶ 患者俯卧，拇指用力按压、揉捏膀胱俞3分钟，直至患者产生酸胀感为宜。

❷ 用拇指指端用力按压足三里、阴陵泉（见图①），各3分钟，直至患者感到酸胀为宜。

❸ 用拇指指端用力按压承筋（见图②），力度较大，3分钟左右。但切记，一定要等小腿抽筋稍微缓解以后再按压。

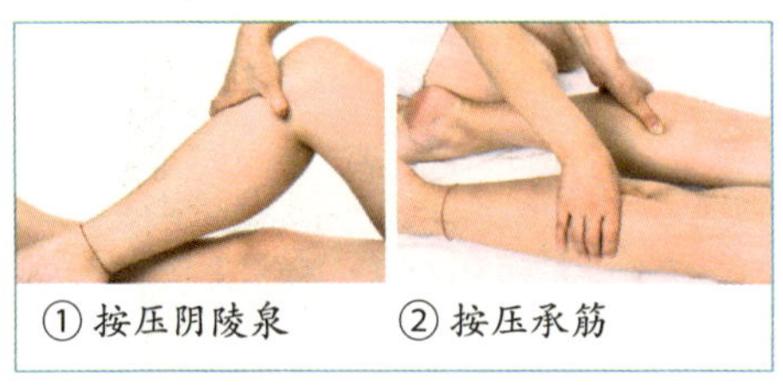

① 按压阴陵泉　② 按压承筋

❹ 如果小腿抽筋比较急，则手掌握拳用力击打小腿肚中央，可以迅速缓解症状。

手足耳按摩

特效穴位

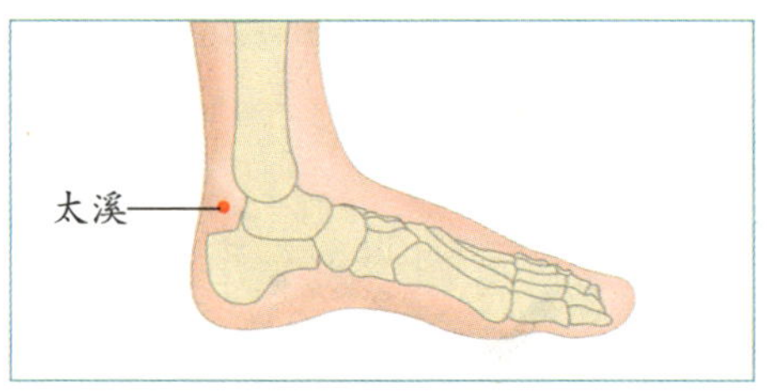

按摩方法

❶ 用双手手指端按压太溪3分钟。

❷ 改卧为坐，伸直抽筋的腿，用手紧握前脚掌，向外侧旋转抽筋那条腿的踝关节。旋转时动作要连贯，一口气转完一周，中间不能停顿。旋转时，如是左腿，按逆时针方向；如是右腿，按顺时针方向。需注意的是，旋转时足向外侧扳，紧跟着折向大腿方向，尤其要用力，脚掌上翘到最大限度（见图③～图⑤）。

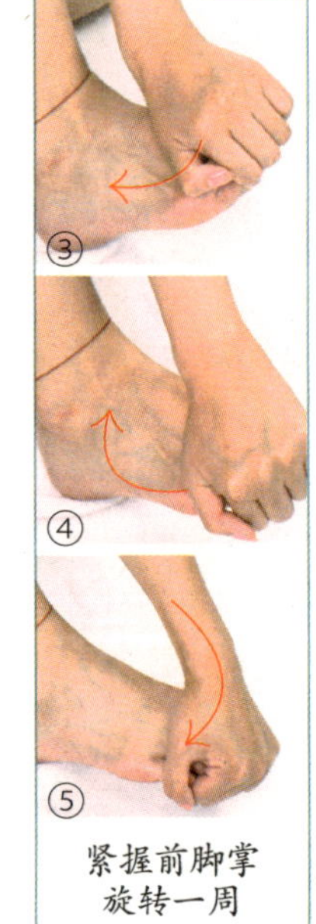

紧握前脚掌旋转一周

落枕

落枕是指睡眠时头落于枕下所致的疾病。多是在睡前无任何症状，睡醒后出现急性颈部肌肉痉挛、强直、酸胀、疼痛及转头不便等。较轻的多可不治而愈；严重者几周才能痊愈。

全身按摩

特效穴位

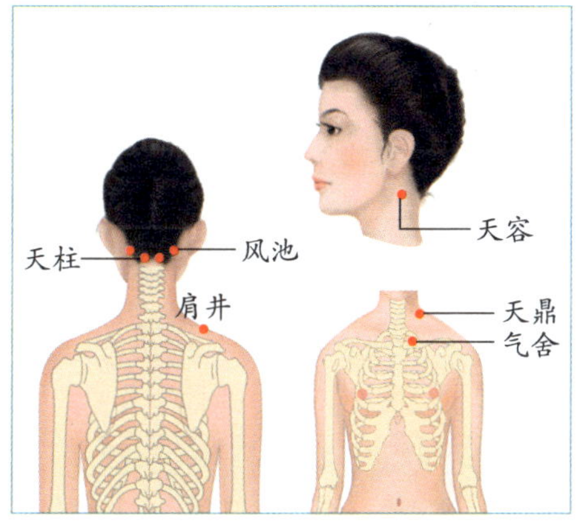

按摩方法

他人辅助按摩

❶ 如果患者情况比较严重，头颈部无法转动，这时按压天柱（见图①）能迅速缓解疼痛。

❷ 用手按压、拿捏肩井 30 次（见图②），然后用食指、中指、无名指从颈部正中的颈椎棘突侧到两侧颈部肌肉上，从上至下按压、刮擦 20 次。

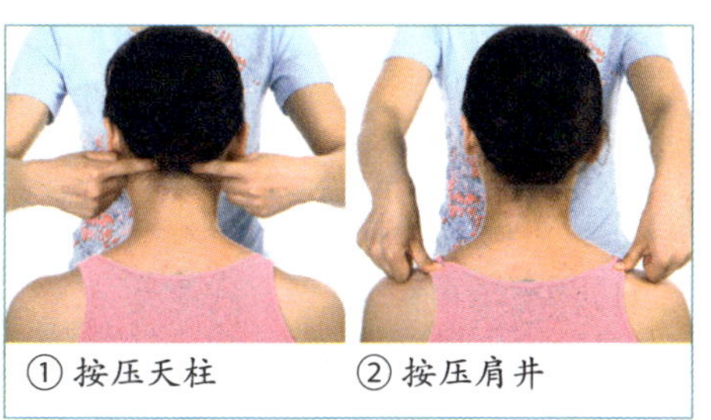
① 按压天柱　② 按压肩井

❸ 按住两侧的风池进行揉捏，直至患者感觉到酸胀。在按摩过程中，患者可稍稍转动头颈。

❹ 用拇指用力在患者天容、天鼎、气舍上揉、按、捏，直至感觉到肩背酸胀。在按摩过程中，患者可稍稍转动头颈。

❺ 用揉、按法使患者颈肩部放松。按摩时可从上到下、从中央到两边，力度逐渐变大。

❻ 用力按压颈肩部最疼痛的部位，力度由小变大，以患者所能忍受的程度为宜。

❼ 轻轻提拉头颈，慢慢地左右转动头部，适应性地逐渐加快转动频率，左右缓慢运行 15 次（见图③、图④）。

❽ 摩擦颈部，直至产生灼热感。

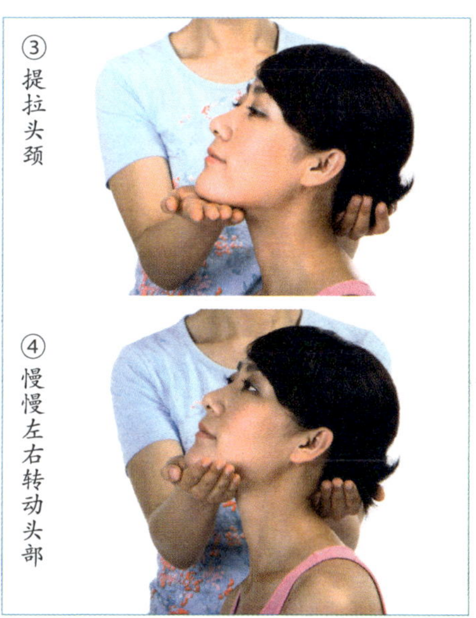
③ 提拉头颈
④ 慢慢左右转动头部

自我按摩

❶ 两手交叉放在颈后，用手掌揉、擦颈项两旁 10 次，直至自己感觉到微微灼热为宜（见图⑤）。

❷ 将手握成拳，轻轻捶打对侧的肩膀。

❸ 用手掌侧面轻轻擦、刮颈项及肩井部，左右各 3 分钟（见图⑥）。

❹ 按摩结束后，慢慢转动颈部，以自己所能忍受的最大疼痛为宜。

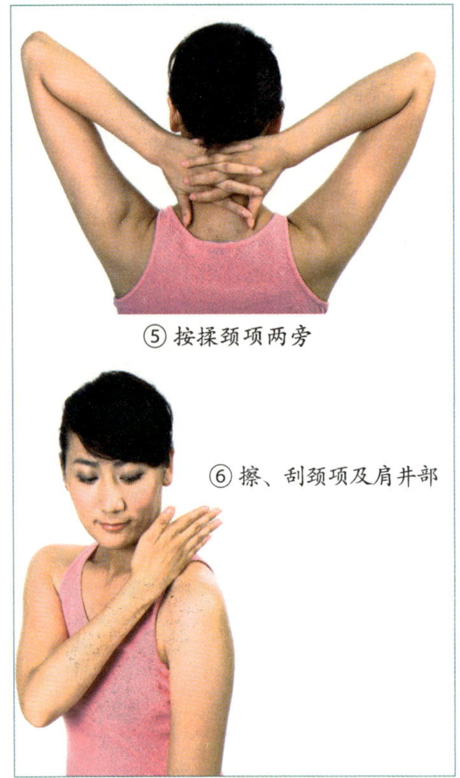

⑤ 按揉颈项两旁

⑥ 擦、刮颈项及肩井部

手足耳按摩

特效穴位

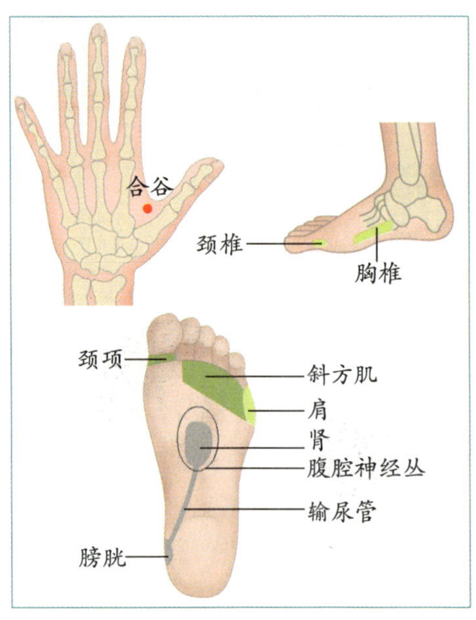

按摩方法

❶ 用力按住双手的合谷，按压 1 分钟，力度一定要大（见图⑦）。

❷ 单食指扣拳法按揉脚部的颈椎等反射区（见特效穴位标注）各 1 分钟。

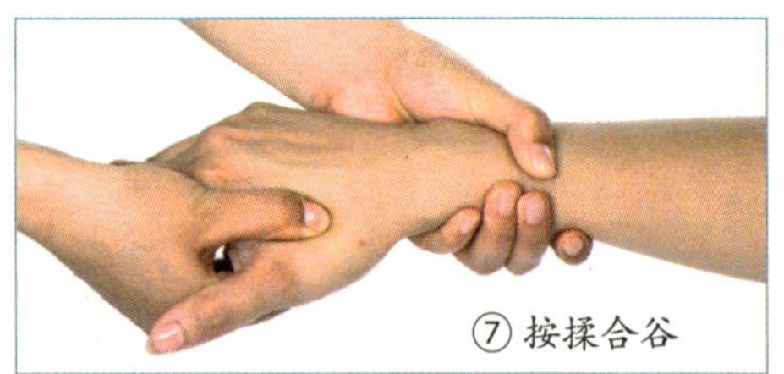

⑦ 按揉合谷

贴心小叮咛

落枕的注意事项

★注意睡眠姿势，枕头高度一定要适宜。一般来说，侧卧时，枕头的高度不应该超过本人的肩部宽度；平躺时枕高更应该低些。睡眠时要全身放松，舒展自如。

★注意防风，千万不要当风而睡。洗澡后不要立即用电风扇吹颈、背、肩等部位。

★落枕后，可以取一些能产生热度的辅助用品放在颈部。

闪腰

抬高重物或无意中弯腰时，极容易闪腰。闪腰也就是说腰部突然发生激烈疼痛，有时严重到无法活动，也称为急性腰痛。此时不要惊慌，运用以下的按摩方法就能起到很好的缓解痉挛和疼痛的作用。

全身按摩

特效穴位

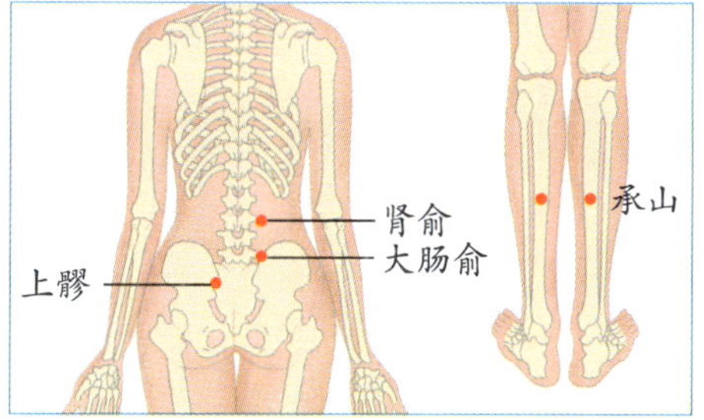

按摩方法

❶ 患者俯卧，双手拇指用力按压肾俞（见图①）、大肠俞，各50次，可缓解腰部紧张。

❷ 用手指压在患者腰部，力度较重。按压此处能缓解腰部紧张，并可促进血液循环。

❸ 患者俯卧，拇指稍微用力指压患者小腿肚上的承山，反复10次。但是要注意保持患者腰部不要着凉（见图②）。

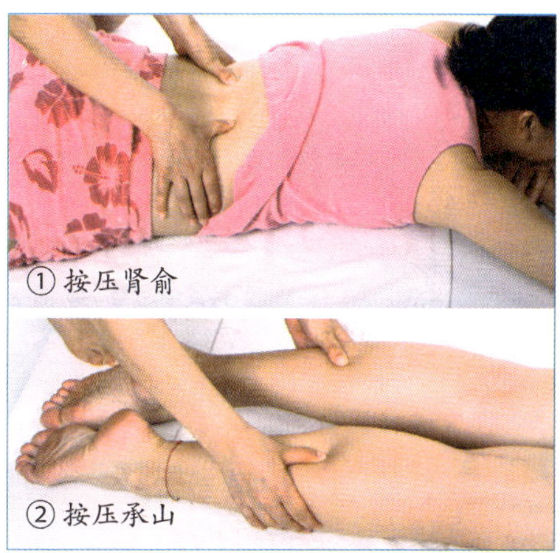
① 按压肾俞
② 按压承山

❹ 患者俯卧，用拇指用力按压上髎，而且一定要扩大范围，加大按摩上髎周围的区域。此按摩方法能预防疾病的恶化（见图③）。

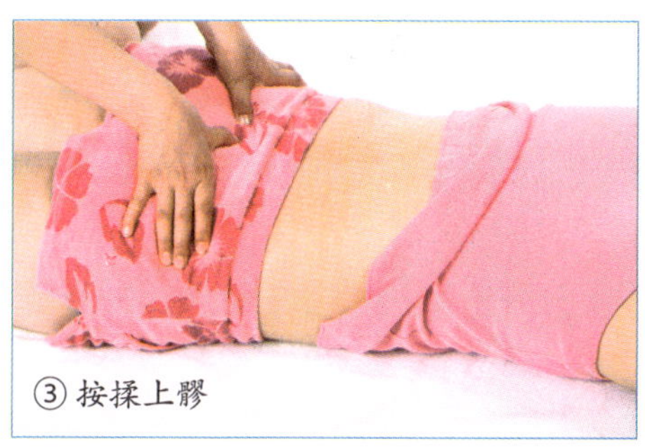
③ 按揉上髎

手足耳按摩

特效穴位

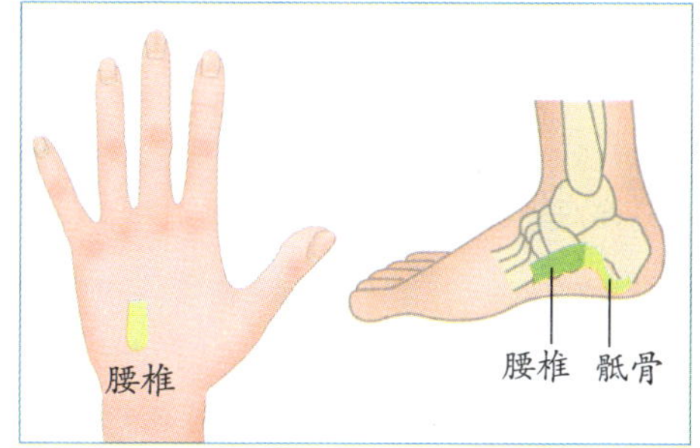

按摩方法

单手推压手部腰椎及脚内侧腰椎、骶骨反射区 50 次（见图④）。

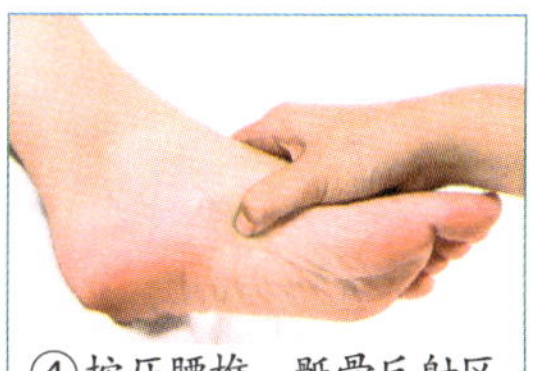
④按压腰椎、骶骨反射区

腕关节损伤

由于手腕活动度大，常用力，所以损伤的机会较多。腕部损伤大多由直接或间接的外部冲击力引起，也有可能是因为腕关节长期反复操劳积累或超负荷劳累所致。

全身按摩

特效穴位

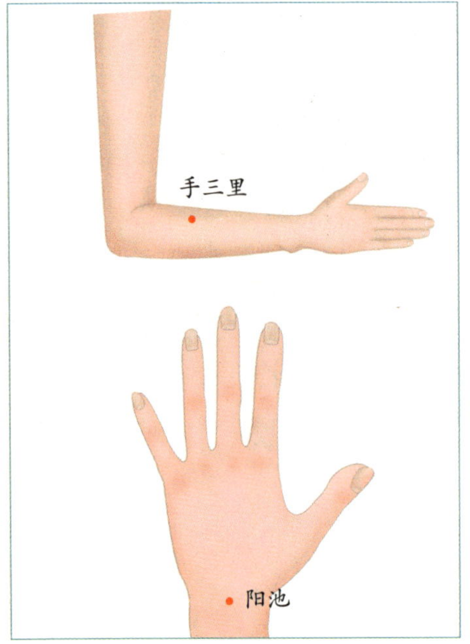

按摩方法

按摩者一手固定患者手臂，一手用拇指按压患者手三里3分钟，以有酸胀感为宜（见图①）。

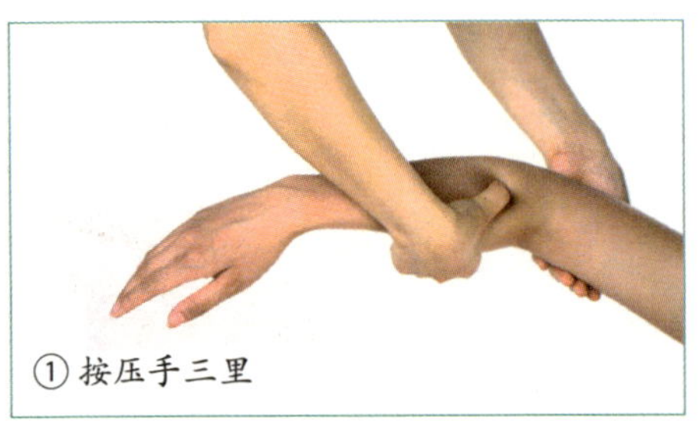
① 按压手三里

手足耳按摩

特效穴位

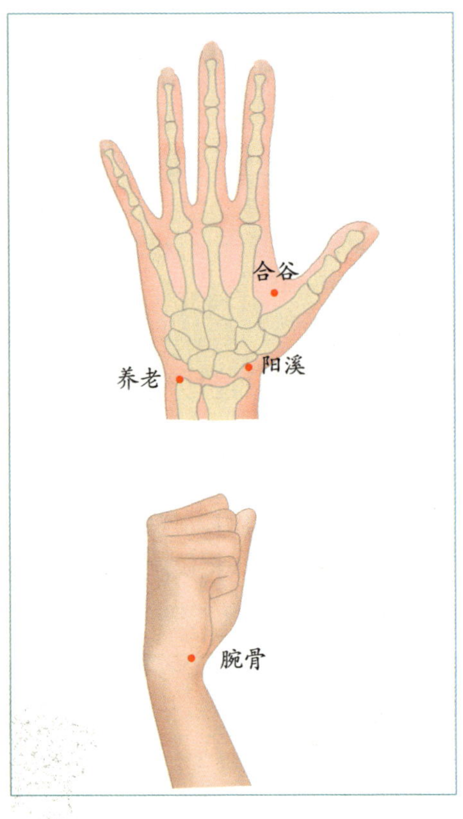

按摩方法

❶ 患者坐位，用拇指指腹按揉患侧阳溪（见P95图②）、阳池、合谷、腕骨（见P95图③）、养老（见P95图④），各1分钟，直至患者感到酸胀。

❷ 患者坐位，一手将患肢固定，一手摩擦患部2分钟，直至感到温热为宜。

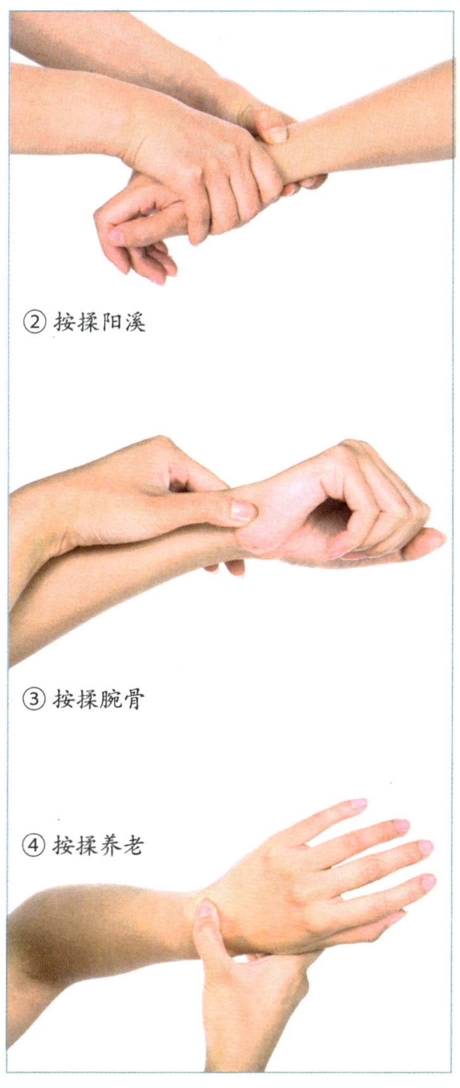
② 按揉阳溪
③ 按揉腕骨
④ 按揉养老

❸ 患者坐位，将手腕放松，以拇指按压患者腕关节背侧，其余四指握住腕部进行牵引 3 分钟。

❹ 患者坐位，按摩者站于被按摩者背后，用一手固定患侧手臂，一手置于腕关节周围，用拇指和其余四指进行圈状按摩，揉捏 3 分钟。

❺ 患者坐位，按摩者立于被按摩者旁，用一手固定患侧手臂，另一手自肩部向掌指尖进行摩擦，直至患者感到温热为宜。

贴心小叮咛

1. 藏红花方。藏红花 3 克，白酒少许。将藏红花煎汁，加入白酒，清洗患处。具有活血化瘀、散郁开结的功效，适用于各种原因引起的跌打损伤。

2. 丹参川芎茶。川芎、丹参各 6 克，白砂糖 15 克。先将川芎洗净、润透切片，丹参润透切片；再把它们放入炖锅内加水 600 毫升，置大火上煮沸，再用小火煮 15 分钟，加入白砂糖调味即可。每日 1 剂，代茶饮。可活血祛瘀。

3. 生姜泥。取生姜适量，捣烂成泥湿敷于患处。可改善关节的血氧供应。

4. 三七叶外敷方。白背三七鲜叶适量洗净，捣成泥状敷于创面，用大片三七鲜叶盖在上面，用绷带包扎固定。每日换药 1 次。可化瘀消肿止痛，适用于急性扭挫伤。

5. 艾灸法。患者取坐位，用艾炷无瘢痕灸损伤的腕关节，每次施灸 5 ~ 7 壮，以局部皮肤潮红温热为度，每日 1 次，6 次为 1 个疗程。

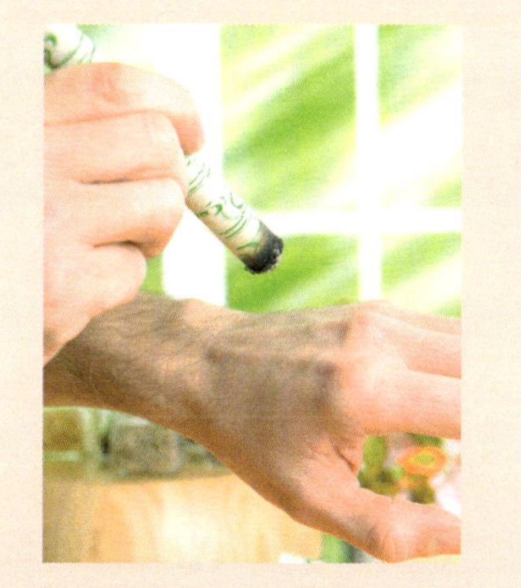

足跟痛

足跟痛是急慢性损伤所引起的跟骨下滑囊炎、跟骨腱鞘炎或跟骨骨刺而导致的足跟底部局限性疼痛，临床上 40 ~ 60 岁的中老年人较多见。本病可由行走时足踩高低不平的路面、用力过猛所致。

全身按摩

特效穴位

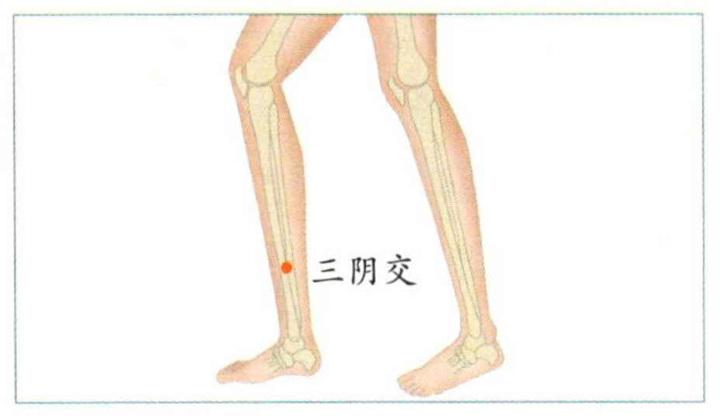

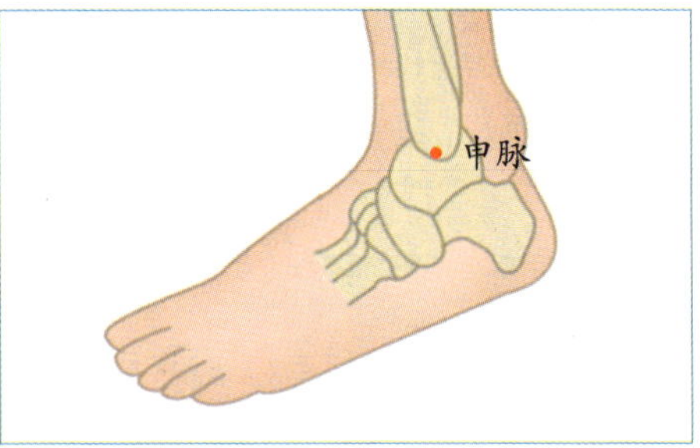

按摩方法

❶按摩者用力沿着患侧小腿腓肠肌到足跟处进行反复按摩，揉捏 20 次（见图①）。

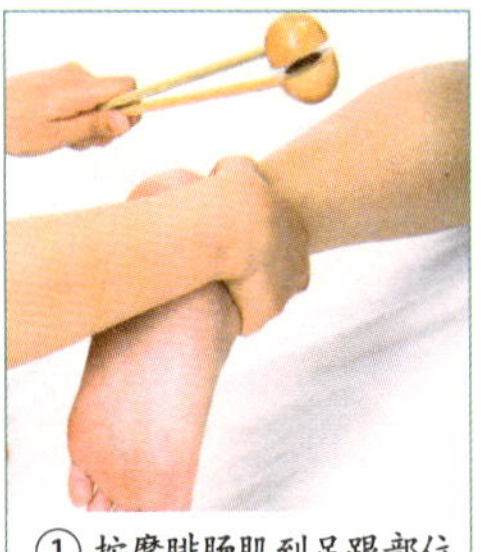
① 按摩腓肠肌到足跟部位

❷用拇指指端用力按压患者三阴交 3 分钟，以有酸胀感为宜。

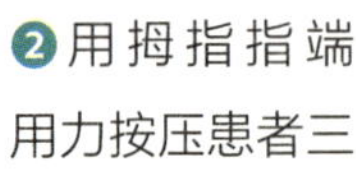

手足耳按摩

特效穴位

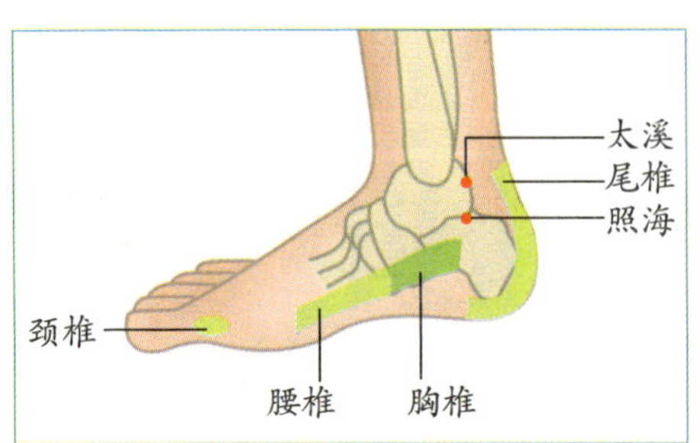

按摩方法

❶按摩者用拇指指腹从患足跟向脚心按摩 5 遍，重点按摩申脉（见图②）、照海、太溪，以有酸胀感为宜。

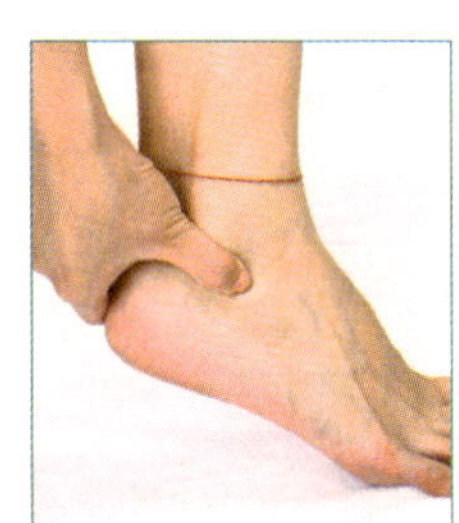
② 按摩申脉

❷患者俯卧，足底向上，按摩者用拇指用力按压足跟部的疼痛点，然后揉搓全脚心（见图③），直至患者感到温热为宜。

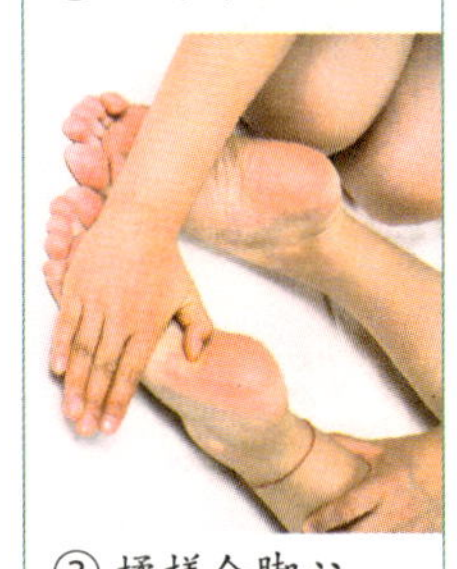
③ 揉搓全脚心

❸患者俯卧位，按摩者用手指指端用力沿着跟腱到足底揉、压，力度较重，上下反复 10 次。

❹一手固定患者脚踝，一手用掌根击打疼痛点，然后用掌心摩擦足跟部至发红。

❺患者坐位，用手指指端用力按压太溪 2 分钟，以有酸胀感为宜。

网球肘

在网球打出扣球等动作时，会感到有从肘至手腕的疼痛，这种症状就被称为网球肘，它的医学名称为肱骨外上髁炎。家庭主妇、砖瓦工、木工等长期反复用力做肘部活动者易患此病。

全身按摩

特效穴位

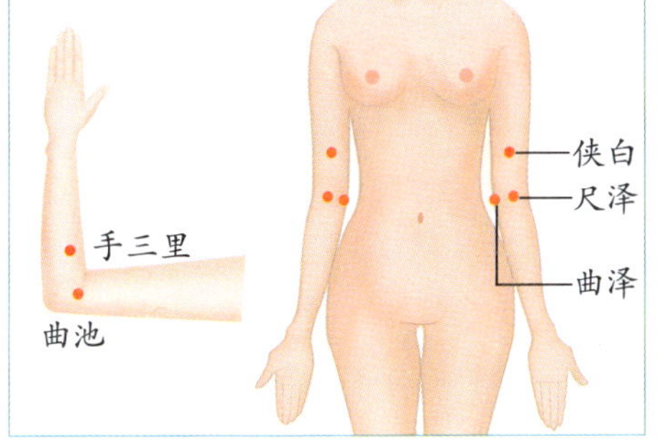

按摩方法

❶ 患者坐好，肘关节自然屈曲，用拇指点按、揉捏疼痛部位（见图①）。

❷ 点按患者手三里（见图②）、然后再局部轻揉。

❸ 用揉捏法在患处从腕部到肘部做揉捏5～10遍，用推法在前臂从腕部推到肘部，反复按摩10次。

❹ 患处肘关节握拳内旋，从腕部到肘部做揉捏动作5～10次，按压结束后，轻轻揉搓。

❺ 在肘关节外侧的疼痛点做捏、点压法5次。

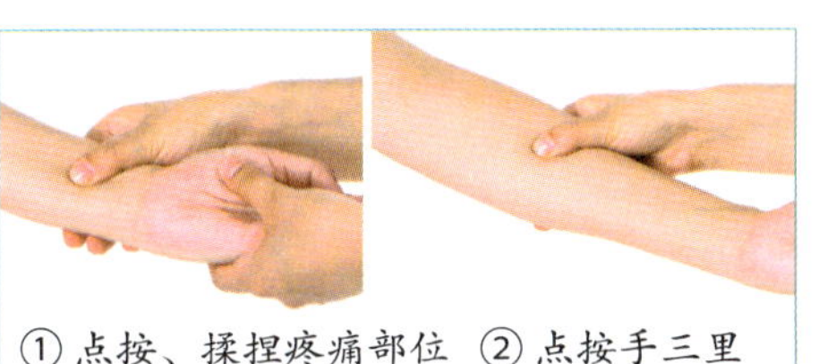

① 点按、揉捏疼痛部位　② 点按手三里

❻ 用力按压患者侠白、尺泽（见图③）、曲泽，各5分钟，直至患者感到酸胀。

❼ 自上而下揉捏手臂10次，能缓解局部疼痛。

❽ 用手指指腹按压、摩擦曲池（见图④）。

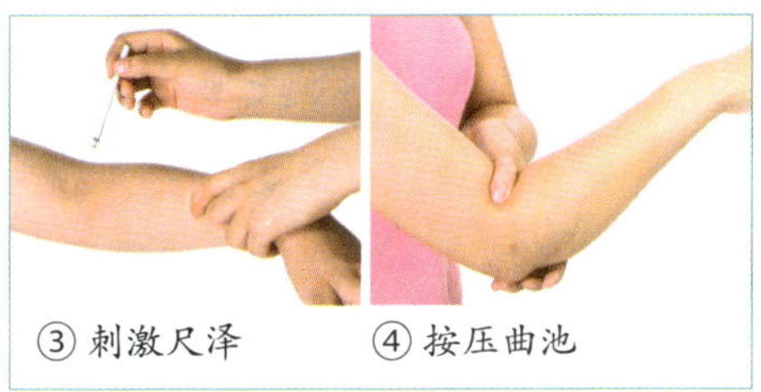

③ 刺激尺泽　④ 按压曲池

手足耳按摩

特效穴位

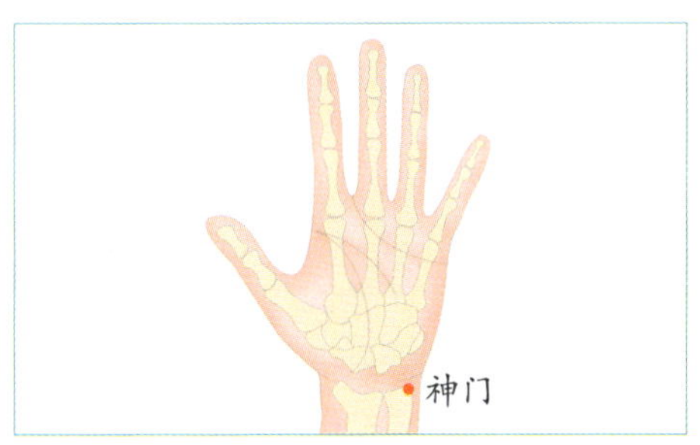

按摩方法

按摩神门2分钟，以感到酸胀为宜。

贴心小叮咛

冷热敷交替进行可加速血液循环，有辅助治疗效果。

恶心、呕吐

引起恶心、呕吐的原因很多，轻者可能是由精神压力过大、吃的过多引起，可通过按摩缓解。重者可能是脑部病变、眼底病变、胃肠疾病、肾脏疾病等引起，则需要就医。

全身按摩

特效穴位

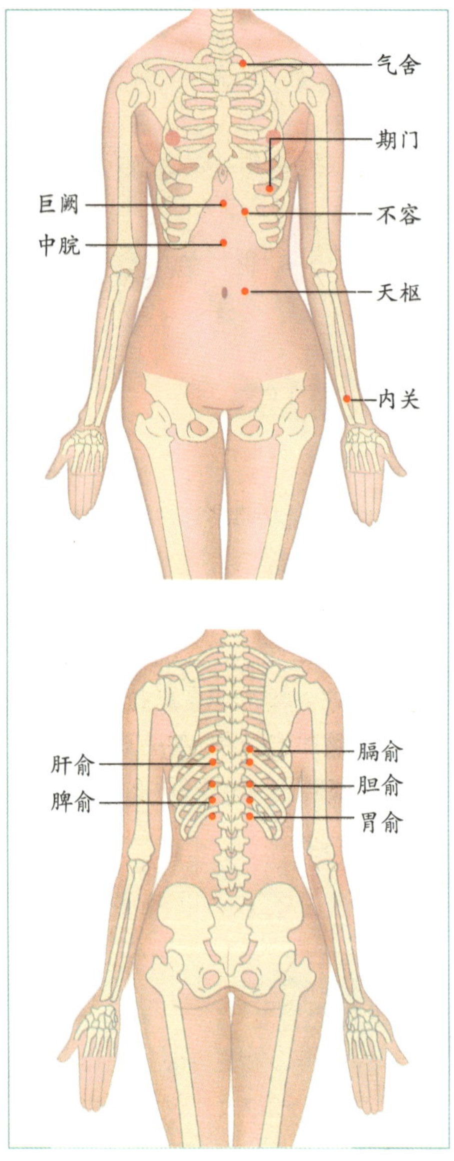

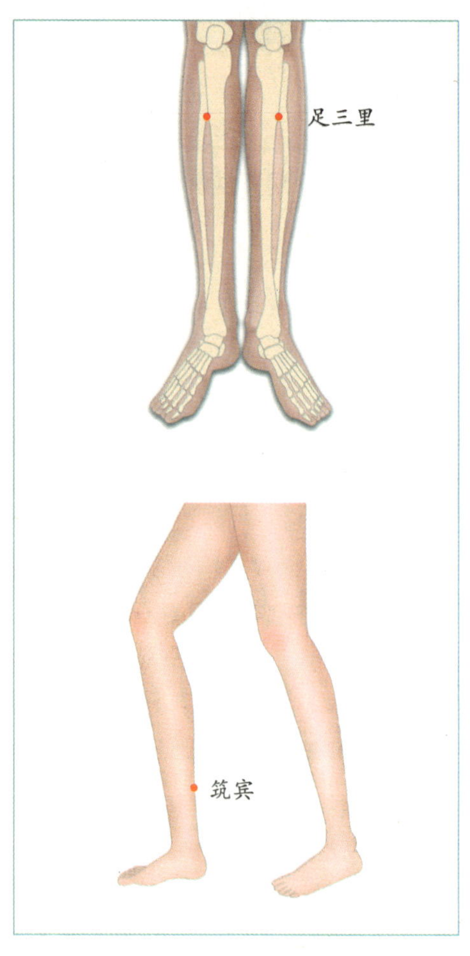

按摩方法

❶患者仰卧，按摩者双手重叠，从患者的心窝部向巨阙进行按摩，反复摩擦 5 分钟（见 P99 图①）。

❷用拇指指腹按压中脘 3 分钟，直至患者有酸胀感为宜（见 P99 图②）。

❸患者仰卧，用双手拇指按压足三里、

筑宾，各 3 分钟，直至患者有酸胀感。

❹ 恶心时，还可按摩手腕上 3 寸的内关，并配合足三里进行治疗，可使人体经络的气血充盈、通畅，这样上下配合，对缓解恶心、呕吐的症状有更好的效果（见图③）。

❺ 患者俯卧，按摩者双手重叠，推按患者的膈俞、肝俞、胆俞、脾俞、胃俞各 3 分钟。

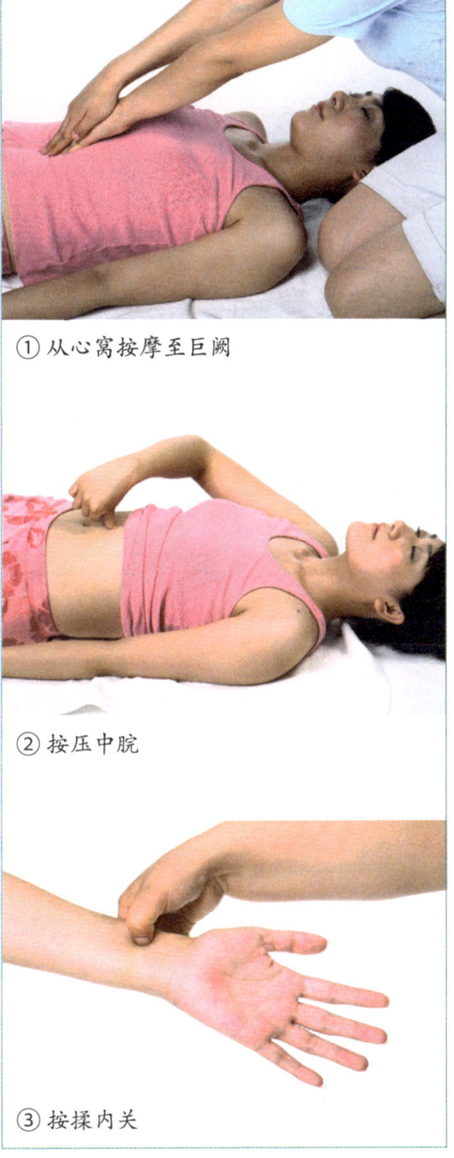
① 从心窝按摩至巨阙

② 按压中脘

③ 按揉内关

手足耳按摩

特效穴位

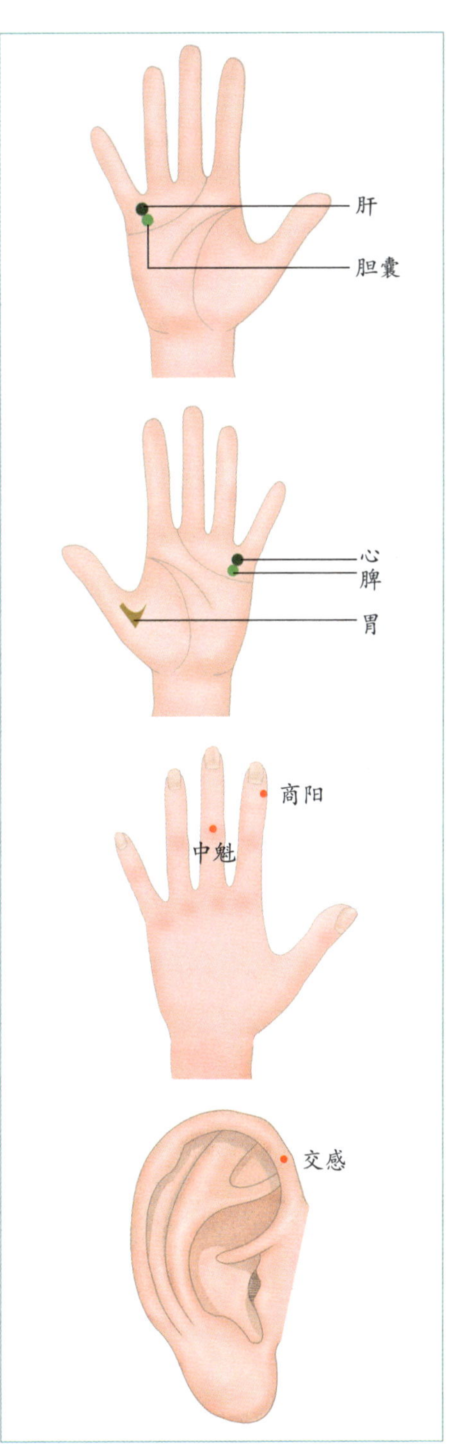

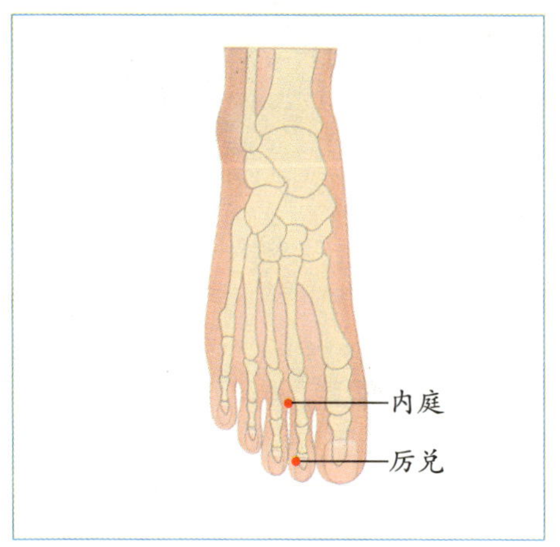

按摩方法

❶ 对于暴饮暴食引起的恶心、呕吐最有效的是刺激商阳，用牙签做 7 ~ 10 次重刺激，难受的感觉会有所缓解。食指尖端的商阳是手阳明大肠经的穴位，此穴有开窍、泻热、利咽喉的作用。经常按摩商阳，还可强精壮阳，推迟衰老。

❷ 重摩掌心，重推手背掌骨间隙。掌心和掌骨间隙分布着与人体脏腑、器官相对应的反射区，如心、脾、肝、胆囊等，经常按摩这些部位，可以宽胸理气、疏肝健脾、和胃安中，因此对各种原因引起的恶心、呕吐都有一定的效果。

❸ 一手持按摩棒对准耳部交感，另一手的拇指和食指扶住耳廓，一压一松点按交感，每次 1 分钟，每日 1 次。交感有调节自主神经的功能，对内脏有镇痛、解痉作用，对血管有舒张调节作用。

❹ 食物中毒引起的恶心，等患者呕吐完后在内庭用艾灸的方法灸 7 ~ 15 分钟，或用牙签刺激会收到良好的效果。内庭穴能调理胃肠、清热镇痛，治疗胃肠部疾病反应快而效果好。

❺ 若是消化不良或压力引起的恶心，可用发夹或牙签刺激厉兑 7 ~ 10 次，恶心难受就会减轻许多，对有早孕反应的孕妇也同样有效。刺激厉兑可理气和胃，因此对恶心有较好的治疗效果。

❻ 按揉中魁（见图④）、胃反射区各 3 分钟。

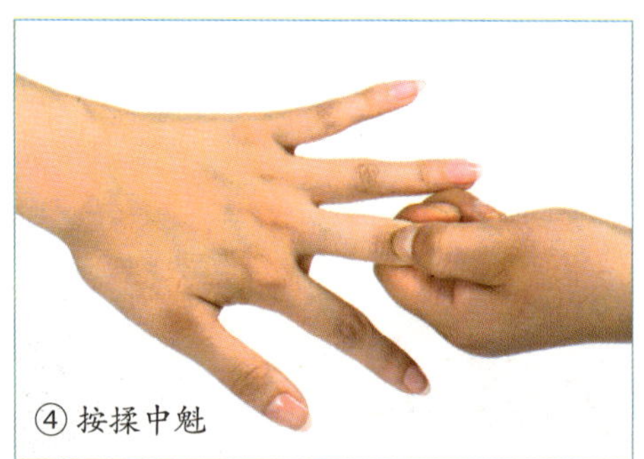
④ 按揉中魁

贴心小叮咛

恶心虽小，隐患不可小视

恶心、呕吐是一种常见症状，但是这种症状之下所预示的疾病却是多种多样的。肠胃不适、咽炎以及五脏六腑的重大病变都可能引起恶心、呕吐，所以，当出现这种症状时应当有所警惕。若是出现其他并发的症状时，应及早到医院检查治疗，以免延误病情。

烧心

烧心一般在进餐后或卧位时发生，主要是由于胃酸反流到食管而引起的不适。偶尔的烧心并不危险，如果经常有烧心感，说明胃酸长期在侵蚀食管，可导致食管充血、水肿，甚至溃疡。

全身按摩

特效穴位

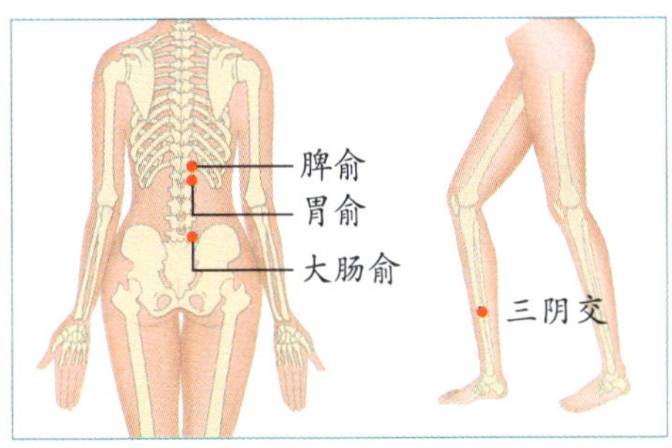

按摩方法

❶ 用双手手指点压胃俞、大肠俞、脾俞 3 分钟（见图①）。

❷ 用一侧手拇指指腹（也可以用稍硬的棒状物）揉捻对侧三阴交（见图②）。

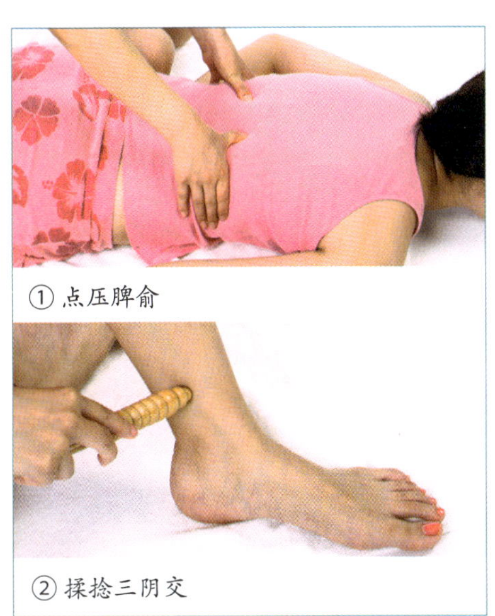

① 点压脾俞

② 揉捻三阴交

手足耳按摩

特效穴位

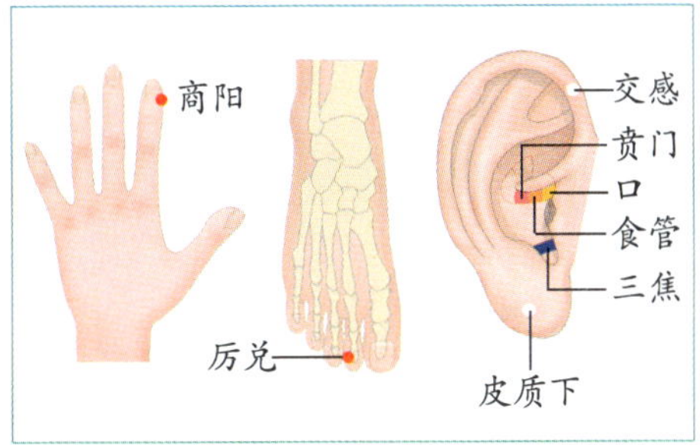

按摩方法

❶ 点按手部的商阳 2 ~ 3 分钟（见图③），对消化不良引起的烧心有显著作用。艾灸刺激效果会更好。

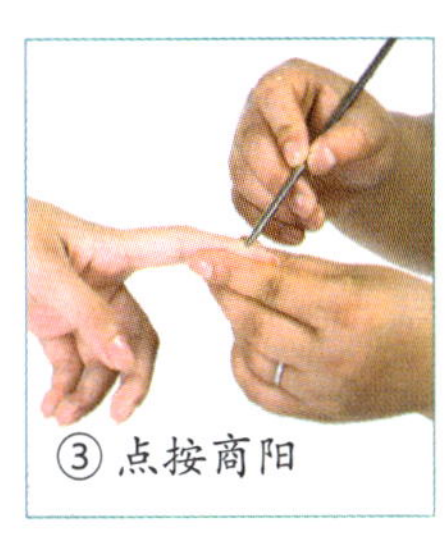

③ 点按商阳

❷ 每晚睡前敲击足底，每足分别敲约百次，可调节脏腑功能。

❸ 空腹时，或饭后 1 ~ 2 小时发生烧心感，艾灸刺激脚部的厉兑，可以收到立竿见影的效果。

❹ 用医用酒精棉球对所选穴位处进行消毒，然后用 0.5 厘米见方的医用胶布，将中药王不留行 1 粒压贴于食管、口、交感、贲门、三焦、皮质下等耳穴上。边贴边按摩，每日按压 3 ~ 5 次，3 天更换一次贴敷物，7 日为一个疗程。

胸闷

胸闷是一种主观感觉，表现为呼吸费力或气不够用。轻者无大碍，重者则觉得难受，似乎被石头压住胸膛，甚至发生呼吸困难。如果是功能性的胸闷，经过短时间的休息，一般可以恢复正常。

全身按摩

特效穴位

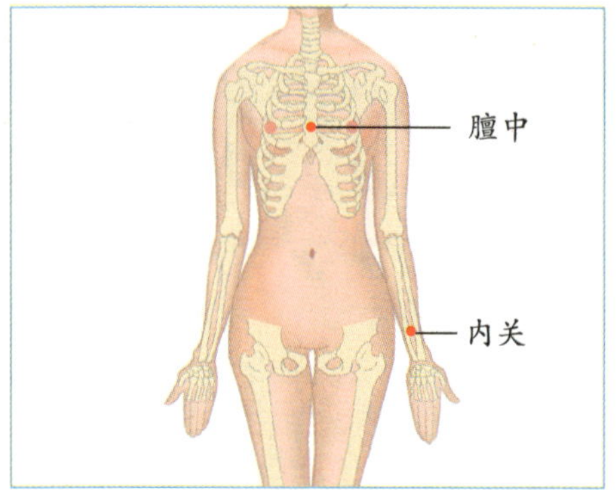

按摩方法

❶ 按揉膻中，左右手各 20 次（见图①）。

❷ 用拇指按揉内关 1 分钟（见图②）。

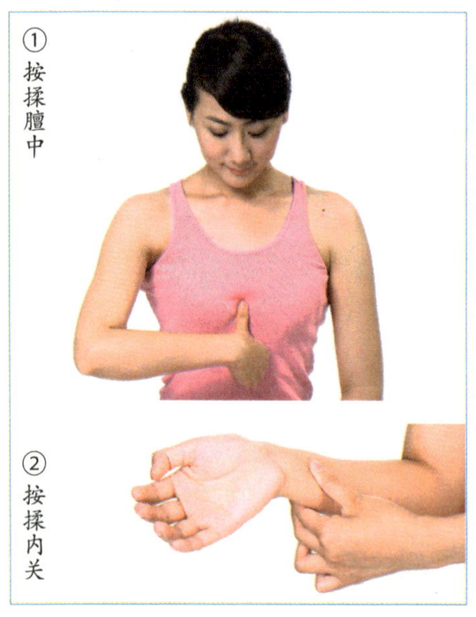

> **贴心小叮咛**
>
> **胸闷食疗方**
>
> 材料：黑木耳少许，佛手适量，薏苡仁 1 大匙，猪瘦肉 50 克。
>
> 调料：盐、味精各适量。
>
> 做法：1. 将猪瘦肉洗净切丝；木耳泡发后撕小朵；佛手洗净切小丁。
>
> 2. 将所有材料一同放入锅中，加适量清水煮成粥。
>
> 3. 粥熟透后，加盐、味精调味即可。
>
> 功效：此方可用于酒后胸中闷痛、身重乏力、心悸易寐等症状。

手足耳按摩

特效穴位

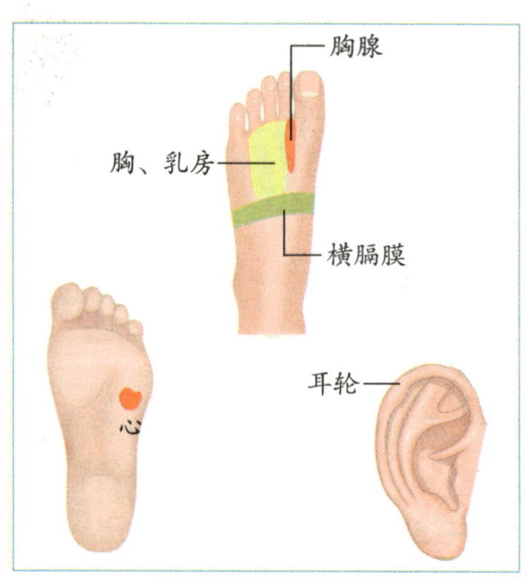

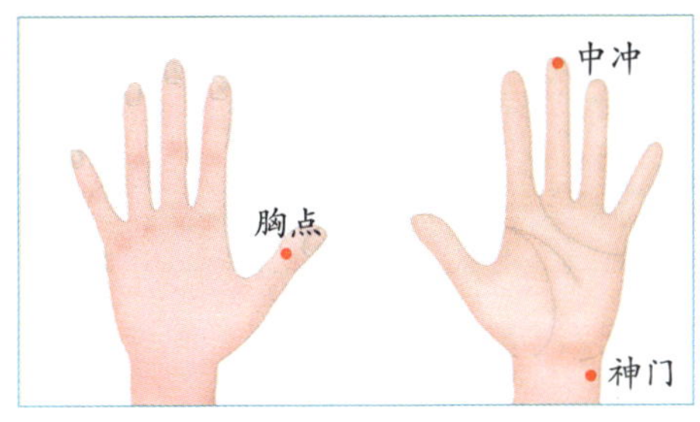

按摩方法

❶ 用较重的手法掐中冲，或用硬物（如发夹）捻按中冲约 10 秒钟，注意不要掐破皮肤。中冲有开窍、清心、泄热的功效，为人体保健养生的常用穴之一，刺激中冲对于缓解胸闷有非常好的效果（见图③）。

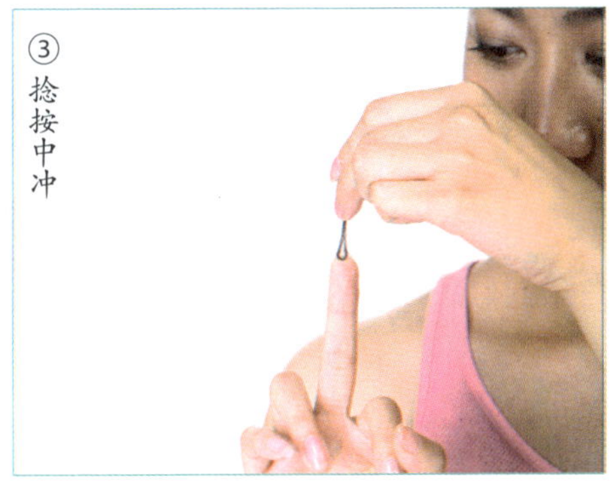
③ 捻按中冲

❷ 再配合按摩心经上的重要穴位神门 7 ~ 15 次。神门是手太阴心经上的重要穴位之一，有镇静安神、益心气、通经络的作用。将中冲与神门配合按摩，可以调节心脏及循环器官的功能（见图④）。

❸ 掐胸点 1 分钟（见图⑤）。

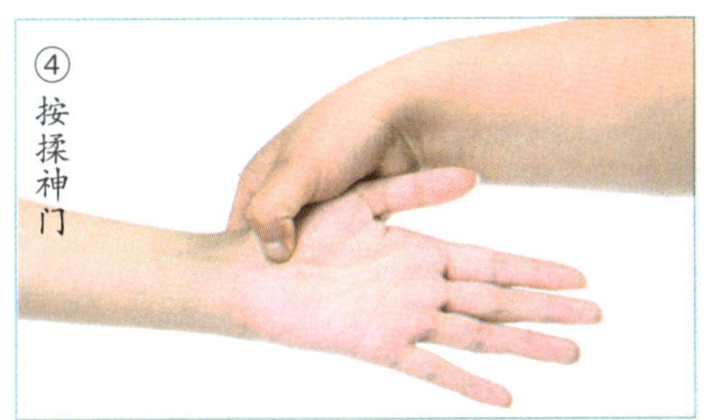
④ 按揉神门

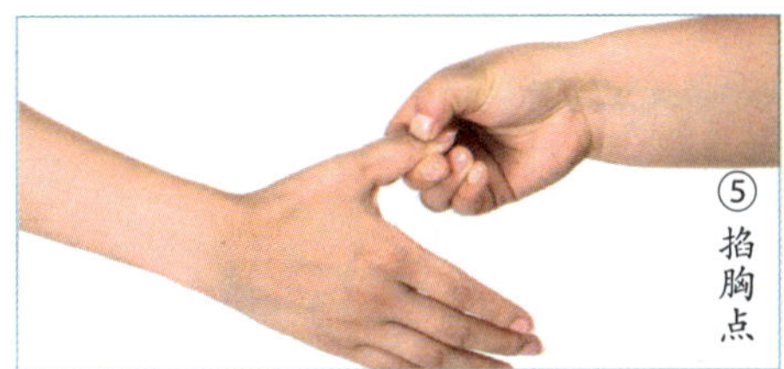
⑤ 掐胸点

❹ 用拇指和食指揉搓胆经通过的足第四趾 3 ~ 5 分钟，对缓解胸闷有一定的作用。经常按摩足少阳胆经可以宽胸止痛、消肿通经。

❺ 用拇指指腹推揉足部的心反射区 2 ~ 3 分钟。推揉心反射区能促进微循环，稳定情绪，可以使交感神经中枢的兴奋和抑制得到平衡，较好地缓解胸闷症状。

❻ 用拇指指腹推揉脚部的胸、乳房、胸腺、横膈膜等反射区，每区 2 ~ 3 分钟。可以调节胸腔横膈膜的位置，使呼吸顺畅，缓解胸闷症状。

❼ 双手握成空拳，用拇指和食指沿耳轮上下来回推摩，直至耳廓发红发热。每日 3 ~ 5 次。按摩耳轮可以治疗胸闷、心悸、头痛、眩晕等病症，有健脑、聪耳、明目、补肾、健身的作用。

贴心小叮咛

准备急救的药物

胸闷、胸痛有危及生命的可能，所以症状出现时，优先考虑心肺问题。如果家中有心脏病病人，一定要准备急救的药物。在胸闷、胸痛的初期可试服小剂量镇痛剂和止痛剂。心绞痛发作时应立即将备用的硝酸甘油放在舌下含服，1 ~ 3 分钟后如果症状没有缓解，应立即就医。

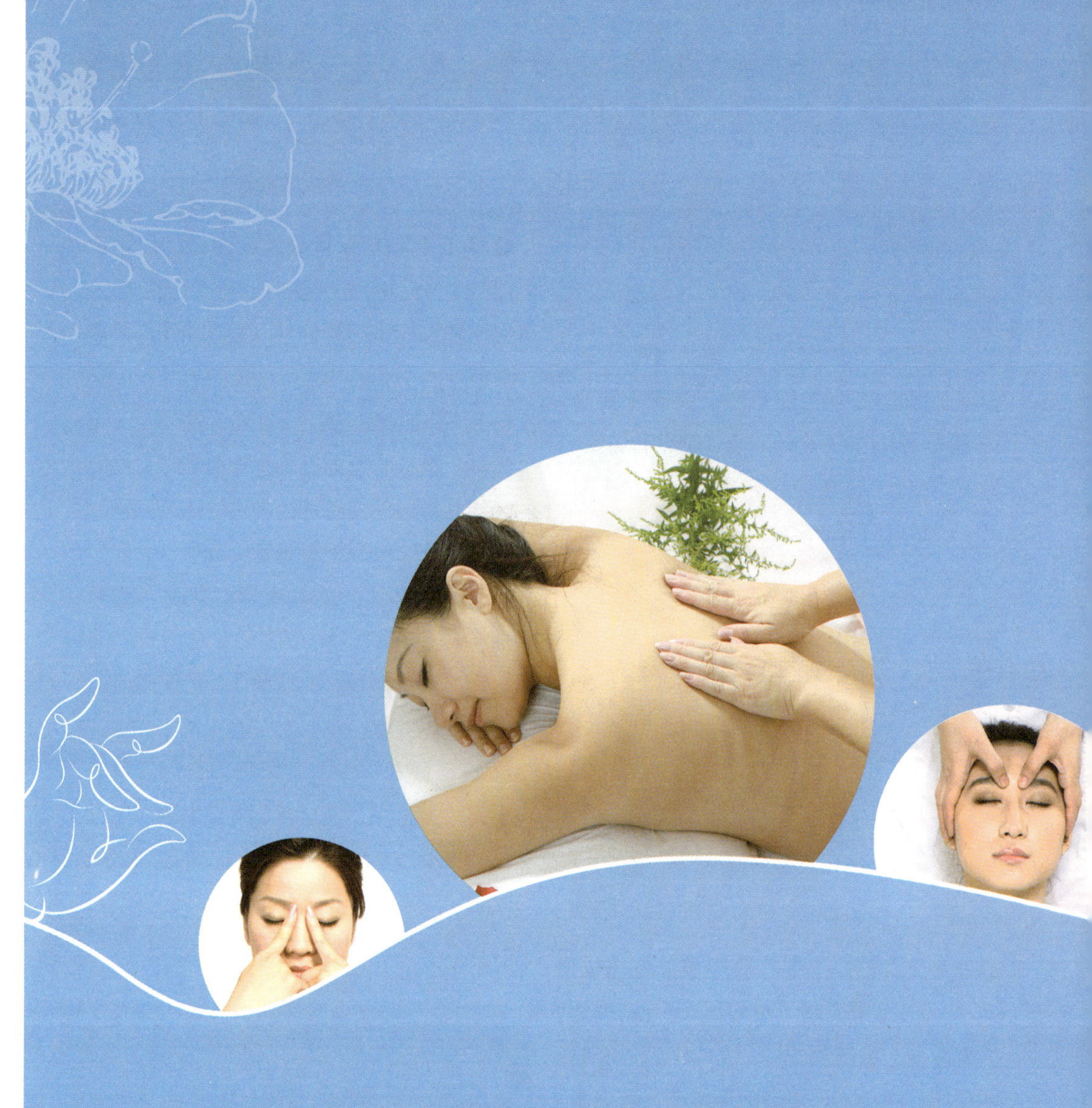

慢性病具有病程长、病因复杂、损害健康等特点，给人们的生活、工作带来许多不便。研究发现，按摩可在一定程度上缓解慢性病症。

第五章

调理慢性病的按摩

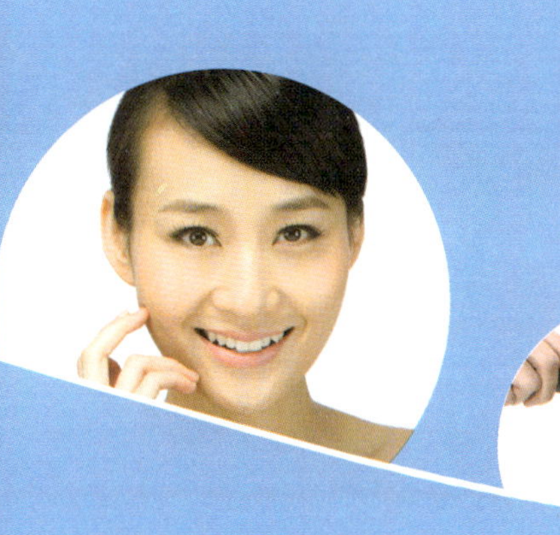

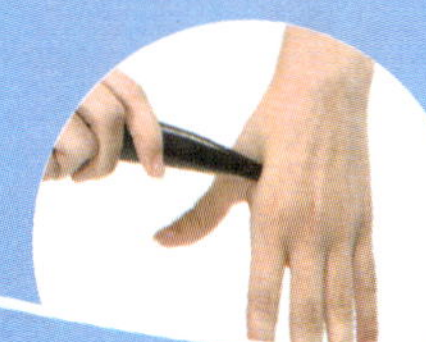

慢性支气管炎

慢性支气管炎是气管、支气管黏膜及其周围组织的慢性非特异性炎症，主要表现为长期咳嗽、咯痰，时而伴有喘息的症状。中医认为，引起慢性支气管炎的病因与肺、肝实热有关。

全身按摩

特效穴位

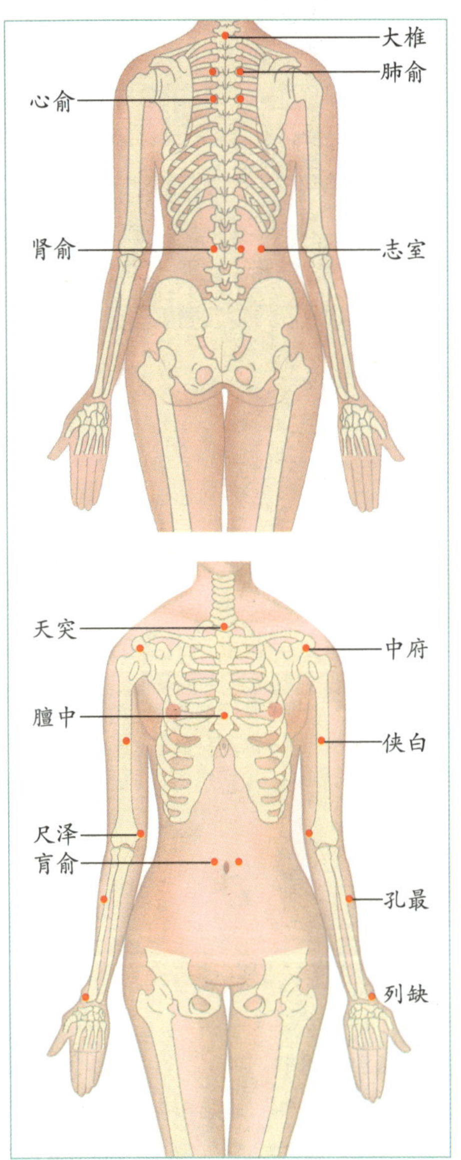

按摩方法

他人辅助按摩

❶ 患者仰卧位，按摩者双手摩擦生热后，用手掌掌心摩擦上肢 40 次，力度适中。

❷ 用拇指或中指指腹用力按摩天突、中府、膻中（见图①），各 2 分钟。

❸ 双手分开成爪形，用力于胸部，顺着肋骨的走向上下摩擦 40 次，直至患者感到微热为宜（见图②）。

❹ 患者俯卧位，按摩者用手掌掌心按、揉背部志室，直至患者感到微热为宜。

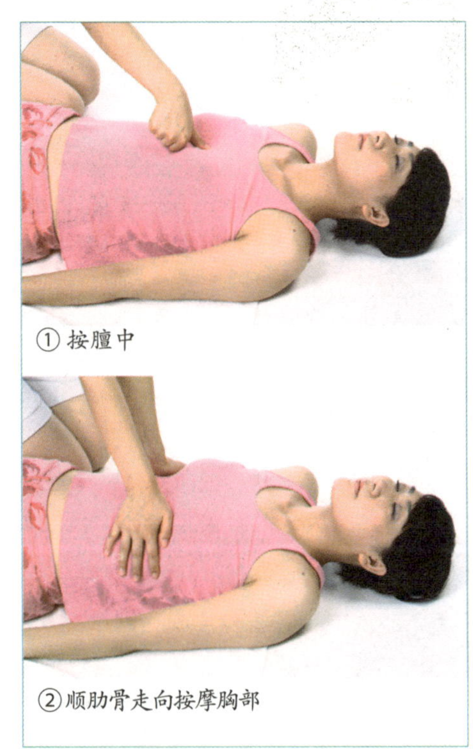

① 按膻中

② 顺肋骨走向按摩胸部

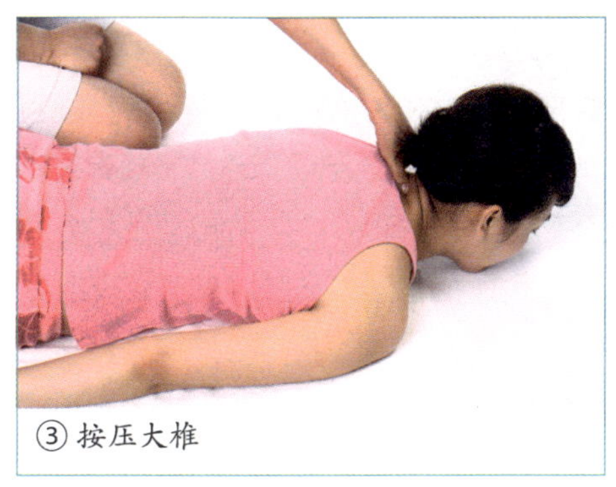

③ 按压大椎

❺ 用拇指指腹端按压大椎 50 次，直至患者感到酸胀（见图③）。

❻ 用手指用力揉、压患者的颈项部，由上而下反复按摩 20 次，尽量扩大按摩范围，以有酸胀感为佳。

❼ 点按孔最 20 次，直到患者感觉有明显的酸胀感。

自我按摩

❶ 取坐位，腰微挺直，双脚平放与肩同宽，右手掌心与左手背重叠，轻轻放在小腹部肓俞，双目平视、微闭，呼吸调匀，全身放松，静坐 2 分钟（见图④）。

❷ 用拇指指腹放在对侧中府上，适当用力按揉 1 分钟，以有酸胀感为佳。

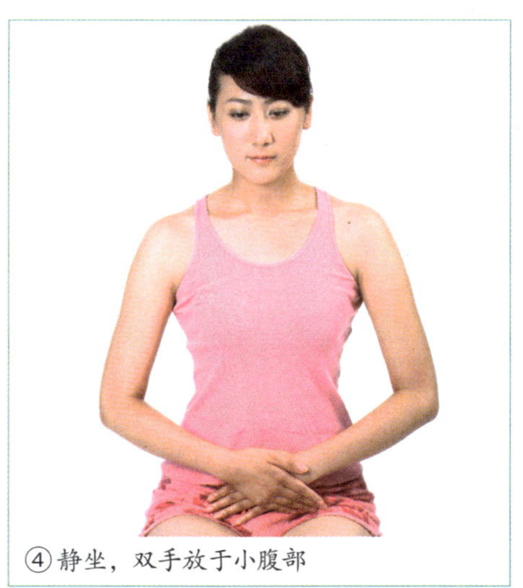

④ 静坐，双手放于小腹部

❸ 上肢绕过肩后，将中指指腹放在同侧肺俞穴上，适当点揉 1 分钟。以有酸胀感为佳。

❹ 右手手掌放在膻中，适当用力按揉 2 分钟。

❺ 拇指放在对侧尺泽上，其余四指环抱肘后，适当用力揉按 2 分钟，以有酸胀感为佳。双手交替进行（见图⑤）。

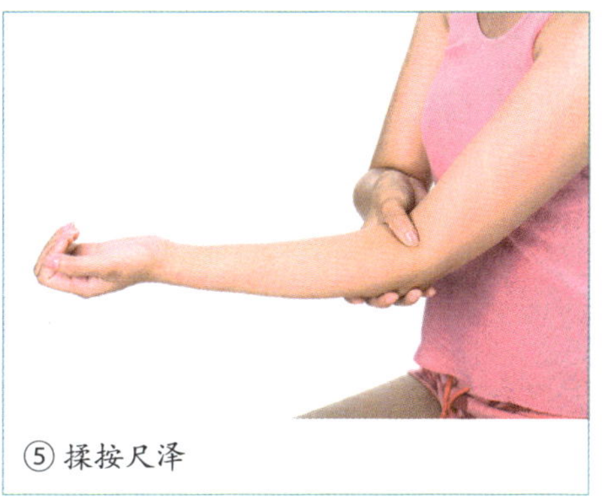

⑤ 揉按尺泽

❻ 拇指指腹按在对侧列缺上，其余四指附在腕对侧，适当用力揉按 2 分钟。两手交替进行。

❼ 左手掌心叠放在右手背上，右手掌心放在上腹部，适当用力作顺时针环形摩动 2 分钟。以上腹部发热为佳。

❽ 双手四指并拢，分别放在同侧剑突旁，沿肋分推 1 ~ 3 分钟。

❾ 双手握拳，将拳背第二掌指关节放于心俞上，适当用力揉按 2 分钟。

❿ 两手叉腰，将拇指按在同侧肾俞，其余四指附在腰部，适当用力揉按 2 分钟。

以上方法，无论是他人按摩还是自我按摩，每日早晚各做 1 次。同时还应戒烟戒酒，少食辛辣油腻之品，保持心情舒畅，适当参加体育锻炼。急性发作期要及时进行抗感染治疗。

手足耳按摩

特效穴位

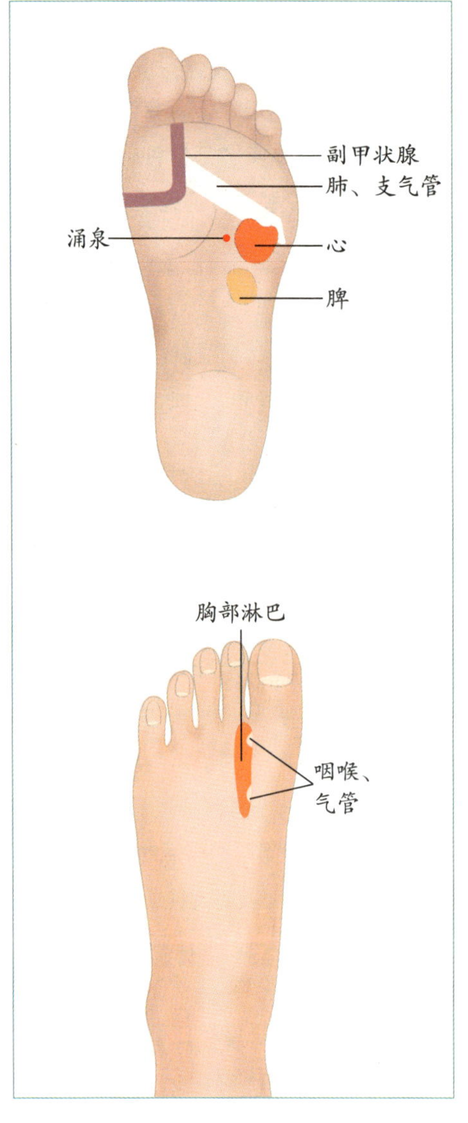

按摩方法

❶ 下肢平放在对侧膝上，用手掌心按涌泉，反复搓擦 1 分钟，以足心发热为佳。双下肢交替进行。

❷ 单食指扣拳法推压肺、支气管反射区（见图⑥）50 次；捏指法按揉气管、咽喉等反射区各 50 次；扣指法按揉副甲状腺反射区 30 次；单食指刮压法刮压胸部淋巴反射区 30 次（见图⑦）；单食指扣拳法按揉心、脾等反射区各 30 次。

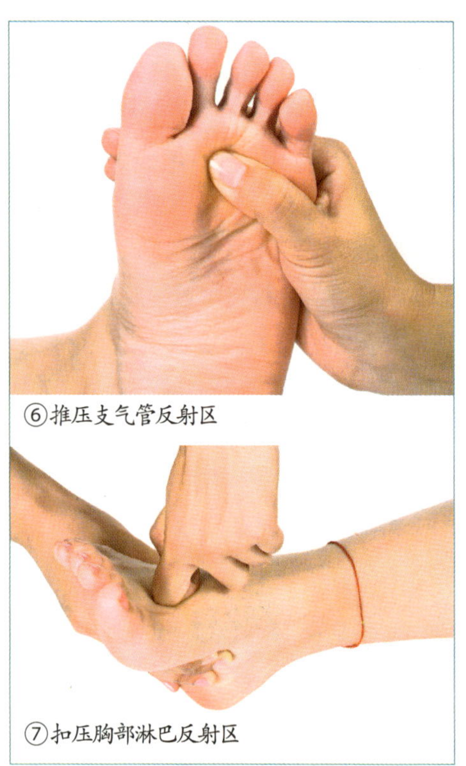

⑥推压支气管反射区

⑦扣压胸部淋巴反射区

贴心小叮咛

甘草醋方。取甘草 6 克，醋 10 毫升，蜂蜜适量。将甘草和醋用沸水冲泡，然后根据个人口味加入蜂蜜。直接饮用，每日 1 剂。本醋方补脾益气，清热解毒，祛痰止咳，缓急止痛，适用于慢性支气管炎。

慢性咽炎

慢性咽炎是一种常见病，为慢性感染所引起的弥漫性咽部病变，主要是咽部黏膜炎症。本病多发于成年人，主要病因有屡发急性咽炎、长期受粉尘或有害气体刺激、烟酒过度或其他不良生活习惯。

全身按摩

特效穴位

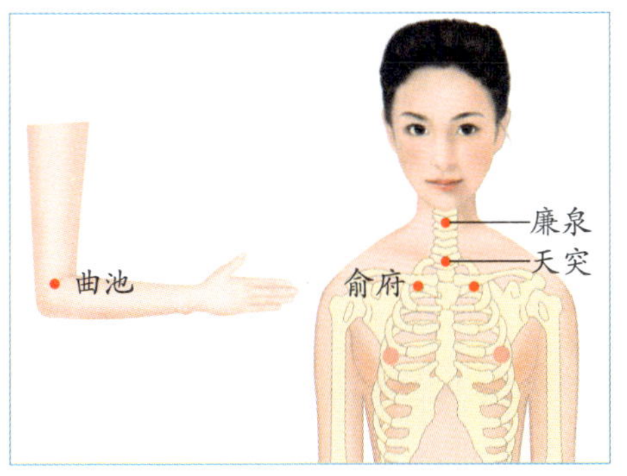

按摩方法

❶ 将食指、中指、无名指三指并拢，沿前臂背侧反复上下推拿数次。再应用上述方法指压按摩曲池。再用除拇指外的其他四指反复推拿上臂数次。再用中指指腹轻用力旋转按摩廉泉。然后以另一侧手手指用上述方法指压与按摩推拿对侧手和手臂等各穴位。每穴用力中等均匀，动作柔和、缓慢，每天 2 次。

❷ 取正坐位，将下颌部轻轻高抬，用右手中指指腹缓慢地，轻轻用力而又均匀地压迫天突约 1 分钟（有不舒适感觉时可随时抬手去除压迫），再顺时针方向旋转按摩 36 次，再逆时针方向旋转按摩 36 次。用同样方法指压、按摩俞府，最好每日早晚各一次。按摩以后就会感到咽部舒适、轻快，通气畅通，呼吸爽快自由。

手足耳按摩

特效穴位

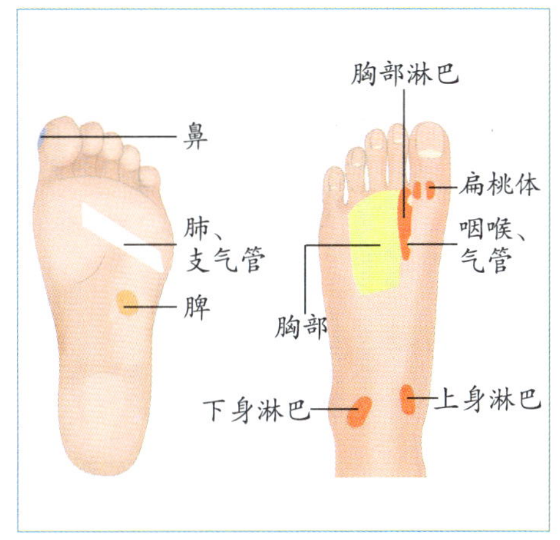

按摩方法

单食指扣拳法推压肺、支气管、脾反射区 50 次（见图①）；扣指法推压鼻、咽喉、气管等反射区各 50 次（见图②）；双拇指扣指法点按扁桃体反射区 50 次；双拇指捏指法推压胸部反射区 30 次；单食指刮压法刮压胸部淋巴反射区 30 次。

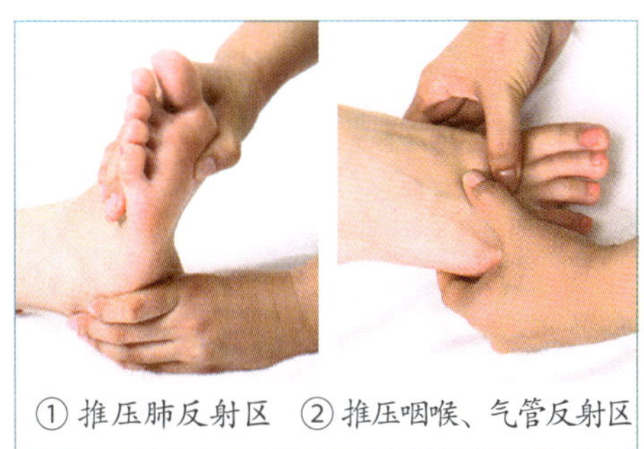

① 推压肺反射区 ② 推压咽喉、气管反射区

慢性鼻炎

慢性鼻炎主要是指鼻腔和黏膜下层的慢性炎症。日常生活中长时间呼吸不干净的空气是引起慢性鼻炎的重要原因。而患感冒、贫血、糖尿病、风湿病、便秘等疾病，也会引发慢性鼻炎。

全身按摩

特效穴位

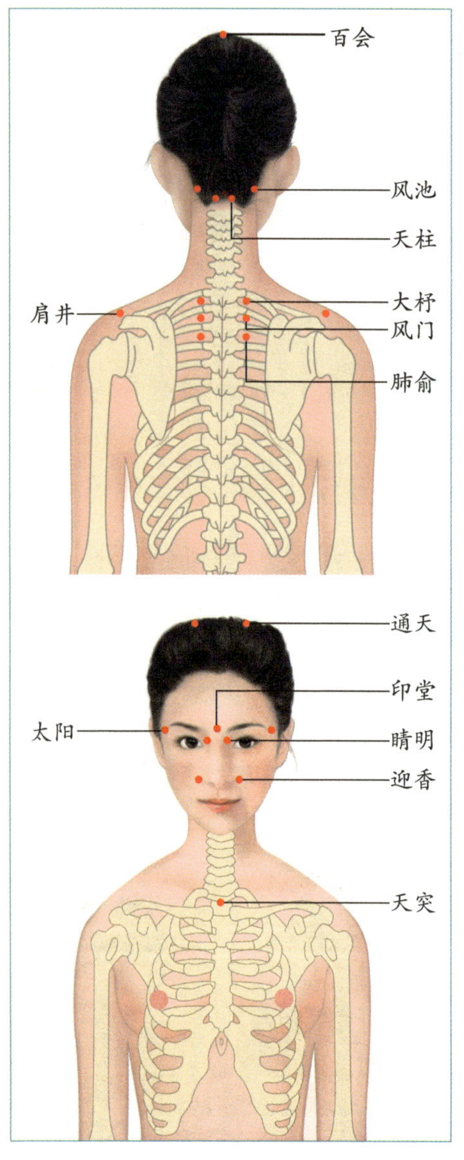

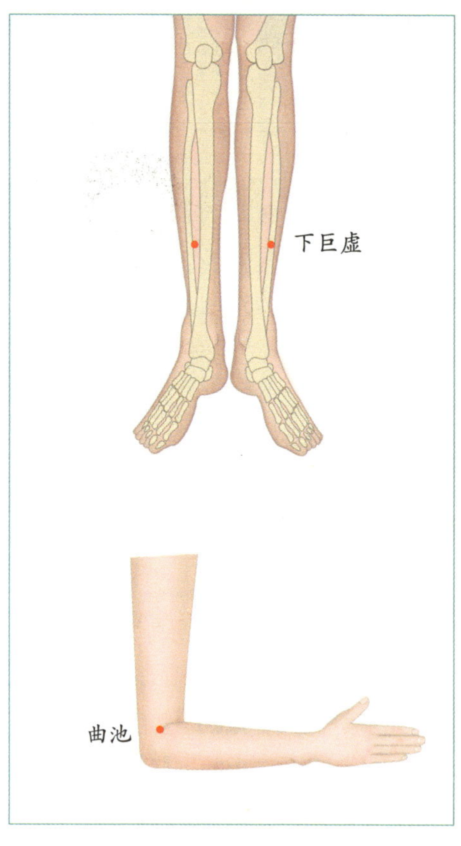

按摩方法

他人辅助按摩

❶ 双手手指指端用力从印堂向前额正中直至太阳按推，反复 10 次（见 P111 图①、图②）。

❷ 从印堂开始，沿鼻梁两侧到迎香，往返推摩 10 次（见 P111 图③、图④）。

❸ 用拇指端按压通天、睛明、天突，各 3 分钟。

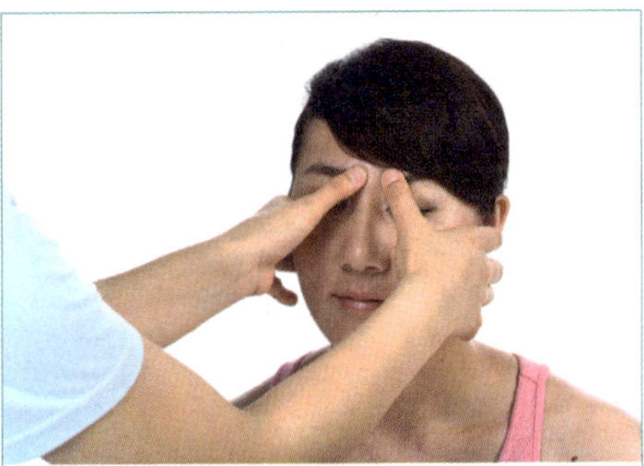
①从印堂按推至太阳 1

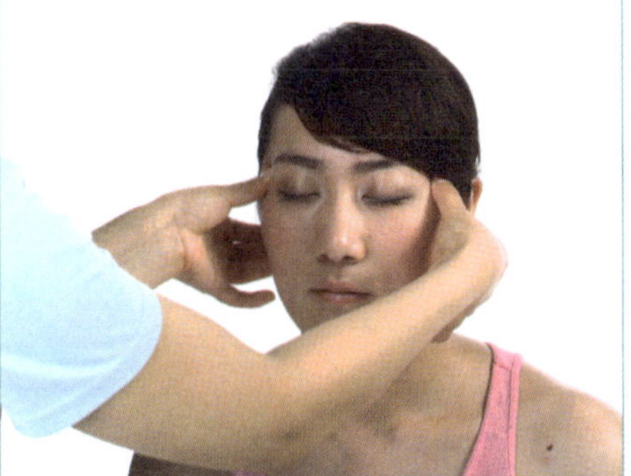
②从印堂按推至太阳 2

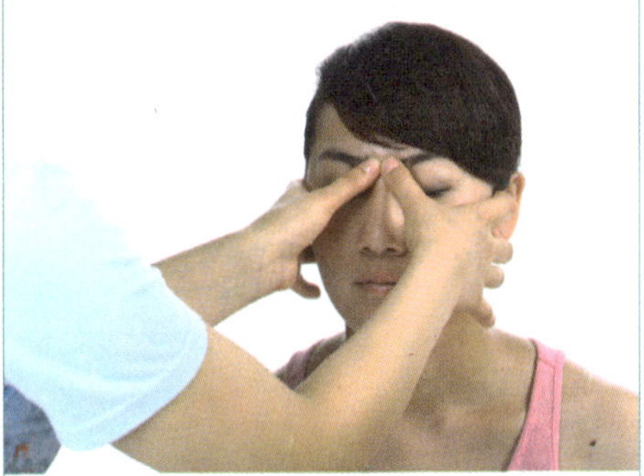
③从印堂推摩至迎香 1

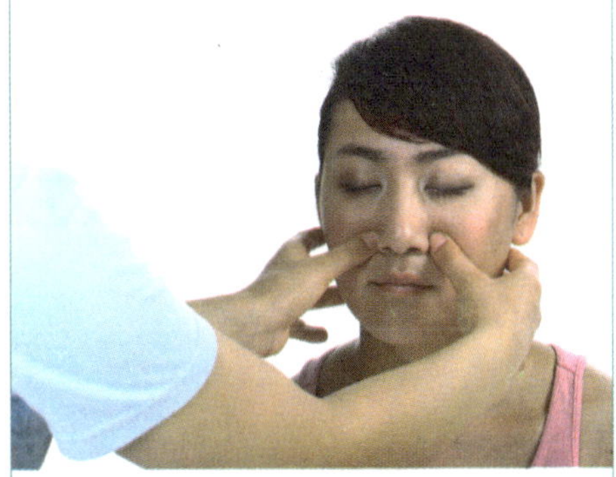
④从印堂推摩至迎香 2

❹用中指侧面摩擦鼻翼两侧，上下反复10次。

❺用拇指指端按压曲池3分钟。

❻用力拿捏患者风池及颈项部肌肉2分钟。

❼用力按压风池、百会、大杼、天柱、风门各3分钟。

自我按摩

❶揉捏鼻部：用手指在鼻部两侧自上而下反复揉捏5分钟，然后轻轻点按迎香1分钟（见图⑤、图⑥）。

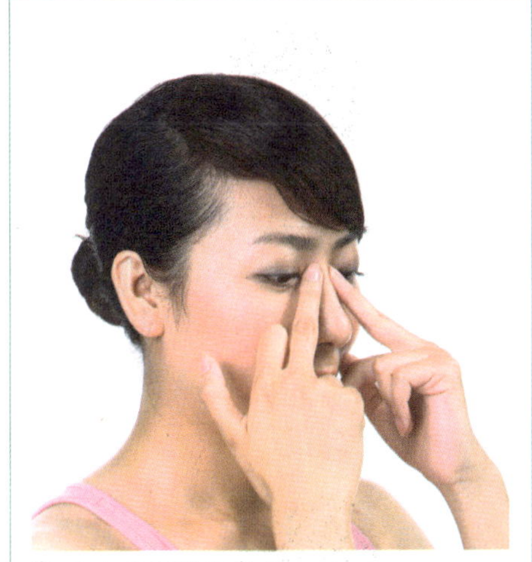
⑤ 自上而下揉捏鼻部

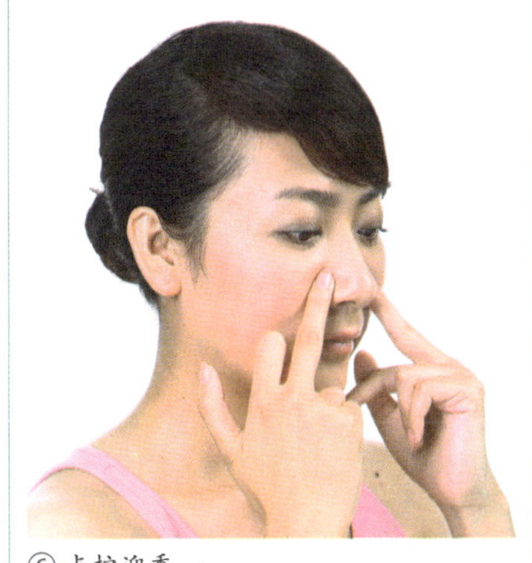
⑥ 点按迎香

❷推按经穴：拇指交替推印堂50次，用手的大鱼际从前额分别推抹到两侧太阳处1分钟，最后按揉风池1分钟。

❸提拿肩颈：用手掌抓捏颈后正中的督脉经穴，以及背部后正中线两侧，自上而下，反复4～6次。再从颈部向两侧肩部做提拿动作。重复提揉肩井（见图⑦），做3分钟，按揉肺俞1分钟。

❹揉擦背部：用手掌在背部来回摩擦按揉，感觉到皮肤热时为度（见图⑧）。

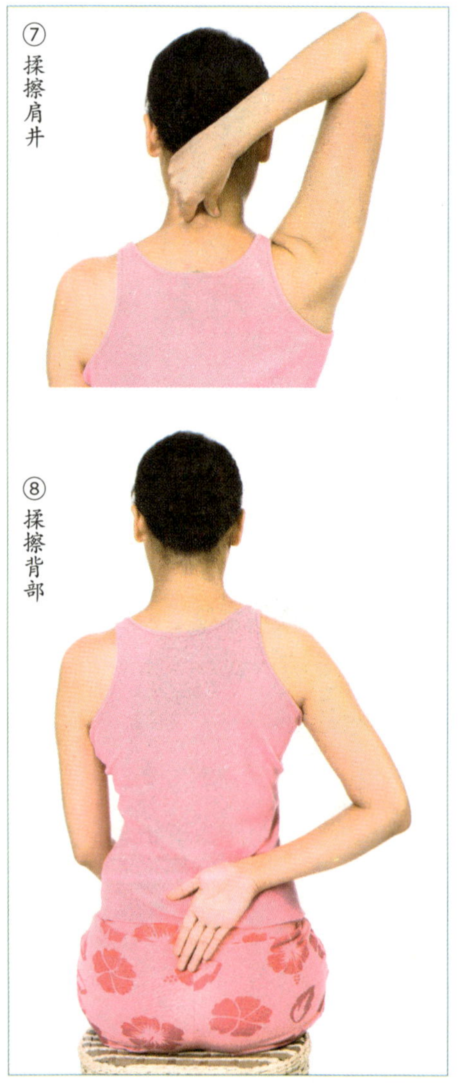

⑦揉擦肩井

⑧揉擦背部

❺取坐位，点按下巨虚50次，按摩力度以局部胀痛为宜。

❻用拇指指端按压曲池1分钟。

手足耳按摩

特效穴位

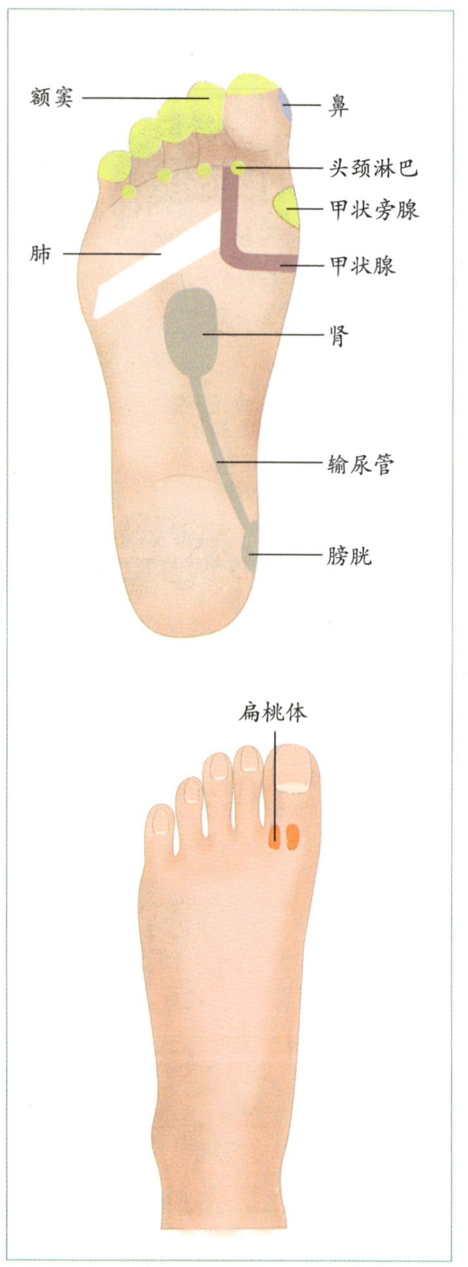

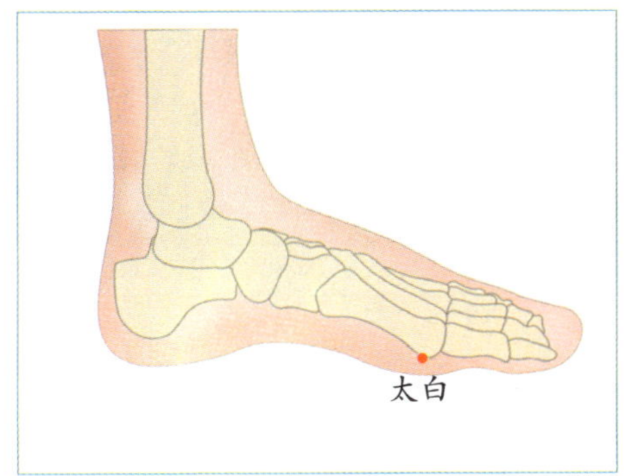

按摩方法

❶ 推按脚部的肺反射区 200 次，推按速度以每分钟 30 ～ 50 次为宜。

❷ 依次点按脚部的鼻、肾反射区各 100 次，按摩力度以局部胀痛为宜。

❸ 由足趾向足跟方向推按输尿管反射区 100 次，推按速度以每分钟 30 ～ 50 次为宜。

❹ 点按脚部的膀胱反射区 100 次，按摩力度以局部胀痛为宜。

❺ 按揉太白 50 次，按摩力度以局部胀痛为宜。

❻ 点按脚部的额窦、扁桃体、头颈淋巴结、甲状旁腺、甲状腺（见图⑨）等反射区各 50 次，按摩力度以局部胀痛为宜。

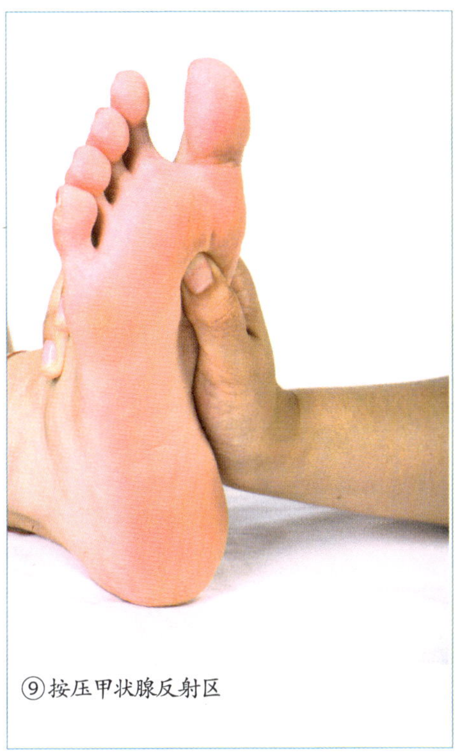

⑨按压甲状腺反射区

贴心小叮咛

1. 平时应注意锻炼身体，适当参加体育活动。
2. 每日早晨可用冷水洗脸，以增强鼻腔黏膜的抗病能力。
3. 注意气候变化，及时增减衣服。
4. 鼻塞时不宜强行擤鼻，不要用手挖鼻。
5. 保持心情舒畅。

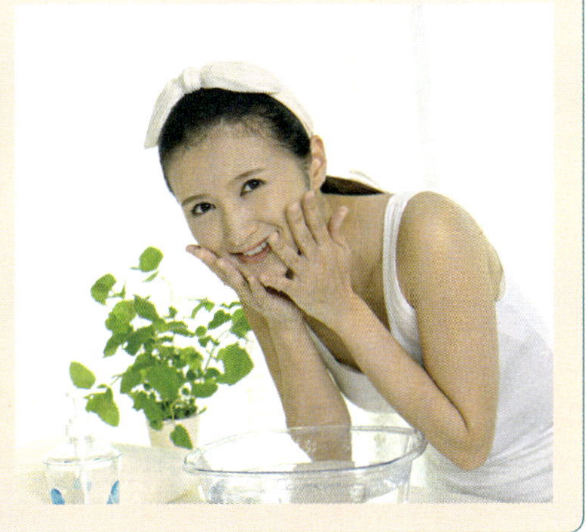

慢性胃炎

慢性胃炎是指由不同病因引起的胃黏膜慢性炎性改变，包括浅表性胃炎、萎缩性胃炎、肥大性胃炎3种，常有恶心、便秘、食欲不振等症状，并以上腹部疼痛为主要症状。

全身按摩

特效穴位

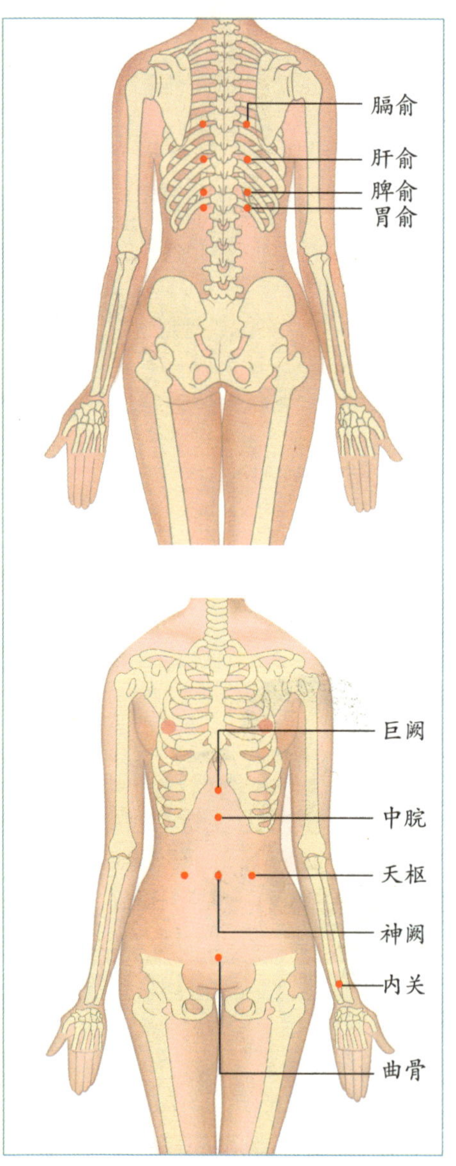

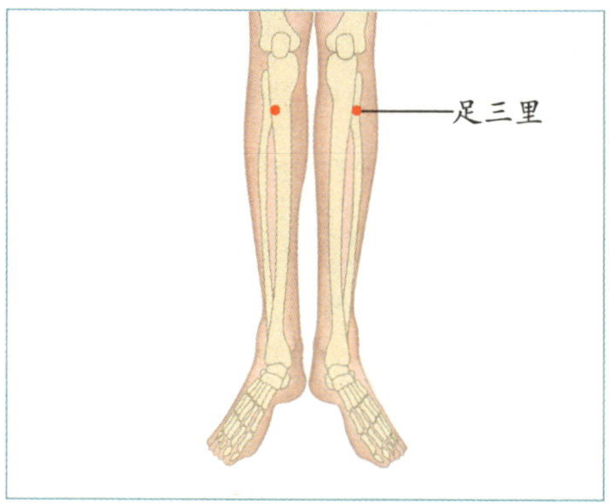

按摩方法

❶ 患者仰卧，按摩者双手重叠，从患者的心窝部向巨阙进行摩擦，反复按摩5分钟（见图①、图②）。

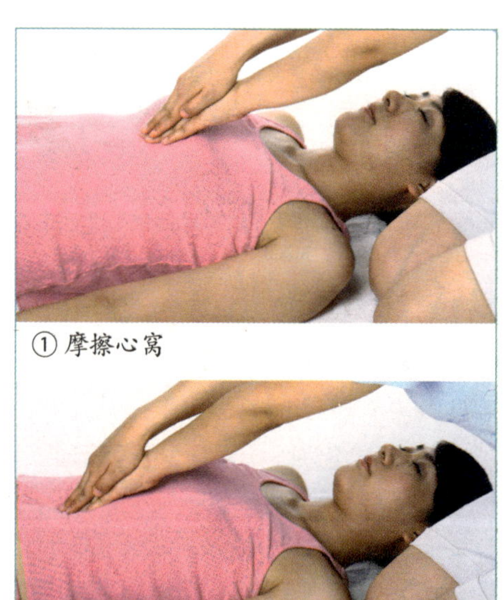

① 摩擦心窝

② 摩擦巨阙

❷ 患者仰卧，按摩者将食指、中指、无名指并拢，沿着身体前正中线左右进行上下反复的按摩 3 分钟。力度要适中。

❸ 如果患者胃痛引起心窝痛，将拇指指端垂直按压在患者的内关上，可缓解疼痛。

❹ 拇指用力按压足三里，左右各 3 分钟，能缓解胃部疼痛（见图③）。

❺ 患者俯卧，用手指指腹用力按压患者的肝俞（见图④）、胃俞（见图⑤）、脾俞、膈俞，上下反复 5 次。

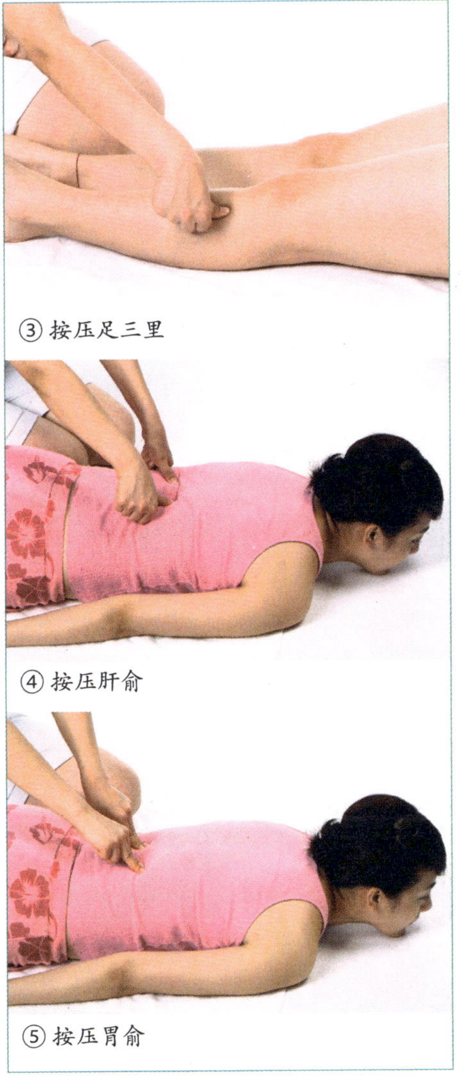

③ 按压足三里

④ 按压肝俞

⑤ 按压胃俞

❻ 患者仰卧，双手重叠，按压腹部，做圈状运动 2 分钟，直至感到温热为宜（见图⑥）。

❼ 用拇指指腹按压中脘（见图⑦）、神阙、天枢、曲骨、巨阙各 3 分钟。

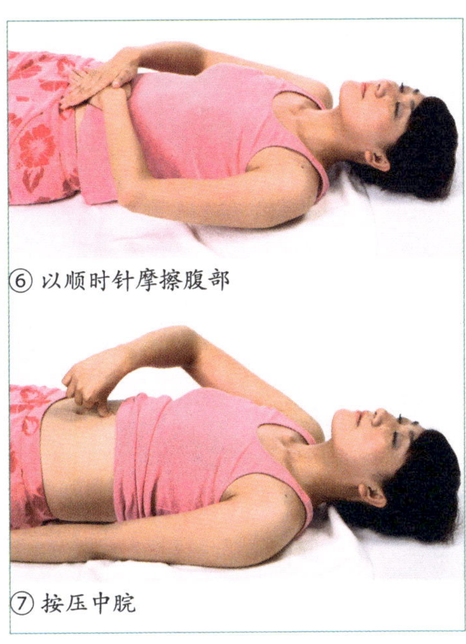

⑥ 以顺时针摩擦腹部

⑦ 按压中脘

手足耳按摩

特效穴位

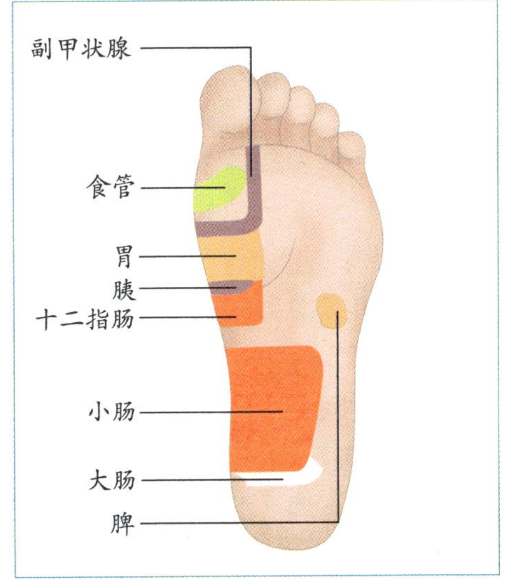

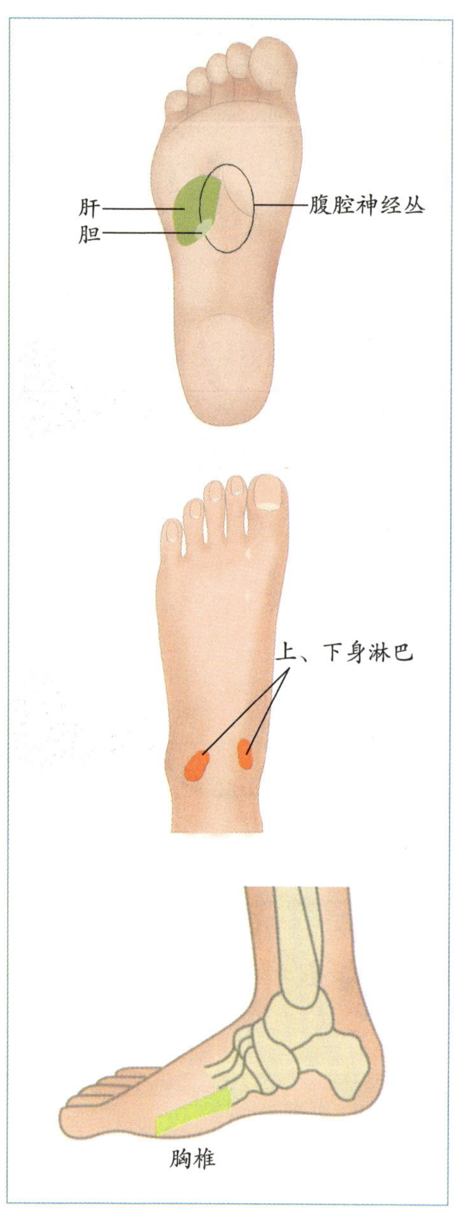

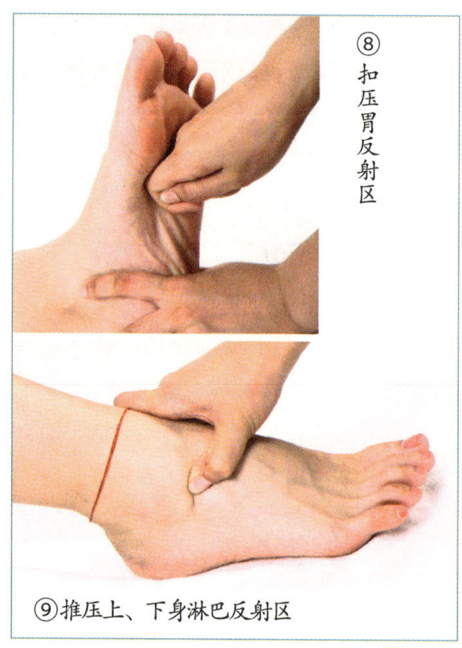

⑨推压上、下身淋巴反射区

按摩方法

单食指扣拳法扣压腹腔神经丛、胃（见图⑧）、十二指肠、大小肠等反射区各50次；单食指扣拳法按揉胰、副甲状腺、脾、肝、胆等反射区各50次；双拇指捏法推压食管、胸椎、上身及下身淋巴等反射区各30次（见图⑨）。

贴心小叮咛

★季节变化时及时增减衣被，保持室内温度及空气流通，防止病情加重。

★按时就餐，细嚼慢咽，最好一日三餐定时定量，胃炎发作时可少食多餐。平常尽量不吃零食，以减轻胃的负担，便于食物消化。避免进食过烫、过冷、有刺激性、不易消化的食物（如坚硬、粗糙、油腻及纤维过多的食物），忌忽冷忽热饮食，戒烟、戒酒。

★慎用、忌用对胃黏膜有损伤的药物，如阿司匹林、水杨酸类、保泰松、吲哚美辛、激素类、红霉素、四环素、利血平等。

★要保持心情舒畅，合理安排生活，保持正常的生活作息规律，避免过度劳累。

胃溃疡

胃溃疡表现为进食后胃痛、胃部有压痛、恶心等症状，严重者出现便血。胃溃疡的主要原因是幽门螺杆菌感染，还与过度紧张、过度抑郁等不良情绪以及烟酒刺激有很大关系。

全身按摩

特效穴位

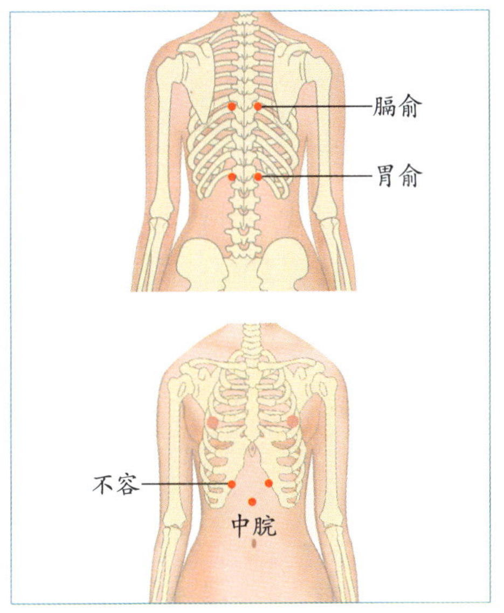

按摩方法

❶ 患者坐在椅子上，双手握拳，用拳头突出的关节顶住胃俞，上身后仰按压穴位。

❷ 双手除拇指外的其余四指叠放到中脘上，上身前屈按压中脘。

❸ 患者坐位，双手握拳，用拳头突出的关节顶住膈俞，上身后仰按压穴位。

❹ 用除拇指外的四指从内向外平推不容。

手足耳按摩

特效穴位

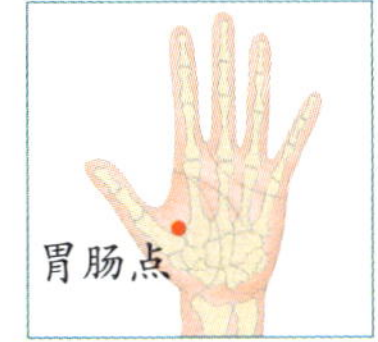

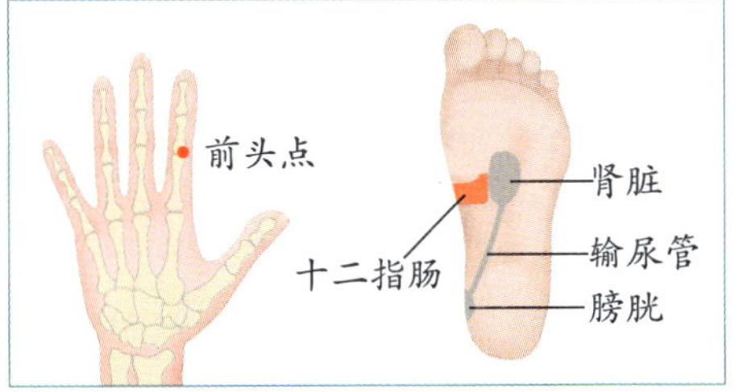

按摩方法

❶ 疼痛发作时，用艾炷反复灸手部的前头点，直到疼痛缓解。但本病在急性发作出现剧烈疼痛时，应及时送医院诊治。

❷ 用火柴头或发夹的一端用力刺激手部的胃肠点。使用本法需持之以恒，方能从根本上缓解溃疡病的发作。

❸ 用拇指指腹揉按肾脏、输尿管、膀胱等反射区，每区 3 ~ 5 分钟。操作时腕部放松，以肘部为支点，前臂作主动摆动，带动腕部和手指作轻柔和缓的摆动或旋转，使力道通过手指而达到所揉部位。

❹ 用拇指指腹揉推脚底处的十二指肠反射区，操作时指腹要紧贴体表，用力稳健，速度缓慢均匀，应沿骨骼走向施行，且在同一层次上推动。

❺ 首先用双手掌心自我摩擦发热，按摩耳廓腹背两面，每面反复按摩 5 ~ 6 次，再用两手食指自内而外依次按压耳内各部位，重点按摩耳甲艇和耳甲腔。再与拇指配合来回揉搓耳廓、耳垂，直至耳廓发红发热。每日 2 ~ 3 次。

慢性肠炎

慢性肠炎泛指肠道的慢性炎症性疾病，临床表现为长期慢性或反复发作的腹痛、腹泻及消化不良等症状，重者可有黏液便或水样便。本病可由急性肠炎迁延或反复发作而来。

全身按摩

特效穴位

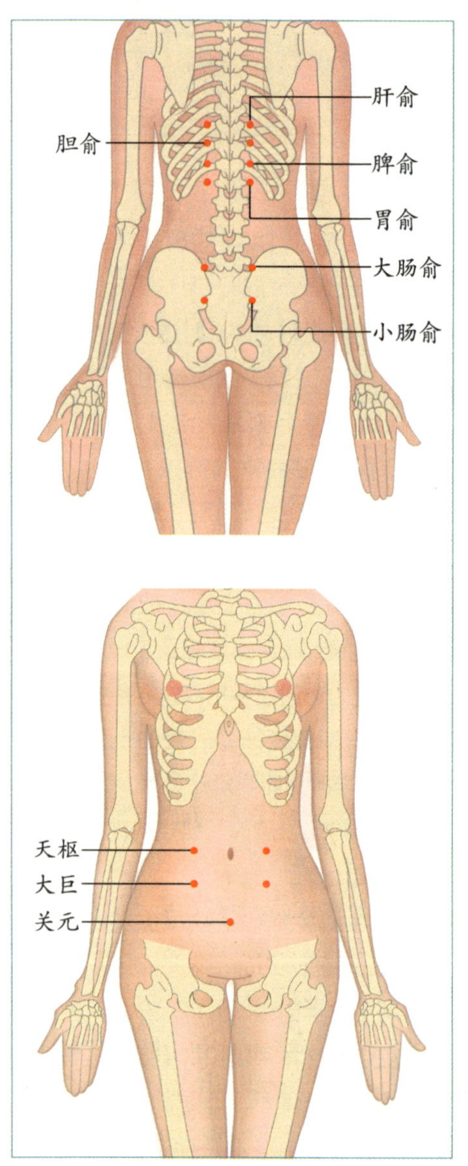

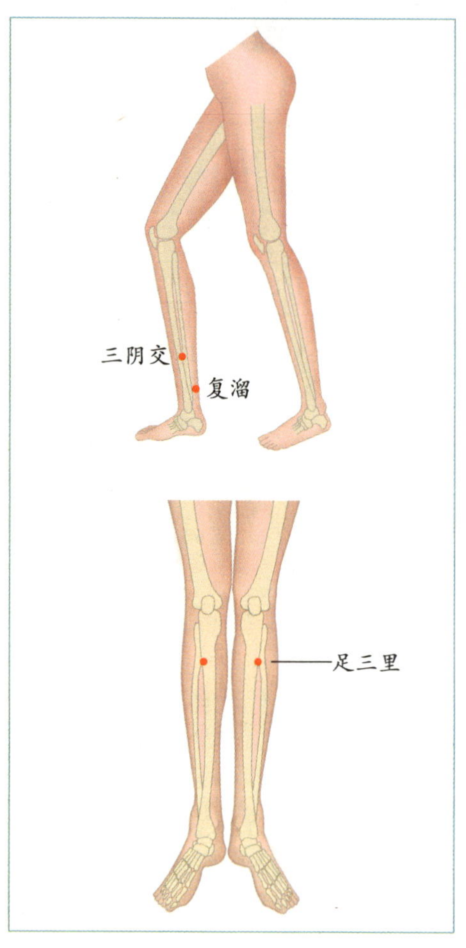

按摩方法

❶张开五指，用拇指指端用力按压患者大肠俞（见P119图①）、小肠俞，其余四指抱住两侧腰部，各按摩5分钟。以感到酸胀为宜。

❷患者仰卧，按摩者用力按压患者天枢（见P119图②）、大巨、关元、三阴交、

复溜、足三里，并做圈状运动，各 2 分钟，以感到酸胀为宜。

❸ 患者俯卧，按摩者沿着患者脊柱两侧用力按摩肝俞、胆俞、脾俞、胃俞（见图③），各 1 分钟，然后自上而下反复摩擦 5 遍，直至患者皮肤发红为止。

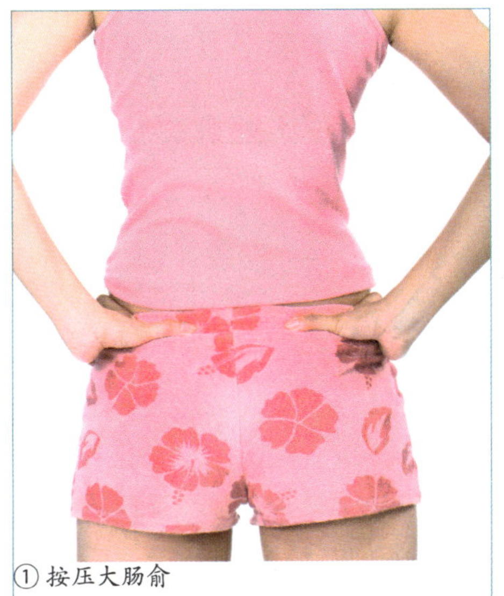

① 按压大肠俞

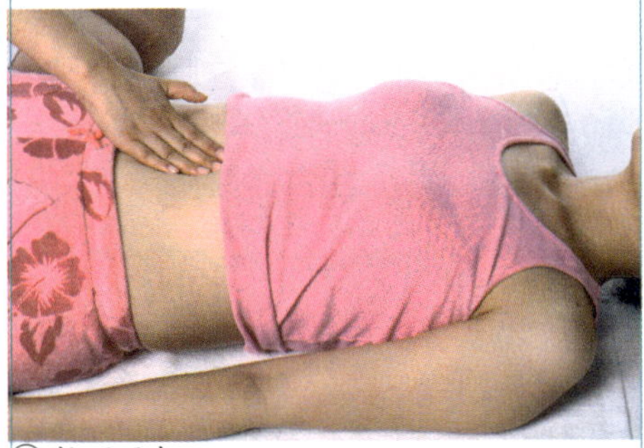

② 按压天枢

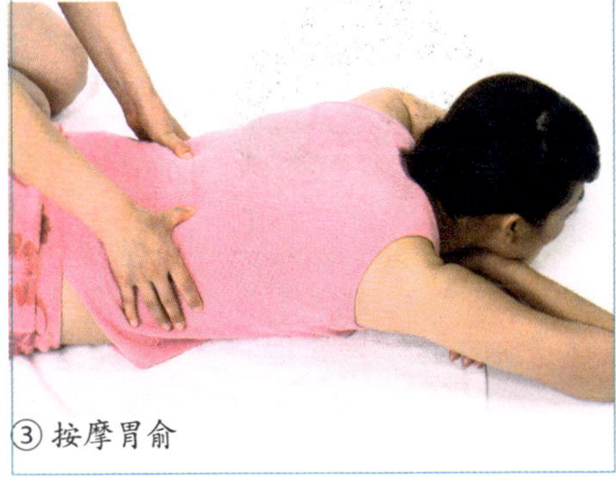

③ 按摩胃俞

手足耳按摩

特效穴位

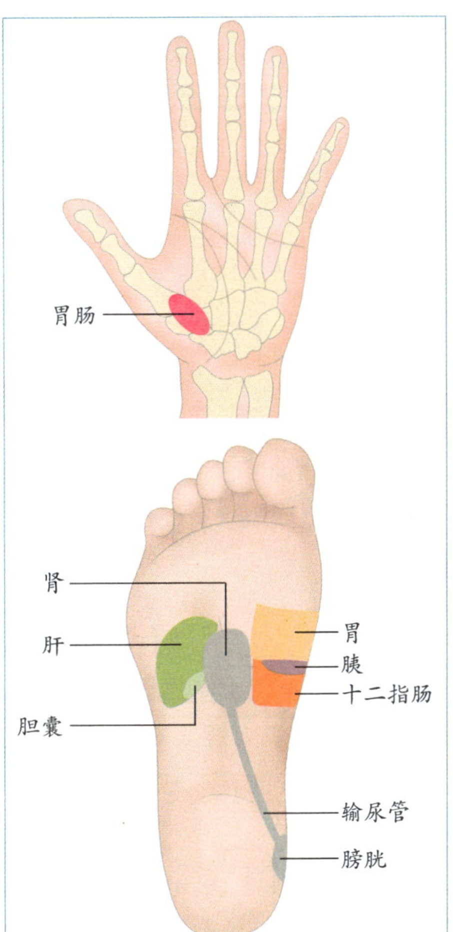

按摩方法

❶ 每天用拇指指腹揉按手心的胃肠反射区，力度略重，每次持续5分钟，每日 3 次。

❷ 找准脚心的胃、十二指肠等反射区，以拇指指腹分别对其进行按揉，每区各 1 分钟。按摩时力度尽量加重，以能感觉到按摩部位的酸胀为宜。

❸ 找准脚心的胆囊、肾、胰、输尿管、膀胱反射区，同样以拇指指腹按揉 3 ~ 4 分钟，力度适中。

慢性肝炎

急性肝炎（乙型或丙型）迁延不愈，病程超过半年即为慢性肝炎。肝炎患者的常见症状为乏力、食欲不振，偶尔出现黄疸，少数病人可有脾肿大。本病切忌“有病乱求医”，可通过日常按摩来缓解病情。

全身按摩

特效穴位

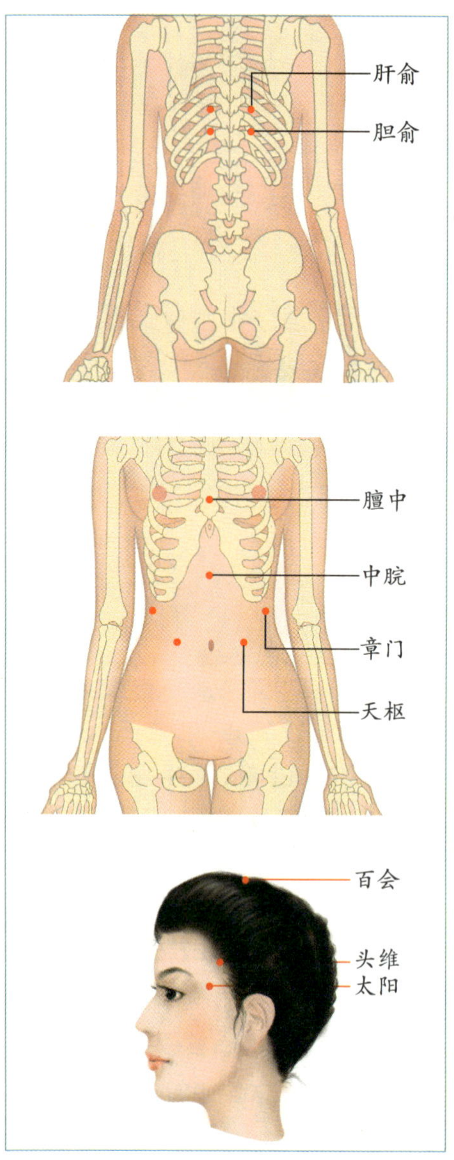

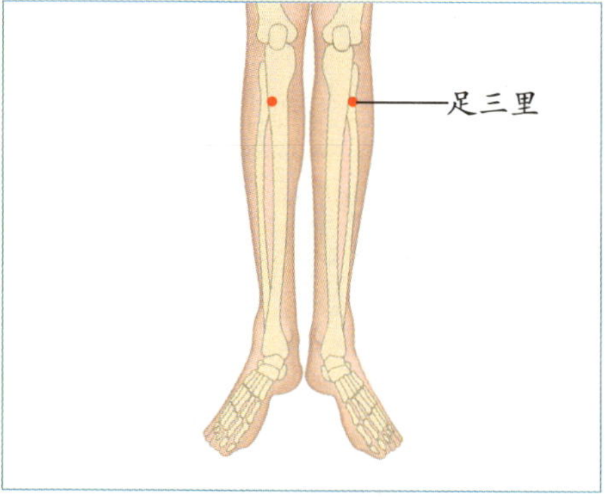

按摩方法

❶ 肝炎患者如失眠，可用双手手指点按太阳、头维（见图①）、百会等穴位 15 ~ 30 分钟。

❷ 患者如腹胀，可取膻中、中脘（见 P120 图②）、天枢，按顺时针方向以中等强度的手法按摩 20 分钟。

❸ 肝区不适及疼痛者，取肝俞、胆俞、章门（见 P120 图③）及足三里穴，用轻揉慢手法按摩。

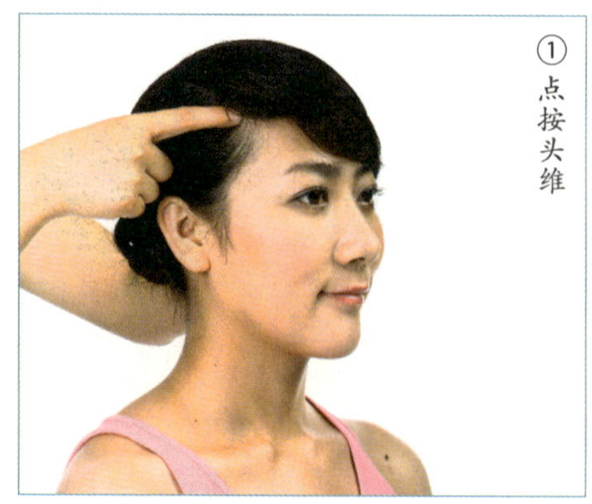

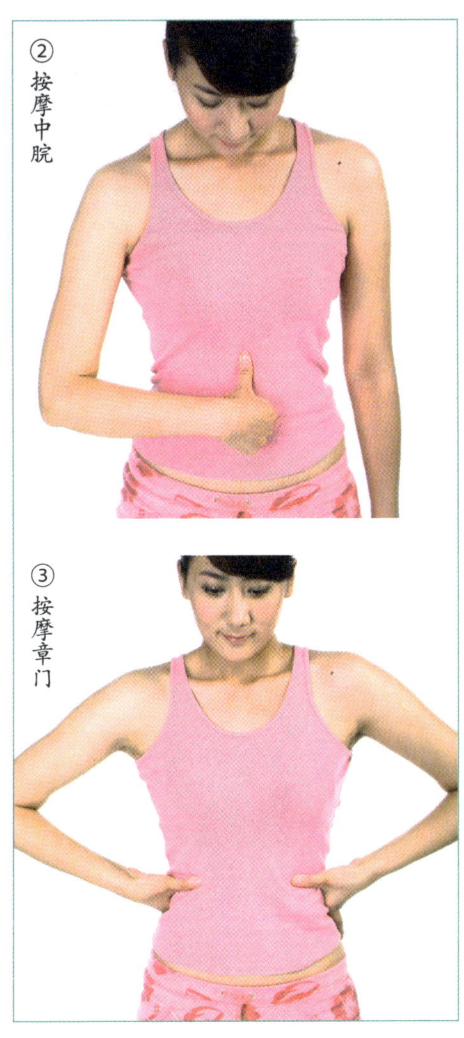

手足耳按摩

特效穴位

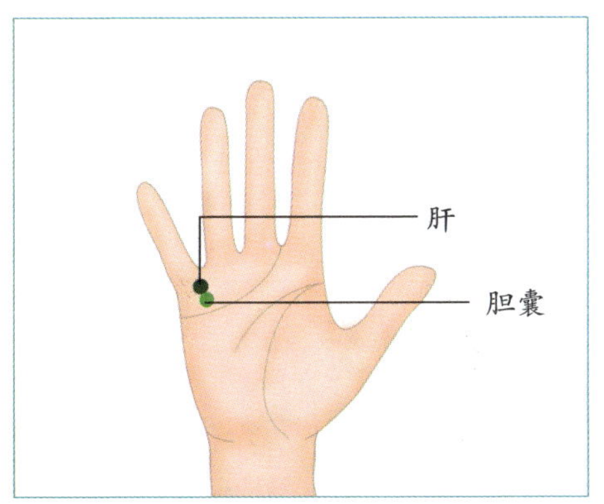

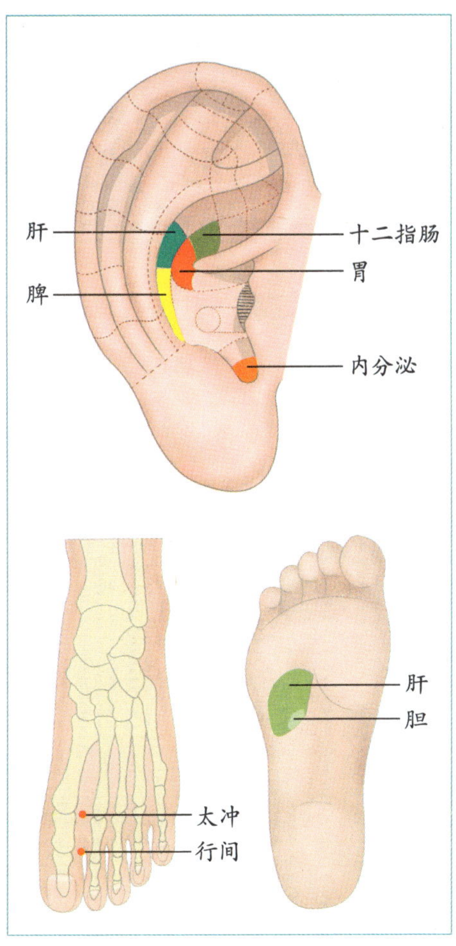

按摩方法

❶ 用拇指、食指揉搓食指 3 ~ 5 分钟。用力要对称，搓动要快，移动要慢。食指是大肠经通过的手指，通过揉按食指不仅可以加强大肠功能，也可加强肝脏的功能。

❷ 用拇指指腹揉按手部及脚部的肝、胆等反射区，每区 3 ~ 5 分钟。揉动的幅度应适中，不宜过大或过小。

❸ 先用手掌重擦两足底 15 分钟，推按两足足背各跖骨缝隙 10 ~ 15 分钟，然后推按太冲、行间各 15 分钟。

❹ 用食指点按耳部各反射区（见特效穴位标注）各 1 分钟。

十二指肠溃疡

十二指肠溃疡是常见的消化系统慢性疾病。形成原因主要是大脑皮质接受外界的不良刺激，导致保护因素和损害因素的平衡关系失调。精神紧张、饮食失调或不规律均与本病的发生有关。

全身按摩

特效穴位

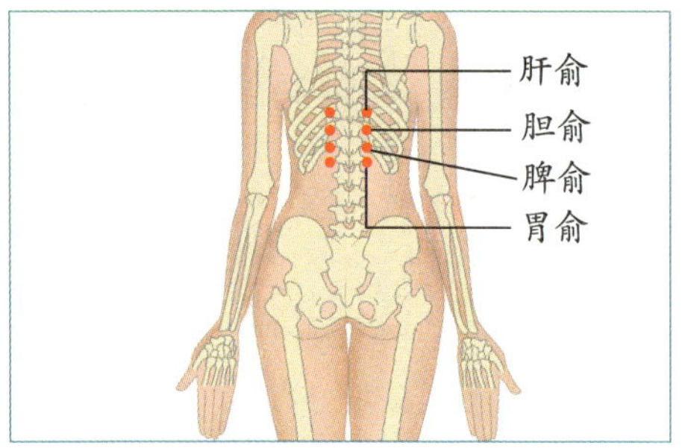

按摩方法

❶俯卧位，按摩者先用掌根揉法在脊柱上轻轻揉 3 ~ 5 遍，或拿捏膀胱经 3 ~ 5 遍，使患者有微酸感即可。

❷用掌心擦法在脊柱两侧反复按摩 3 ~ 5 分钟，擦法由轻渐重，由慢渐快，使皮肤红润或有温热感即可。

❸用食指、中指、无名指指腹或掌根为着力点，点揉肝俞、胆俞、脾俞、胃俞等穴。

❹紧接上法，患者仰卧位，用掌摩法在腹部轻轻摩推 3 ~ 5 分钟。

贴心小叮咛

★锻炼身体，增强体质，建立良好的生活饮食习惯，注意劳逸结合，保持良好的睡眠和休息，节制烟酒。在气候突变的情况下要及时增减衣被，并保持居室温度适宜。

★保持心情舒畅及乐观的情绪，避免暴怒和精神紧张。

手足耳按摩

特效穴位

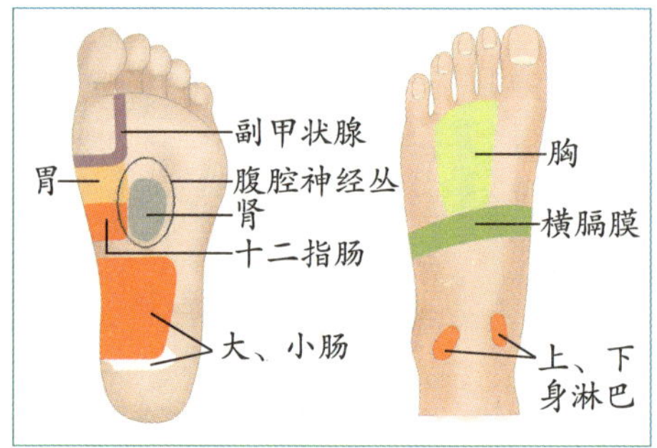

按摩方法

单食指扣拳法按揉脚底的肾、副甲状腺等反射区各 50 次；单食指扣拳法推压脚底的腹腔神经丛、胃、十二指肠（见图①）、大肠、小肠等反射区各 50 次；双拇指捏法推压脚背处的横膈膜、胸等反射区各 30 次（见图②）；双拇指捏法按揉脚背处的上、下身淋巴反射区各 30 次。

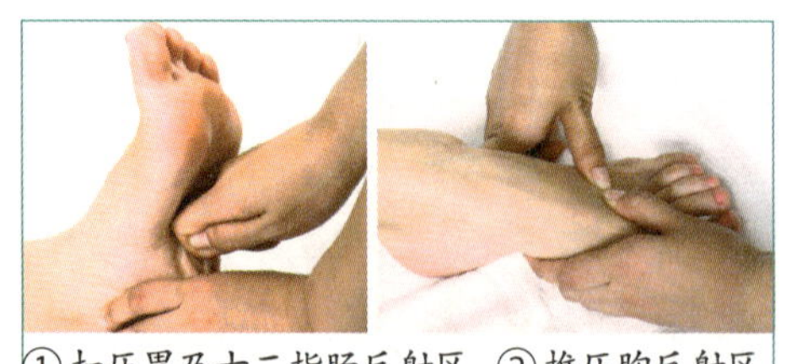

①扣压胃及十二指肠反射区　②推压胸反射区

慢性胆囊炎

慢性胆囊炎是胆囊纤维组织增生及慢性炎性细胞浸润性疾病，是最常见的胆囊疾病。表现为胆源性消化不良、厌油腻食物、上腹部闷胀嗳气、胃部灼热等，体查胆囊区可有轻度压痛或叩击痛。

全身按摩

特效穴位

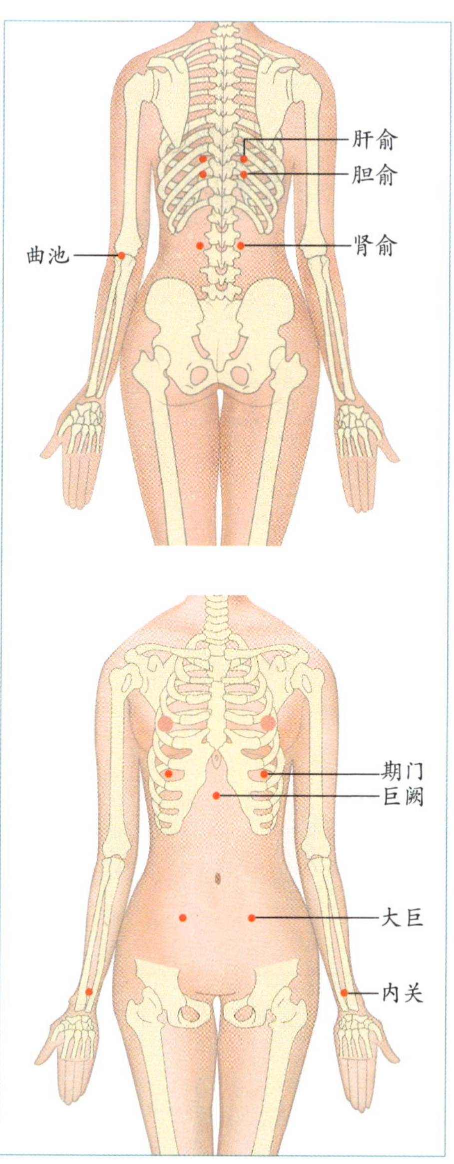

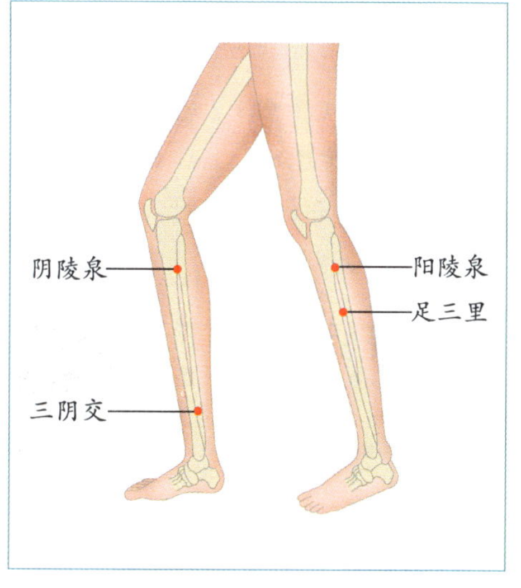

按摩方法

❶ 患者俯卧位，按摩者用掌根按揉患者的右背疼痛部位，反复操作 10 分钟（见图①）。

❷ 用拇指指端用力按压肝俞、胆俞，可迅速缓解疼痛。

❸ 将双手重叠，垂直按压患者的背部脊

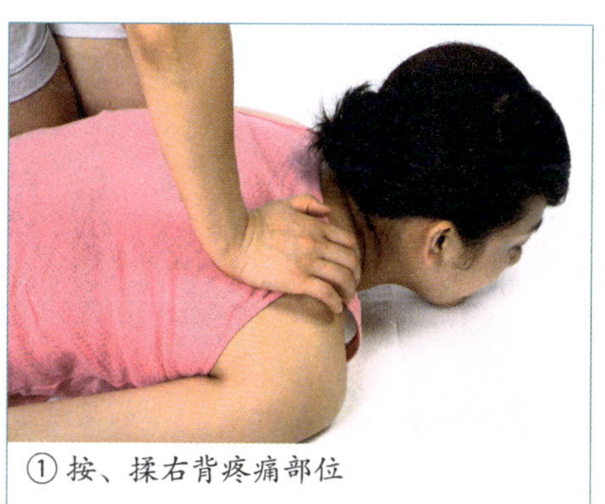

① 按、揉右背疼痛部位

柱，自上而下反复按摩 5 次。

❹ 患者左侧卧位，左腿伸直，右腿屈曲。按摩者站在患者身后，用双手提、拿、捏患者的肋部 10 次，尤其是用力按揉患者的疼痛部位（见图②）。

❺ 患者仰卧位，按摩者可沿着肋骨，用掌根自上而下推拿 50 次。

❻ 用拇指指腹按压期门、巨阙、阳陵泉、三阴交、大巨（见图③）各 50 次，直至患者感到酸胀为止。

❼ 如果患者伴有尿黄、口苦，可以用手指用力按压曲池 50 次。

❽ 如果伴有左右肋痛，可按压三阴交、肾俞，每穴位按揉 2 分钟。

❾ 患者正坐，用掌心按摩脊椎两旁的肝俞、胆俞，上下往返 50 次。

❿ 用对侧手掌或按摩器具用力拍打肩背各 30 次（见图④）。

⓫ 用手指揉捏大腿外侧、小腿肚肌肉，上下往返 30 次（见图⑤）。

⓬ 以拇指用力按压阴陵泉、足三里、内关，直至感到酸胀麻为宜。

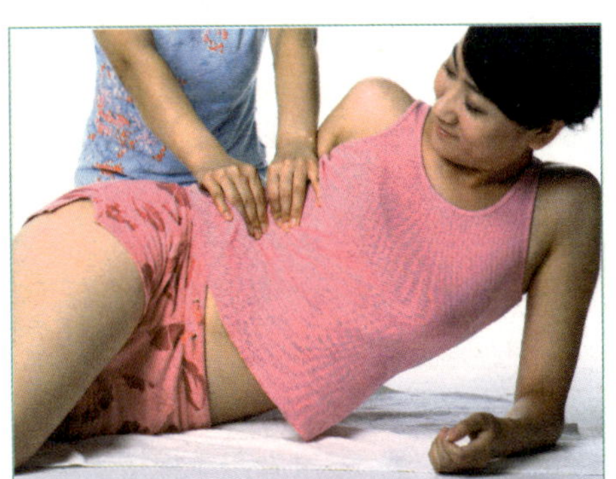

② 拿、捏肋部

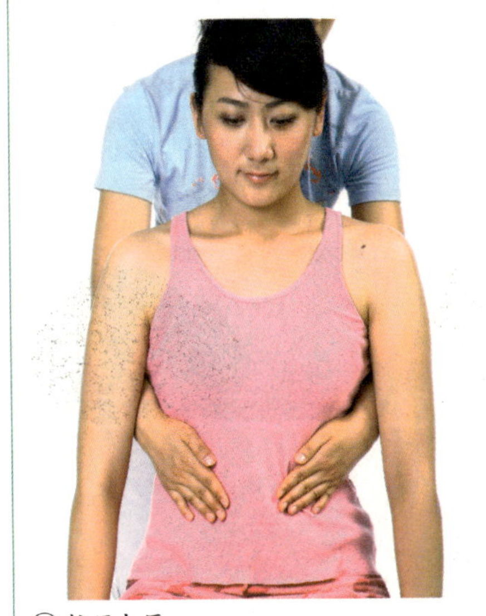

③ 按压大巨

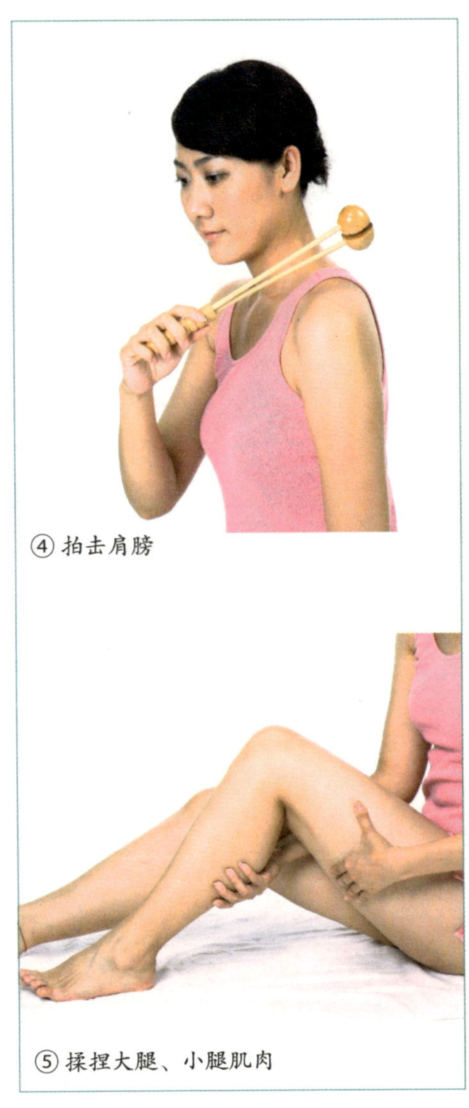

④ 拍击肩膀

⑤ 揉捏大腿、小腿肌肉

手足耳按摩

特效穴位

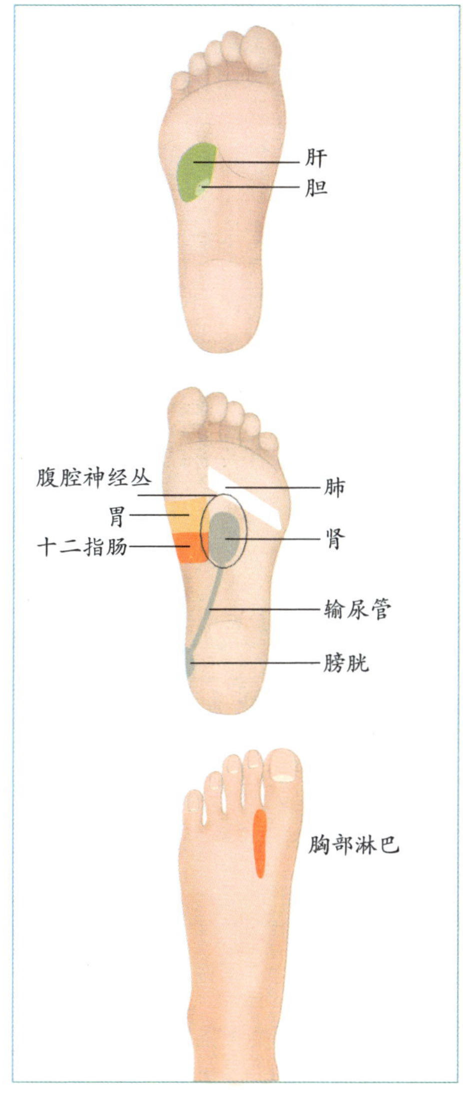

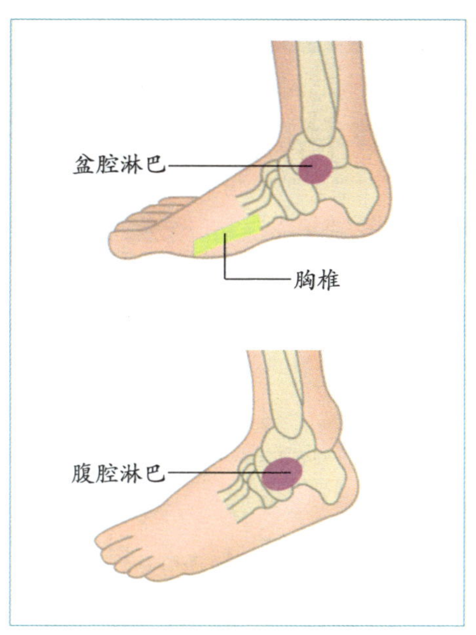

按摩方法

❶ 依次点按足底部的肾、胆、肝、胃、十二指肠等反射区各 100 次，按摩力度以局部胀痛为宜。

❷ 由足趾向足跟方向推按输尿管反射区 100次，推按速度以每分钟30 ~ 50次为宜。

❸ 点按足底部的膀胱反射区 100 次，按摩力度以局部胀痛为宜。

❹ 由足内侧向足外侧推按肺反射区 50 次，推按速度以每分钟 30 ~ 50 次为宜。

❺ 点按足部的胸部淋巴、腹腔淋巴、盆腔淋巴、腹腔神经丛、胸椎等反射区各 50 次，按摩力度以局部胀痛为宜。

贴心小叮咛

★注意饮食。忌食油腻及不易消化的食物，避免暴饮暴食。

★作息规律，起居正常，不熬夜。

★养成良好的排便习惯，保持胃肠道正常的生理功能。

★对伴有胆结石的患者，虽然能通过按摩暂缓疼痛，但是一定要通过手术排除结石。

痔疮

痔疮是由肛管和直肠末端静脉丛曲张引起的，医学上分为内痔、外痔和混合痔。此病多见于坐立过久、经常便秘或妊娠者，外痔以块状突出为主要症状，内痔便秘时会出现便血。

全身按摩

特效穴位

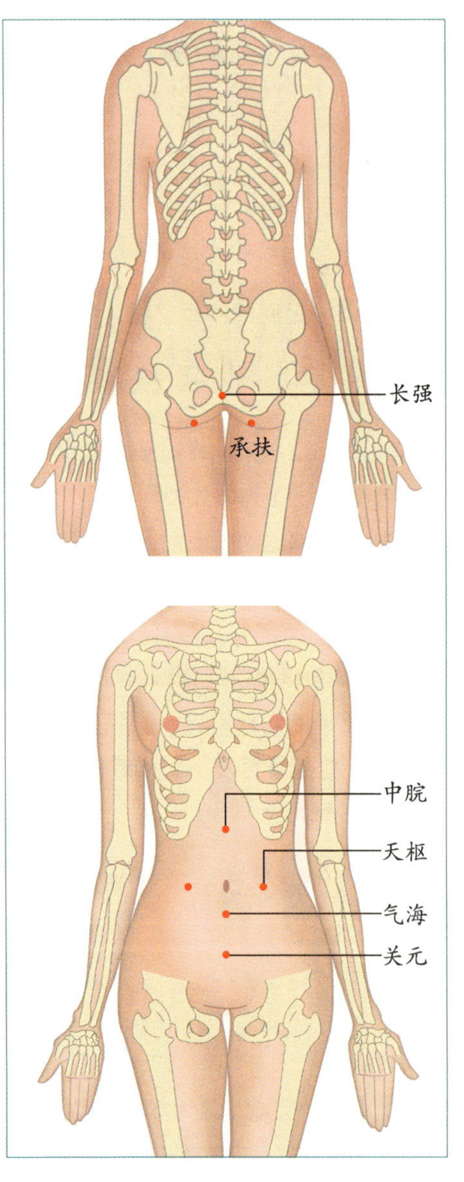

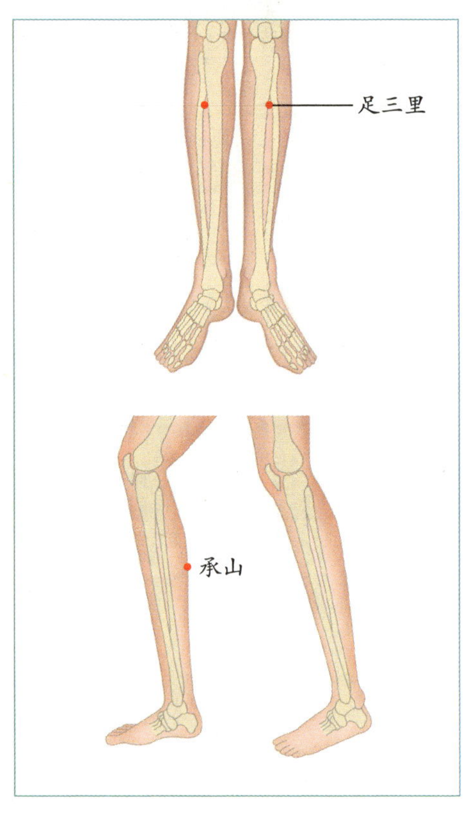

按摩方法

❶患者仰卧，用拇指推拿、揉捏中脘、天枢、气海、关元各2分钟，以有酸胀感为宜。

❷患者屈膝，放松腹部，用掌根以顺时针方向摩擦肚脐周围以及下腹部3分钟，直至患者感到温热为止。

❸患者俯卧，用中指指端用力按压长强2分钟。按压过后，患者可提肛收缩配合按摩。

❹用拇指指端点压承扶（见图①）、足三里、承山，各1分钟，以有酸胀感为宜。

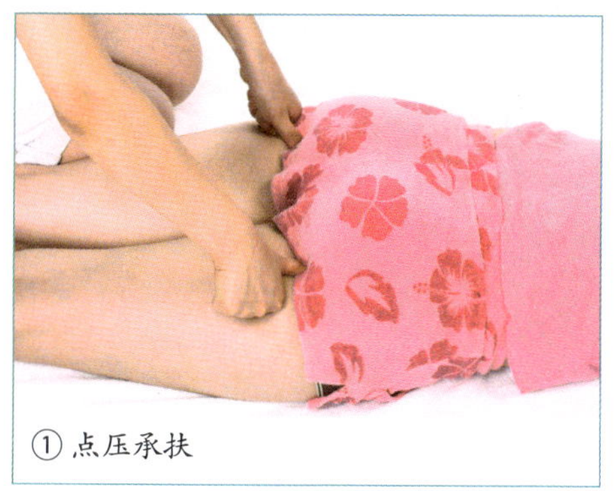
① 点压承扶

手足耳按摩

特效穴位

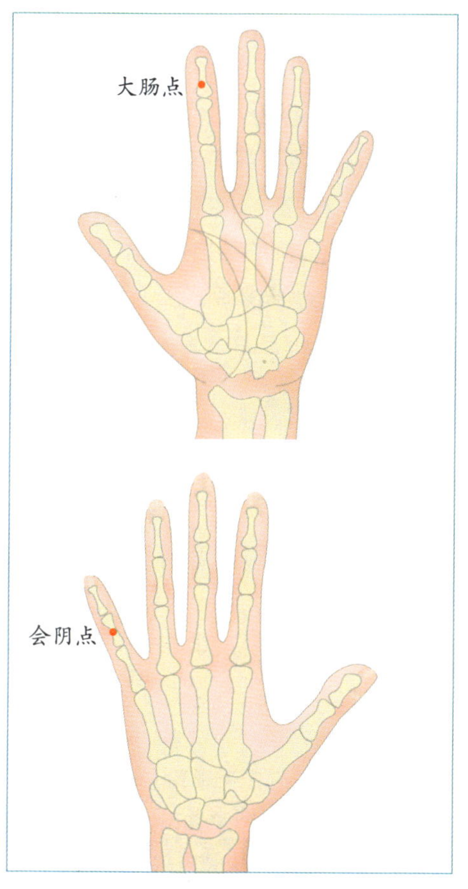

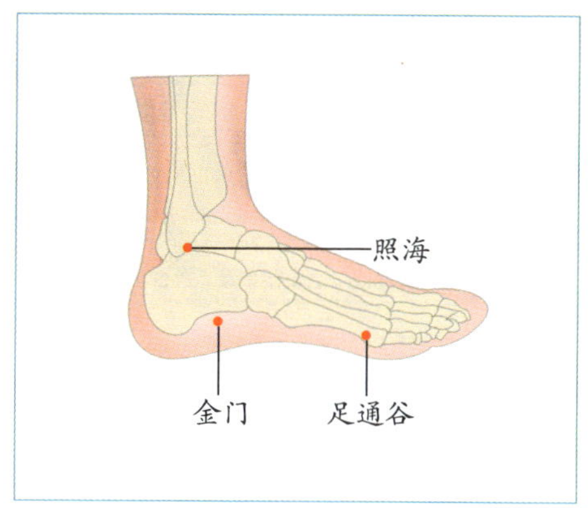

按摩方法

❶以艾灸的手法刺激大肠点及会阴点3～5分钟。其中，会阴点是治疗痔疮最有效的穴位，肛门周边有痔疮时，同侧手部的会阴点会有压痛。在进行艾灸时，应以刺激病侧的穴位为重点，另一侧为辅助。

❷用艾灸的手法刺激金门、足通谷两穴，每穴3～5分钟。金门和足通谷都属于足太阳经的穴位，主治泌尿生殖系统、循环系统、消化系统的病症。肛门周边有痔疮时，同侧的金门会有压痛。在进行艾灸时，应以刺激病侧的穴位为重点，另一侧为辅助。注意不宜在过饥、过饱、大恐、大怒、大渴时施灸，妇女在经期不宜施灸。

❸用拇指、食指捏拿两侧照海1分钟，以有酸胀感为宜（见图②）。

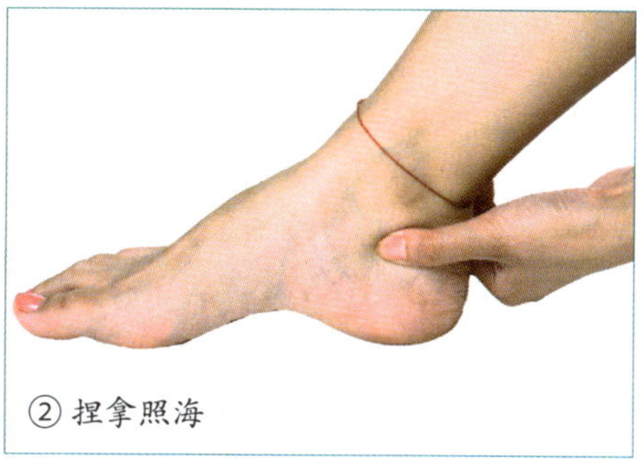
② 捏拿照海

神经衰弱

神经衰弱是以慢性疲劳、情绪不稳、自主神经功能紊乱为主要症状，突出表现为精神易兴奋和易疲劳，并伴有许多躯体不适症状和睡眠障碍。掌握了下面的按摩法，就能很好地缓解以上症状。

全身按摩

特效穴位

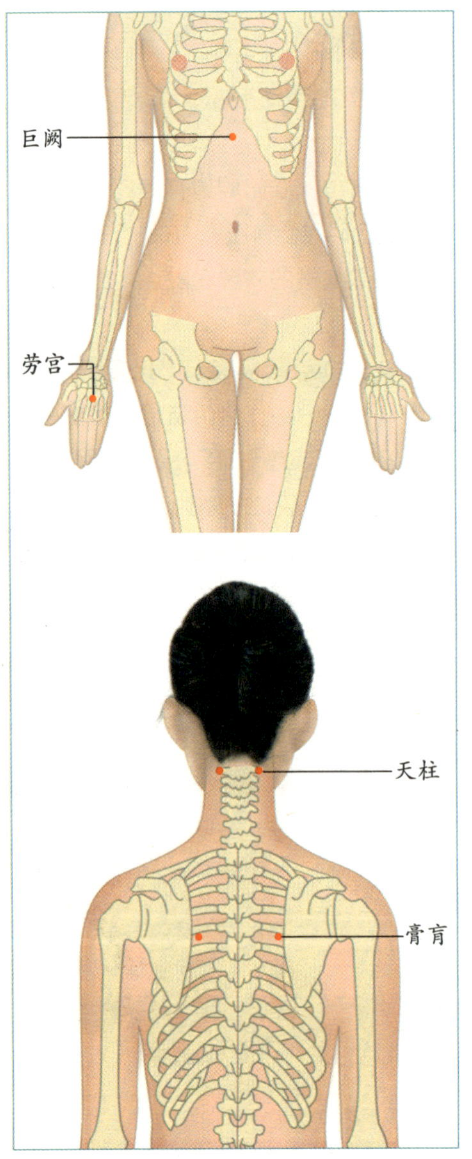

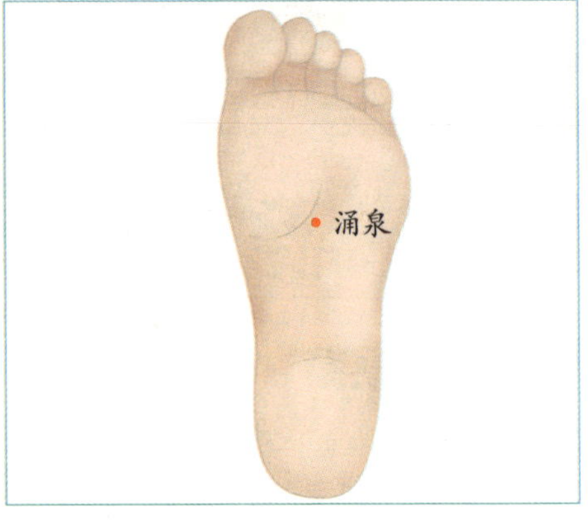

按摩方法

❶ 用拇指按压巨阙、劳宫各 3 分钟。

❷ 两手拇指分别按同侧天柱，也可以头向一侧倾斜，对侧的拇指向斜下方按压穴位。

❸ 把除拇指以外的四指放到对侧的膏肓上，上身动的同时按摩穴位。

❹ 单食指扣拳法按揉涌泉 1 分钟。

手足耳按摩

特效穴位

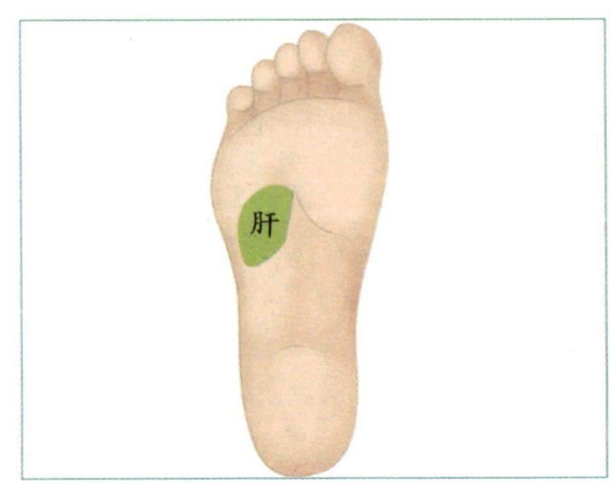

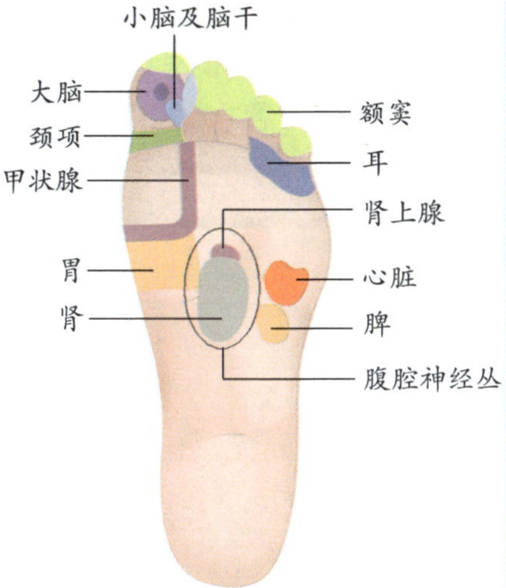

小脑及脑干
大脑
颈项
甲状腺
额窦
耳
肾上腺
胃
心脏
肾
脾
腹腔神经丛

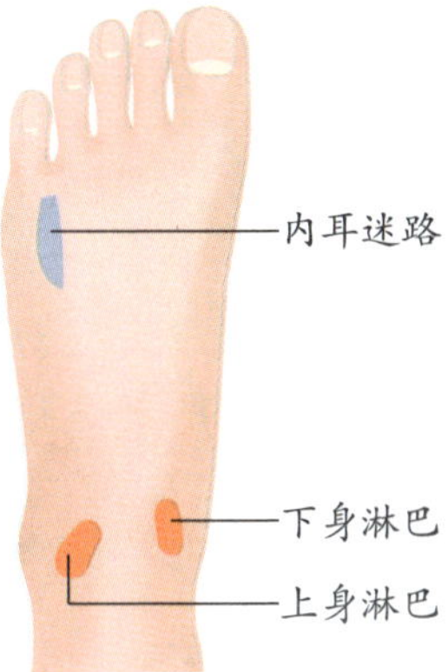

内耳迷路
下身淋巴
上身淋巴

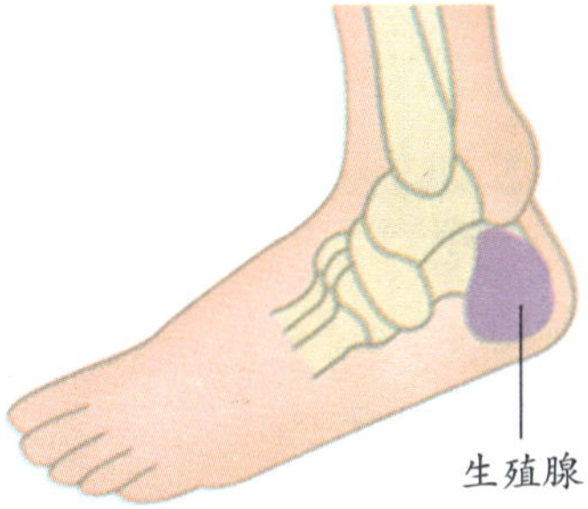

生殖腺

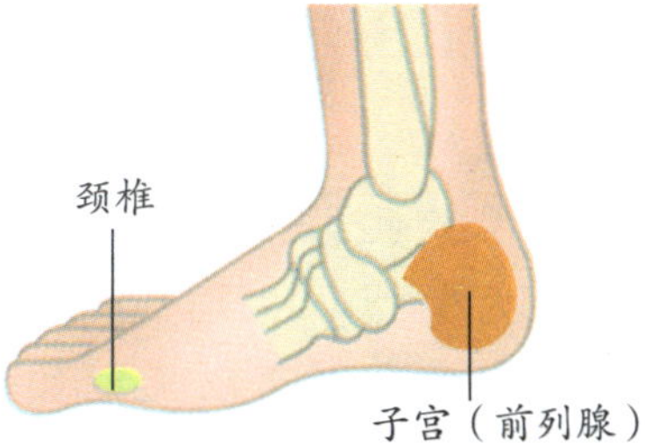

颈椎
子宫（前列腺）

按摩方法

单食指扣拳法推压脚部的大脑（见图①）、额窦、甲状腺、腹腔神经丛、胃等反射区各 50 次；扣指法推压脚部的小脑及脑干、颈椎、颈项、耳等反射区各 50 次；单食指刮压生殖腺、子宫（前列腺）、内耳迷路等反射区各 50 次；单食指扣拳法按揉脚部的心脏、肝、脾、肾上腺、肾（见图②）等反射区各 30 次；双拇指捏法按揉脚背上、下身淋巴反射区 30 次。

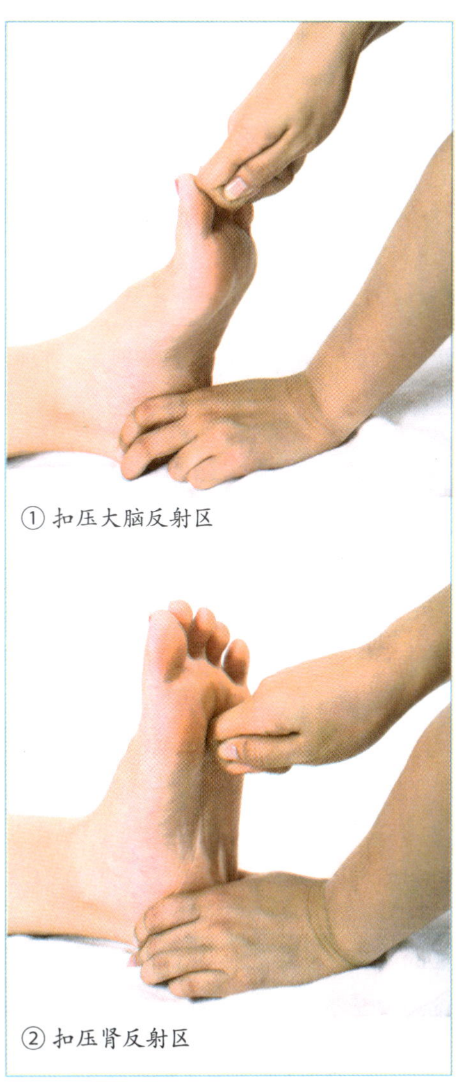

① 扣压大脑反射区

② 扣压肾反射区

坐骨神经痛

坐骨神经痛是指坐骨神经病变沿坐骨神经通路即腰臀部、大腿及小腿后外侧和足外侧发生的疼痛症状群。按病损部位分根性和干性坐骨神经痛两种。病因以腰椎间盘突出最多见。

全身按摩

特效穴位

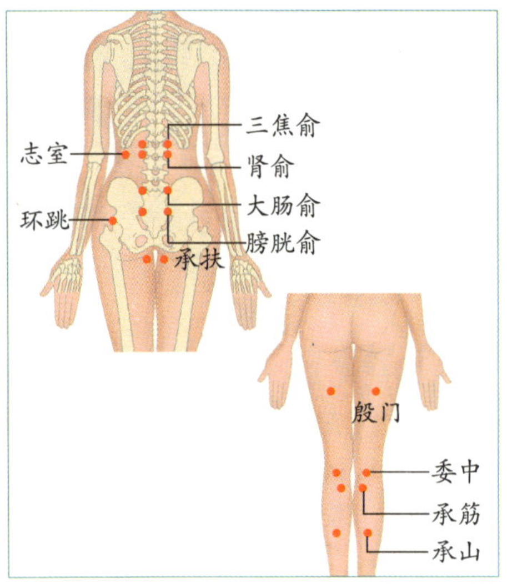

按摩方法

他人按摩

❶患者俯卧。先在腰、臀部做推、揉、㨰等动作，反复多遍。然后用肘尖用力点按臀部环跳约 1 分钟（见图①）。

❷擦、揉患侧大腿、小腿后群肌，用掌根揉小腿外侧部位，反复 20 次（见图②）。

❸用手指点、按、揉承扶、殷门、承山、承筋、委中等穴各 1 分钟。

❹双手拍打臀部、大腿和小腿，反复来回做几次；然后双手五指并拢，并以指端自下而上啄击患腿后部及外侧部位，反复几遍（见图③）。

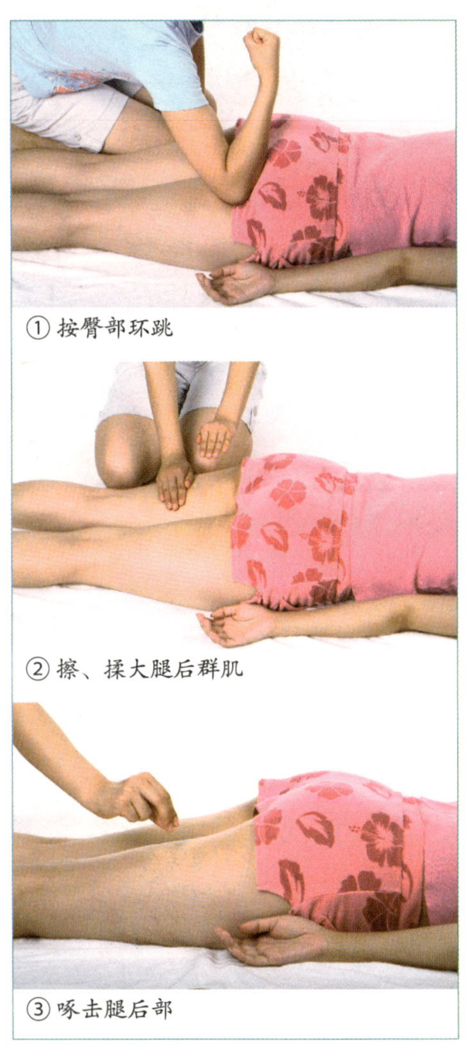
① 按臀部环跳

② 擦、揉大腿后群肌

③ 啄击腿后部

依症按摩

❶臀部梨状肌损伤时，在疾病初期以手掌根部为着力点，按压于所要按摩的部位上，使局部产生酸痛感，后期用指、掌、肘等深压于治疗部位上，作直线往返的拨

动。须注意拨动方向与肌纤维、韧带、神经走行方向相垂直。

❷ 骶髂关节扭伤时，可对患者先施予腰臀部一般按摩。患者向右侧卧，左腿屈曲，右腿伸直。按摩者与患者相对，左手按于患者左肩前，右手按于左臂部并固定臀部不动。然后令患者上身慢慢向左后方转动，当转至最大限度时，按摩者双手须略施巧力（切勿太用力），使患者的左臂与左肩做相反方向的轻轻扳动，这时常会听到一声轻响。接着，患者向左侧卧，再做一次，方法同前。

❸ 腰椎间盘突出症的患者，应尽快就医，若碍于条件不能住院治疗时，应睡木板床休息，注意腰部保暖，并可采用按摩方法治疗。在腰、臀部做擦、推、揉、滚、拍等一般手法，以消除肌肉紧张或痉挛。

自我按摩

❶ 患者取健康一侧卧姿。用患侧的手擦、揉患侧志室、三焦俞、大肠俞、膀胱俞，再按揉患侧肾俞（见图④）。

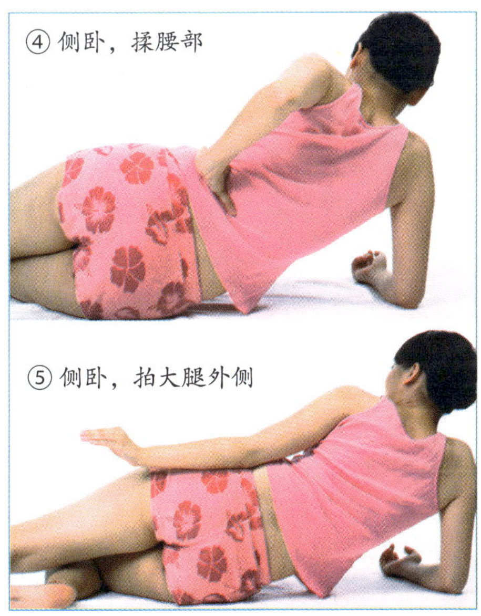

④ 侧卧，揉腰部

⑤ 侧卧，拍大腿外侧

❷ 健康一侧卧姿，用手擦、捏、揉、拍、啄患侧大腿和小腿后侧、外侧，反复做20次，直至患者局部有温热感为宜（见图⑤）。

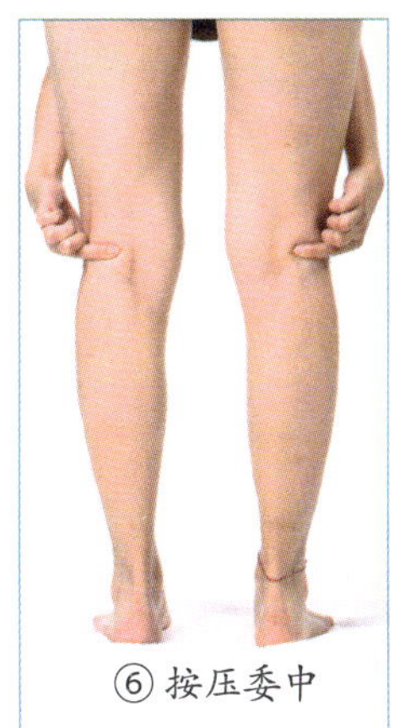

⑥ 按压委中

❸ 用拇指指腹端按压环跳、委中（见图⑥）、承山各 50 次，直至患者局部有酸胀感为宜。

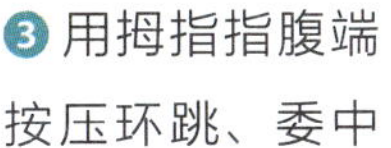

手足耳按摩

特效穴位

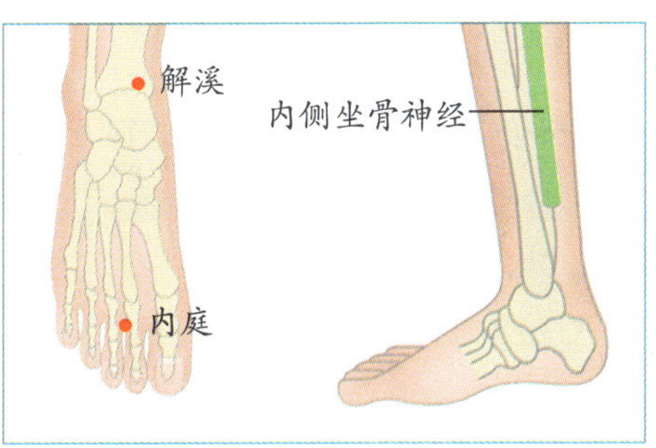

按摩方法

❶ 用手指指腹推压坐骨神经区域。

❷ 用拇指按压内庭、解溪各 1 分钟。

贴心小叮咛

★注意保暖，避免受凉、受潮，冬天注意不要让冷风吹到腰腿部。

★工作时，要注意姿势，不要扭伤。

★睡硬板床可以调整身体的生理弯曲。

眩晕症

眩晕症是现代人常见的慢性病，发作时患者常常感到天旋地转，同时伴有脸色苍白、呕吐、躺在床上无法起身等症状。临床上最常见的一种眩晕症称为美尼尔病，某些病人必须长期依赖药物。

全身按摩

特效穴位

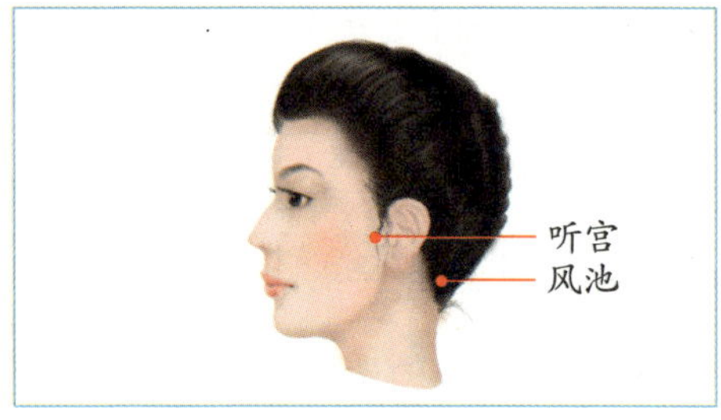

按摩方法

❶ 取坐姿，两手的拇指分别放在同侧的听宫上，吸气的同时头部后仰、按压穴位，呼气时松开。

❷ 取坐姿，用一侧拇指按同侧风池，呼气，头部向该侧倾斜，同时按压穴位。吸气，头部回复原位。另一侧按同样的方法进行。

手足耳按摩

特效穴位

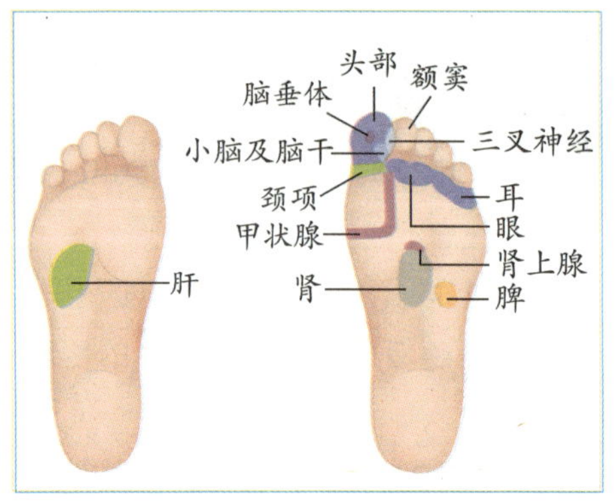

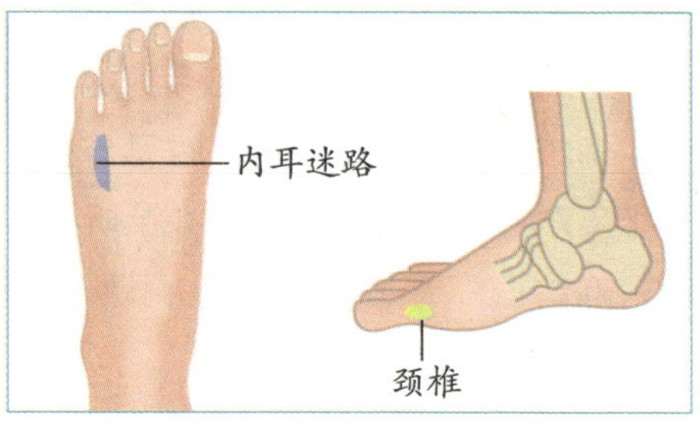

按摩方法

❶ 单食指扣拳法推压脚部的头、额窦、甲状腺等反射区各 50 次。

❷ 握足扣指法按揉脑垂体反射区 30 次（见图①）。

❸ 单食指刮压内耳迷路反射区 50 次（见图②）；单食指扣拳法按揉脚部的肝、脾、肾上腺、肾反射区各 30 次。

❹ 扣指法推压脚部的小脑及脑干、三叉神经、颈椎、颈项、眼、耳反射区各50次（见图③）。

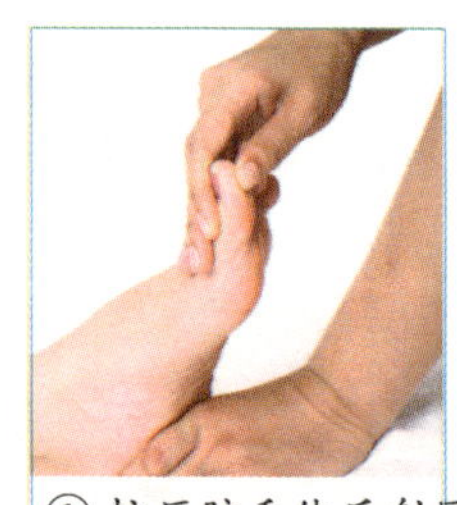

① 按压脑垂体反射区

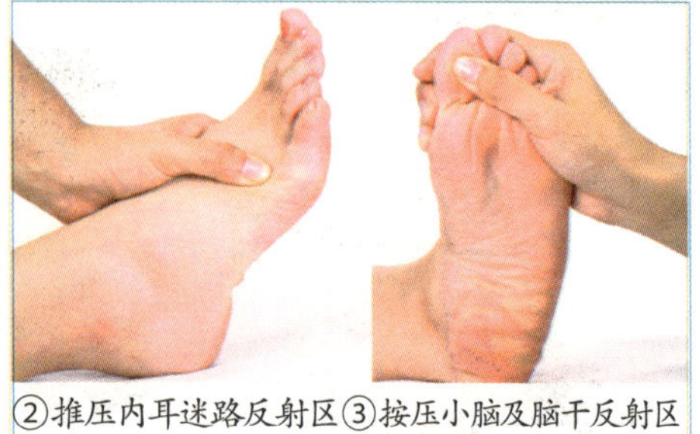

②推压内耳迷路反射区 ③按压小脑及脑干反射区

肋间神经痛

所谓肋间神经，是指沿着胸部肋骨，由背后经过侧腹，一直到胸前的神经。肋间神经痛就是沿着这条神经，经胸部、腹部呈半环状的强烈疼痛。

全身按摩

特效穴位

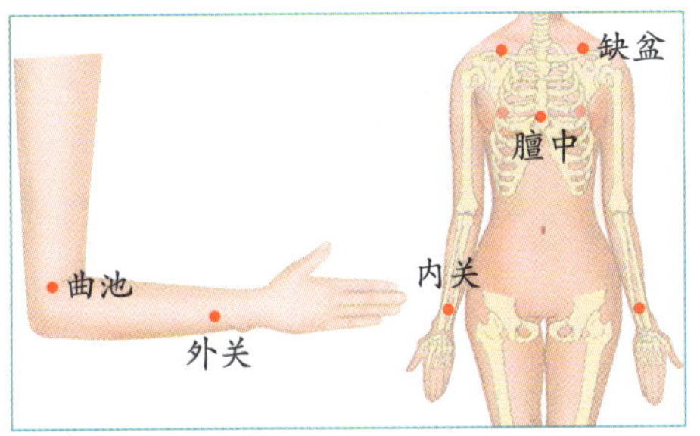

按摩方法

❶患者取坐位，腰微挺直，双脚平放与肩同宽，左手掌心与右手背重叠，轻轻放在小腹部，双目平视微闭，呼吸调匀，全身放松，静坐 1 ~ 2 分钟（见图①）。

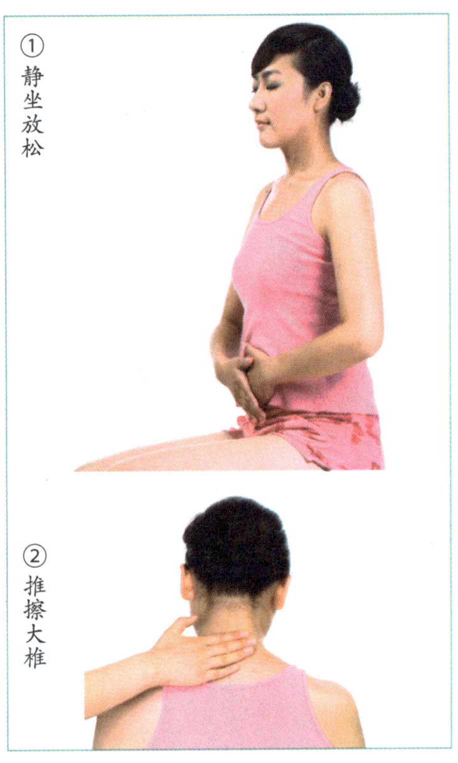

❷将右手 4 指并拢，紧贴在颈椎部位，适当用力反复推擦 0.5 ~ 1 分钟，至局部发热为佳（见图②）。

❸将一手中指指腹放在对侧肩部，适当用力揉按 0.5 ~ 1 分钟。双肩交替进行。

❹将一手拇指指腹放在对侧曲池上，其余 4 指附在肘后，适当用力按揉 0.5 ~ 1 分钟。双手交替进行。

❺将一手中指和拇指指腹放在对侧的外关和内关上，两指对合用力按压 0.5 ~ 1

贴心小叮咛

肋间神经痛食疗方

材料：红薯 200 克，牛奶 250 毫升。

调料：白糖 15 克。

做法：1. 红薯去皮，切碎绞取汁液待用。

2. 牛奶放入奶锅内煮沸，加入红薯汁液、白糖拌匀即成。

服用方法：每日 1 次，当茶饮用，每次 1 杯。

功效：顺气消炎，生津活血。

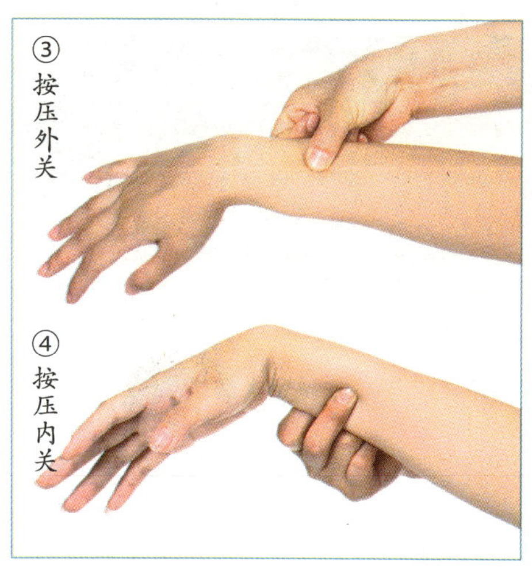
③ 按压外关
④ 按压内关

分钟。双手交替进行（见图③、图④）。

❻ 一手半握拳，伸出拇指，将拇指指腹放在对侧缺盆上，适当用力按揉 0.5 ~ 1 分钟，以肩部有酸胀感为佳。两侧交替进行（见图⑤）。

❼ 双手手指张开呈爪状，将指尖附于同侧胸骨旁肋间处，适当用力从胸前正中线沿肋间向两侧分推 0.5 ~ 1 分钟。

❽ 将拇指指腹紧贴膻中，适当用力做顺时针方向摩揉 0.5 ~ 1 分钟，以局部发热为佳（见图⑥）。

❾ 将双手 4 指分别放于剑突同侧，沿肋骨向两侧分推 0.5 ~ 1 分钟（见图⑦、图⑧）。

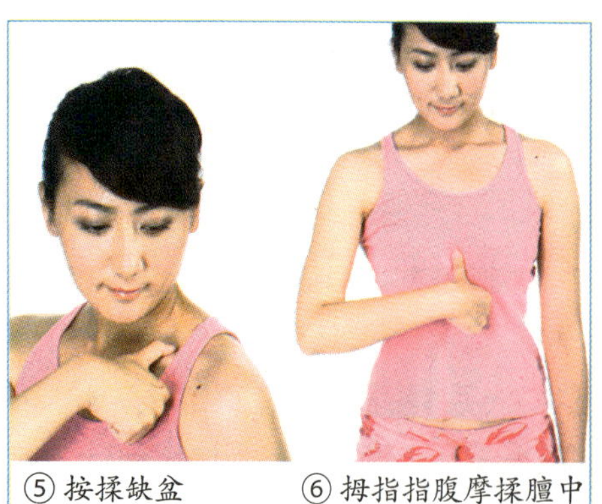
⑤ 按揉缺盆　⑥ 拇指指腹摩揉膻中

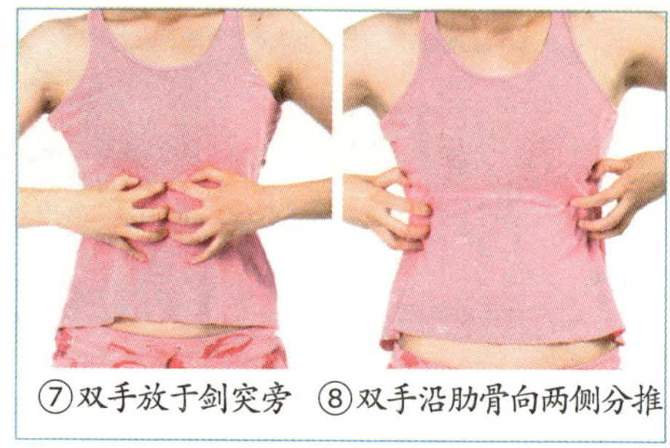
⑦ 双手放于剑突旁　⑧ 双手沿肋骨向两侧分推

手足耳按摩

特效穴位

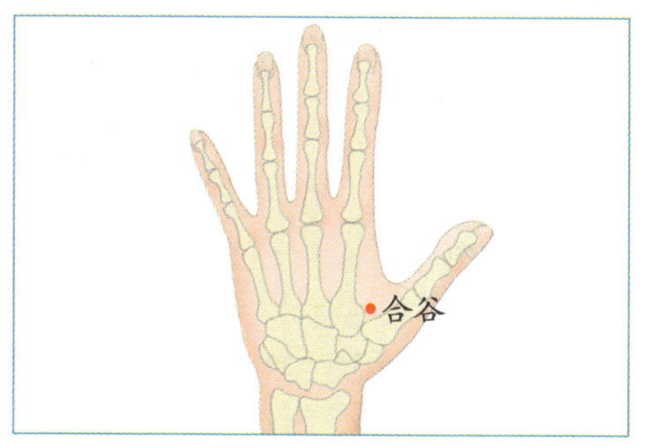

按摩方法

将一手拇指指尖按在另一手的合谷上，其余 4 指附在掌心，适当用力掐压 0.5 ~ 1 分钟，以有酸胀感为佳。双手交替进行。

贴心小叮咛

★治疗应明确原发病灶，采用适当的治疗方法，如使用药物、理疗等。

★推拿在临床上治疗由胸椎损伤或退变引起的肋间神经痛疗效较好。这类患者通过胸椎复位手法纠正后，疼痛就能明显缓解。

★胸椎部位的疾病要及时治疗，以免继发肋间神经痛。坐位工作者要注意姿势，避免劳累。

神经性皮炎

神经性皮炎是一种以皮肤苔藓样病变及剧烈瘙痒为主症的慢性皮肤病。本病的病因虽还不十分清楚，但与神经因素有明显的关系。如神经衰弱的症状得到改善，神经性皮炎的症状也可能好转。

全身按摩

特效穴位

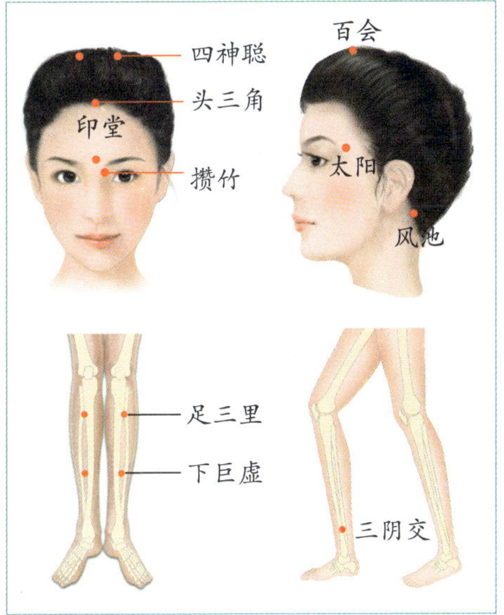

按摩方法

❶ 用双手拇指桡侧缘交替推印堂 30 次。

❷ 用双手拇指螺纹面分推攒竹至两侧太阳 30 次。

❸ 用拇指螺纹面按揉百会、四神聪各 30 ~ 50 次。

❹ 用大鱼际按揉太阳 30 次。

❺ 推按头三角 30 ~ 50 次。

❻ 轻轻拿捏风池 10 次。

❼ 由前向后用五指拿头顶，至后头部改为三指拿，顺势从上向下拿捏项肌 3 ~ 5 次，以感觉胀痛为宜。

❽ 用双手大鱼际从前额正中线抹向两侧，在太阳处按揉 3 ~ 5 次，再推向耳后，并顺势向下推至颈部。做 3 遍。

❾ 按揉三阴交、下巨虚、足三里各 50 次，按摩力度以局部胀痛为宜。

手足耳按摩

特效穴位

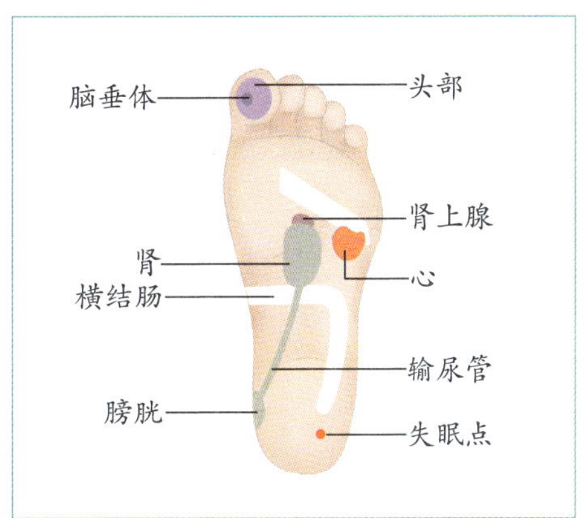

按摩方法

❶ 点按脚部肾反射区 10 次，按摩力度以局部胀痛为宜。

❷ 由足趾向足跟方向推按输尿管反射区 10次，推按速度以每分钟 30 ~ 50次为宜。

❸ 点按脚部膀胱反射区 10 次，按摩力度以局部胀痛为宜。

❹ 由足内侧向足外侧推按失眠点及其他反射区（见特效穴位标注）10 次，推按速度以每分钟 30 ~ 50 次为宜。

膝关节炎

膝关节炎又叫膝关节骨性关节炎，这是临床常见病症，多发生于40岁以上的中老年人。临床可见膝关节肿大、疼痛、活动受限，X线拍片显示膝关节骨质增生或骨刺形成。

全身按摩

特效穴位

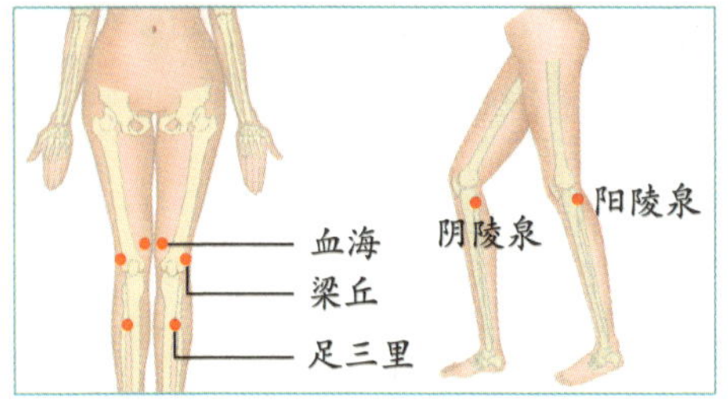

按摩方法

❶ 点揉压痛点：如果膝周有压痛点，用拇指、食指在压痛点按揉，如膝关节内外侧、髌骨下及膝后腘窝等。每个痛点均由轻至重，再从重至轻点揉约1分钟，此法可促进痛点炎症吸收，松解粘连（见图①）。

❷ 点按穴位：以血海、梁丘、阴陵泉、阳陵泉、足三里为主，每穴点按1分钟，以微微酸胀为宜（见图②）。

❸ 拿捏股四头肌：以拇指和其余四指相对拿捏股四头肌（即大腿前面丰厚的肌肉）约3分钟，以微微酸胀为度（见图③）。

❹ 擦膝部：在膝关节两侧用掌根从股四头肌至小腿中下部肌肉作直线擦动，保持一定压力，以深层组织有热感为宜，每次约3分钟。

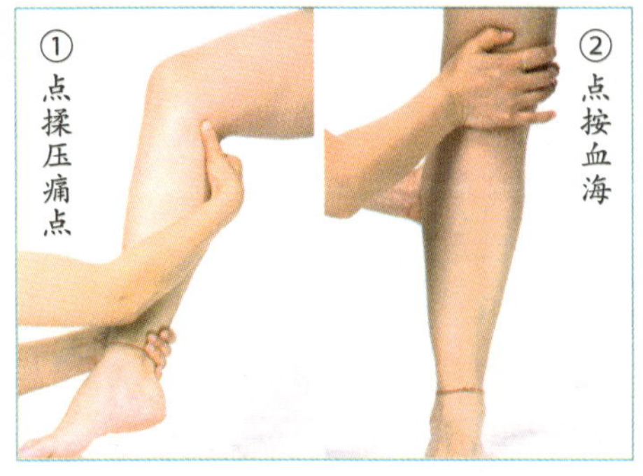
① 点揉压痛点
② 点按血海

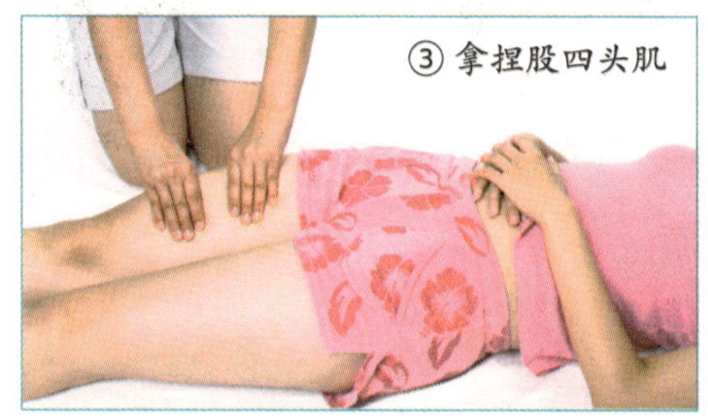
③ 拿捏股四头肌

手足耳按摩

特效穴位

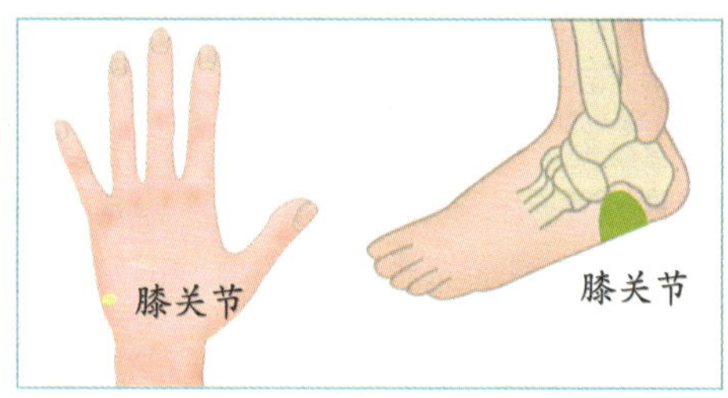

按摩方法

❶ 掐揉或点按手部的膝关节反射区10～30次。

❷ 单食指扣拳法按摩足部的膝关节反射区，食指从前向后扭转180°，也可以从前开始顶压，每扭转90°点压一下，反复按揉5次。

腰痛

腰部是连接胸腔、腹腔、盆腔的中枢地带，因此，腰痛可以是这些结构中的组织、器官病理改变的表现。此外，脊柱、腰部肌肉、韧带、神经系统的疾病以及腹腔内脏器的疾病等也可表现出腰痛。

全身按摩

特效穴位

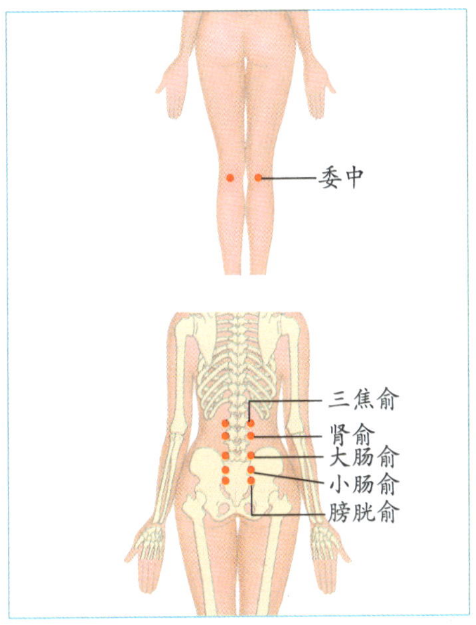

按摩方法

❶ 点按双侧委中 2 分钟，直至患者有明显的酸胀感（见图①）。

❷ 用推法、刮法先从上向下再从下向上按摩背部的督脉及两侧脊柱旁的肌肉，反复按摩 20 次（见图②、图③）。

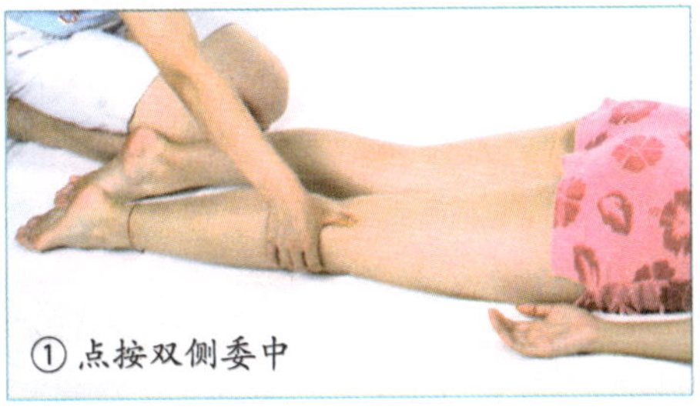
① 点按双侧委中

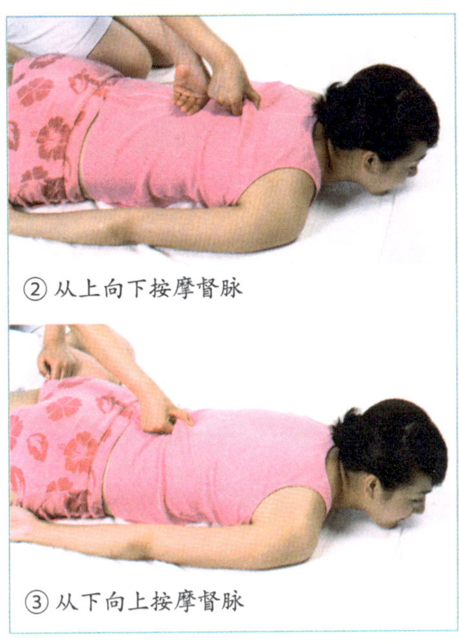
② 从上向下按摩督脉

③ 从下向上按摩督脉

❸ 用力按压、揉双侧的肾俞、大肠俞等穴位，反复 50 次。

❹ 用双手拇指重叠左右弹拨、拿捏脊柱两旁肌肉，反复操作 30 次。

❺ 两脚前伸而坐，或弯曲膝盖，或正坐姿势均可。两手分别捏拿、提放腰部肌肉 15 ~ 20 次。

❻ 患者仰卧，用双手按压住患者的膝部，要求患者尽力向前俯压，最好患者膝部能碰到患者的胸部。

❼ 取坐姿，双手五指并拢，分别放在左右后腰椎部，掌心向内，上下缓慢揉搓，至发热为止（见 P138 图④）。

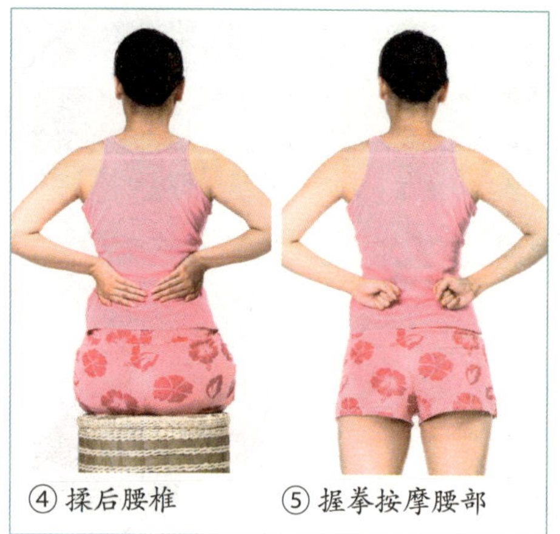
④ 揉后腰椎　⑤ 握拳按摩腰部

❽ 两手握拳，放腰部向四周滚动、按摩，自下而上，再自上而下，反复多次进行。头部可配合前倾后仰（见图⑤）。

❾ 两手对搓发热之后，重叠放于腰椎正中，由上而下推搓 30 ~ 50 次，至局部产生发热感。

❿ 两手叉腰，大拇指分别按于腰眼处，用力挤压，并旋转揉按，先顺时针，后逆时针，各 36 圈。

⓫ 上下摩擦腰骶部肌肉，直至患者感觉到灼热为宜。

⓬ 双手握拳，两拳手心向外，轻叩腰部，以不引起疼痛为宜，左右同时进行，各叩 30 次。

⓭ 双手反叉腰，拇指在前，按压于腰侧不动，其余四指从腰椎两侧处用指腹向外抓擦皮肤，从腰眼抓到尾部，两手同时进行，各抓 36 次。

⓮ 两手置于腰部，以掌根按腰眼处、手心向内快速上下抖动 15 ~ 20 次。

⓯ 取坐位，以左手或右手中指尖按揉人中 1 ~ 2 分钟（见图⑥）。

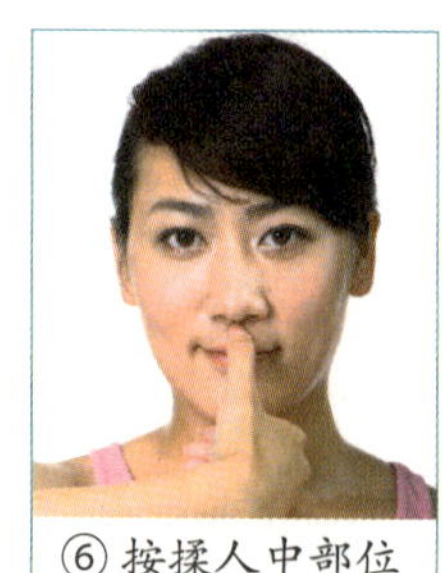
⑥ 按揉人中部位

手足耳按摩

特效穴位

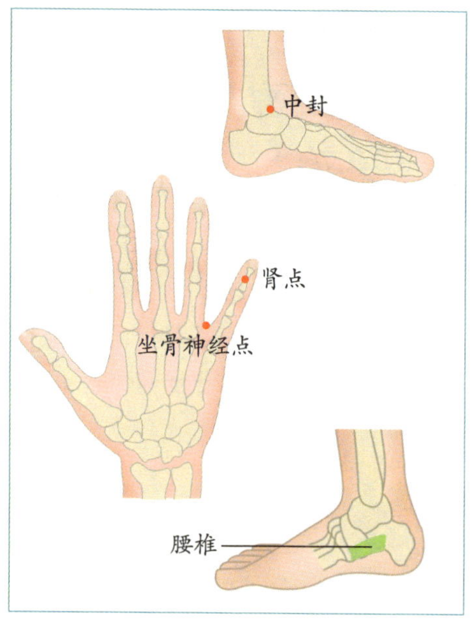

按摩方法

❶ 取肾点，稍微用力掐捏 20 ~ 30 次（见图⑦）。

❷ 按揉脚部的腰椎反射区，反复按揉 30 ~ 50 次。

❸ 按揉小指与无名指交界处手背侧的坐骨神经点，反复按揉 20 ~ 30 次。

❹ 用拇指指腹抵住中封，对产生敏感反应的区域用力按压揉搓 5 ~ 10 次。

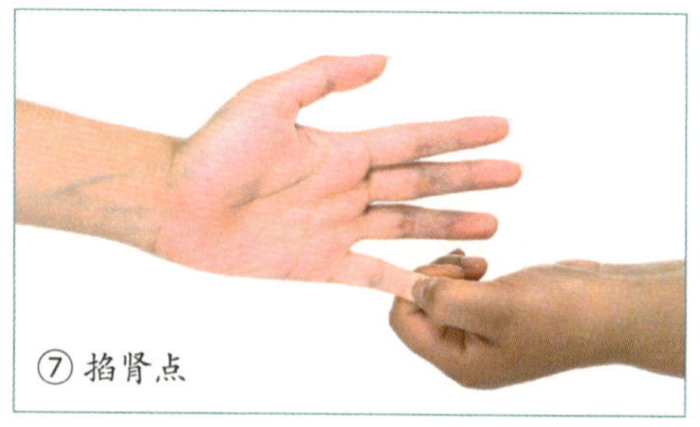
⑦ 掐肾点

颈椎病

颈椎病又称颈椎综合征或颈肩综合征，是因颈椎间盘退行性病变、颈椎骨质增生导致颈部关节失稳，引起颈椎、关节及颈部软组织发生一系列病理性变化，从而刺激、压迫颈神经根的综合征。

全身按摩

特效穴位

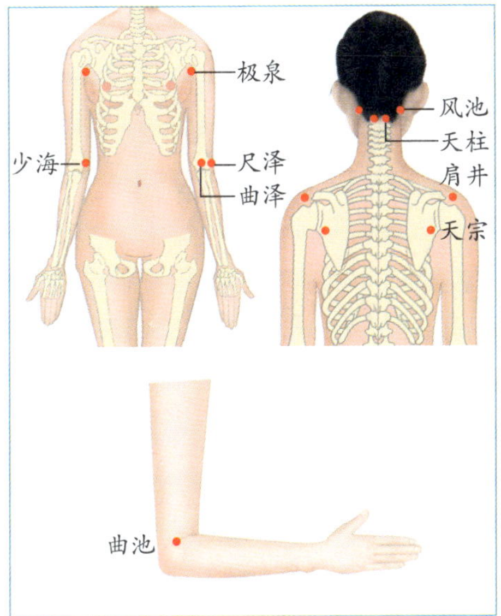

按摩方法

❶ 用双手按揉风池 2 分钟，然后从风池拿捏到肩背部，反复 10 次，最后用力点按风池。直至患者双肩感到酸胀、灼热（见图①）。

❷ 找出肩井，用手按压、拿捏此穴 30 次，然后用食指、中指、无名指三指从颈部正中的颈椎棘突侧到两侧颈部肌肉上，从上至下按压、刮擦此处 20 次（见图②）。

❸ 点按天宗 2 分钟，让肩胛部感到酸胀，再用掌根按揉整个肩胛部 2 分钟。

❹ 拿捏腋窝下极泉 15 次，直至同侧手指感到麻木为止（见图③）。

❺ 手指用力拿捏两侧颈项部，进行有节律的提捏 2 分钟，动作一定要缓慢、柔和、连贯。

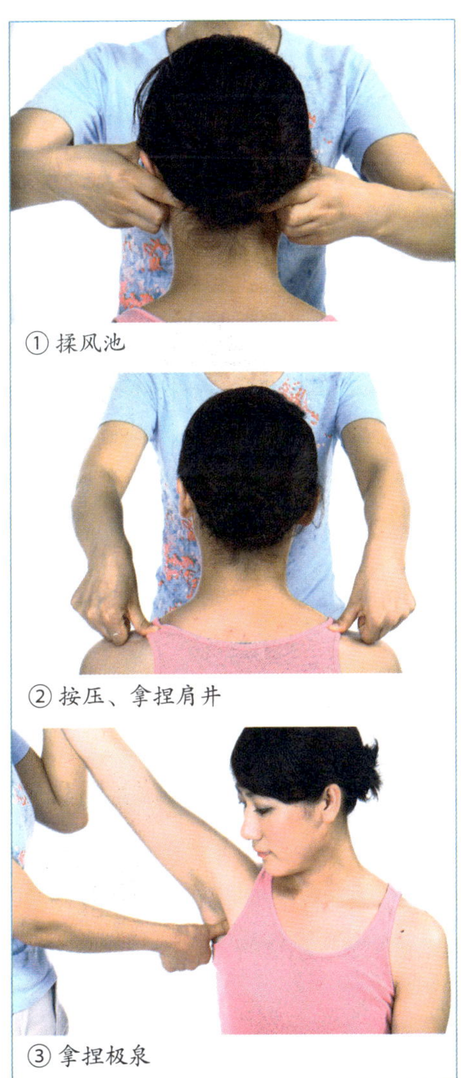
① 揉风池
② 按压、拿捏肩井
③ 拿捏极泉

❻用中等力度，以右手掌托住下颌，左手掌虎口分开托住后颈，沿垂直方向向上牵引，力度逐渐加大，持续 3 分钟。

❼让患者放轻松，用中等力度轻拍患者颈肩部，侧掌击打双肩、颈项之间的区域，拿捏双侧肩井，按压天宗，然后甩动双手。

❽用双手固定颈部，前后俯仰头 10 次。（见图④、图⑤）。

❾用双手拿、捏曲池、少海、尺泽、曲泽，反复 5 次。

❿双手按压颈椎旁线，边揉边移动。反复 5 次。

⓫用双手掌心摩擦天柱，直至产生灼热感。

⓬用中指指腹按压第 7 颈椎旁 50 次，左右手互相按摩对侧穴位，直到局部有麻木感（见图⑥）。

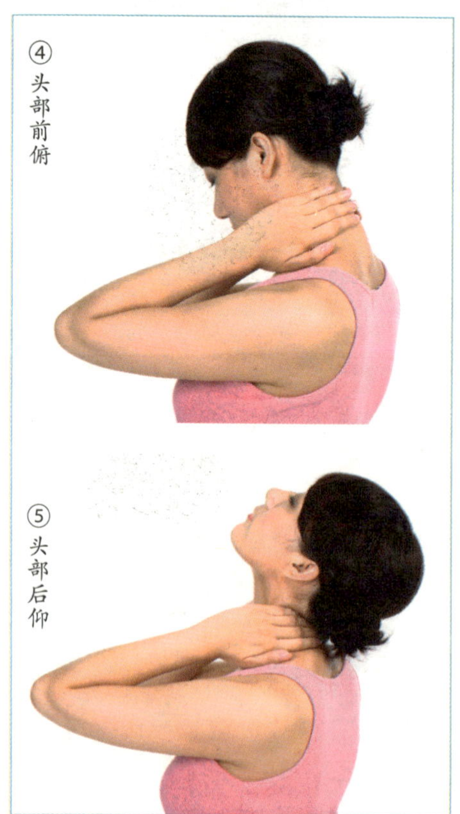

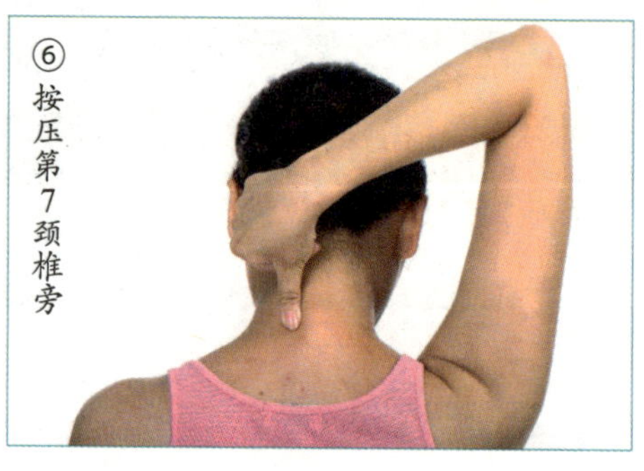

手足耳按摩

特效穴位

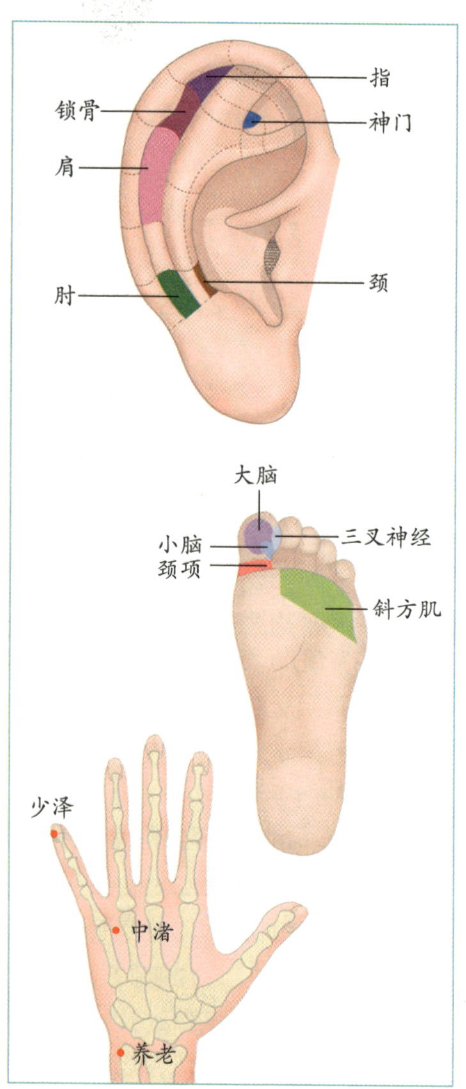

按摩方法

❶ 用双手手指指腹端按压养老，每次按压 2 分钟，每日按 2 次（见图⑦）。

❷ 用拇指和食指按压、揉捏小拇指两侧的少泽。每次 2 分钟，每日 2 次。力度适中。

❸ 用手指指端垂直用力按压中渚，每次 2 分钟，每日 2 次。

❹ 按压颈项（见图⑧）、三叉神经（见图⑨）、小脑等反射区各 50 次。

❺ 单食指扣拳法推压足部斜方肌、大脑等反射区各 50 次。

❻ 捏指法反复推压耳部脊柱 30 次。

❼ 单食指扣拳法按揉耳部肘反射区各 30 次。

❽ 用指甲推耳部颈反射区 20 秒。

❾ 用指甲推耳部指反射区 20 秒。

❿ 用指甲推耳部锁骨反射区 30 秒。

⓫ 用指甲推耳部肩反射区 30 秒。

⓬ 点掐耳部神门 20 秒。

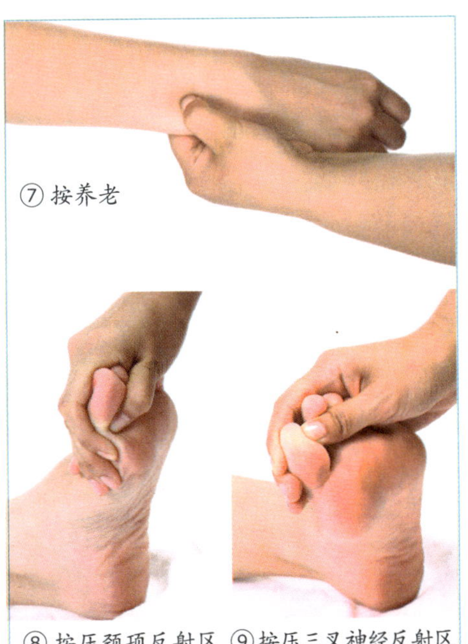

⑦ 按养老

⑧ 按压颈项反射区 ⑨ 按压三叉神经反射区

贴心小叮咛

长期伏案工作的人们，颈椎会越来越僵硬，可以通过下面的瑜伽操来缓解颈部疲劳症状，并预防颈椎病的发生。

颈部伸展

直立，头部轻柔地向右侧倾斜，将右耳轻放于右肩上，用鼻均匀地深呼吸；1 分钟后，换另一侧练习。放松，调匀呼吸，配合冥想，把意念中的画面切换到杨柳低垂的湖边，效果会加倍。

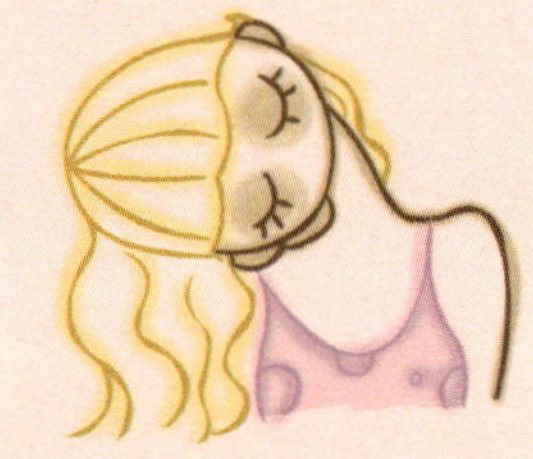

扩胸运动

直立，两手在背后交握，两肩夹紧，手臂带着胸部往上提升，越高越好。手臂上提时用鼻子吸入尽可能多的氧气，手臂放下时呼气。

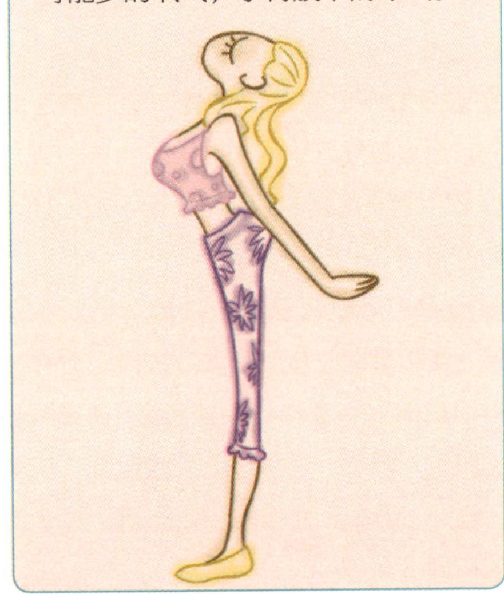

腰肌劳损

腰肌劳损是腰部肌肉、筋膜、韧带等软组织慢性损伤而引起的以腰部疼痛、乏力甚至活动受限为主要表现的疾病，是引起腰痛的常见原因。对症按摩对本病有一定疗效。

全身按摩

特效穴位

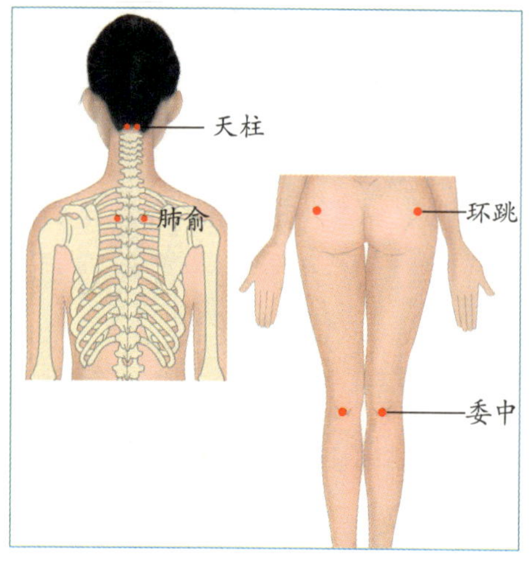

按摩方法

❶ 患者俯卧，按摩者双手置于天柱，以掌指关节用力，沿督脉搓擦至骶骨处。反复按摩 2 ~ 3 分钟。

❷ 双手置于患者的肺俞处，轻轻按压此穴，反复按摩 2 ~ 3 分钟。

❸ 双手置于患者的腰骶处，用手指按揉，动作持续 2 ~ 3 分钟。

❹ 患者也可以自己进行按摩，将双手握拳，食指掌指关节放在腰部按揉 5 分钟；再用食指、中指、无名指指腹按揉腰两侧的肌肉，随后，将手移动到腰骶部，按摩 3 分钟。最后，点按委中、环跳，每个穴位按揉 3 分钟。

手足耳按摩

特效穴位

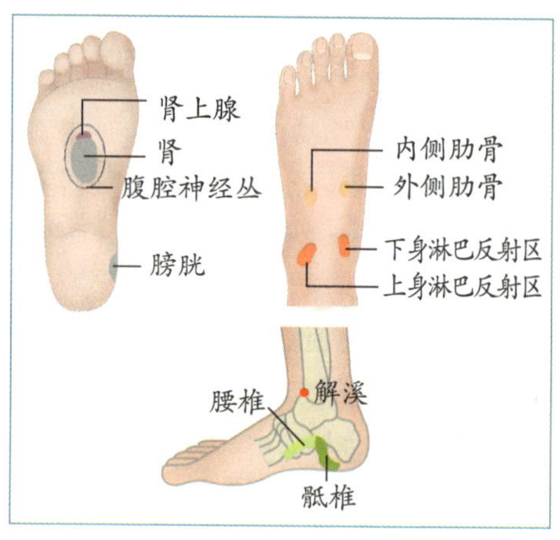

按摩方法

❶ 捏指法推压足部腰椎、骶椎等反射区各 50 次（见图①）。

❷ 捏指法按揉足部的解溪、上下身淋巴反射区各 30 次（见图②）。

❸ 单食指扣拳法按揉足部肾、肾上腺、膀胱反射区各 30 次。

❹ 双指扣拳法或单食指扣拳法推压腹腔神经丛、内侧肋骨、外侧肋骨反射区各 30 次。

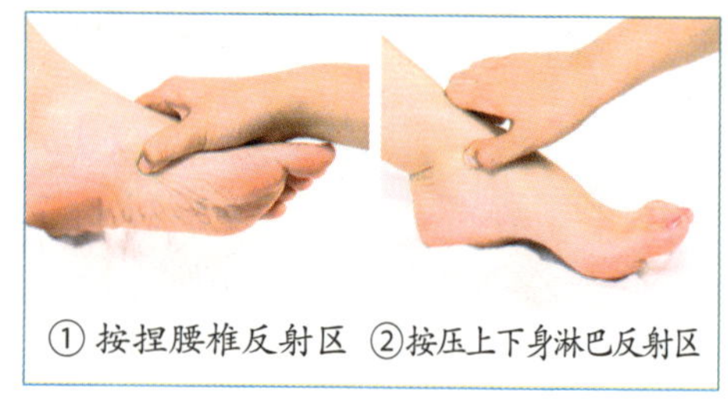

① 按捏腰椎反射区 ②按压上下身淋巴反射区

肩周炎

肩周炎是指肩关节周围的筋腱发生损伤性或退行性病变所引起的以肩关节疼痛、活动功能障碍为主要症状的常见病、多发病。本病好发的年龄是50岁左右，女性比男性多发，且多是一侧发生。

全身按摩

特效穴位

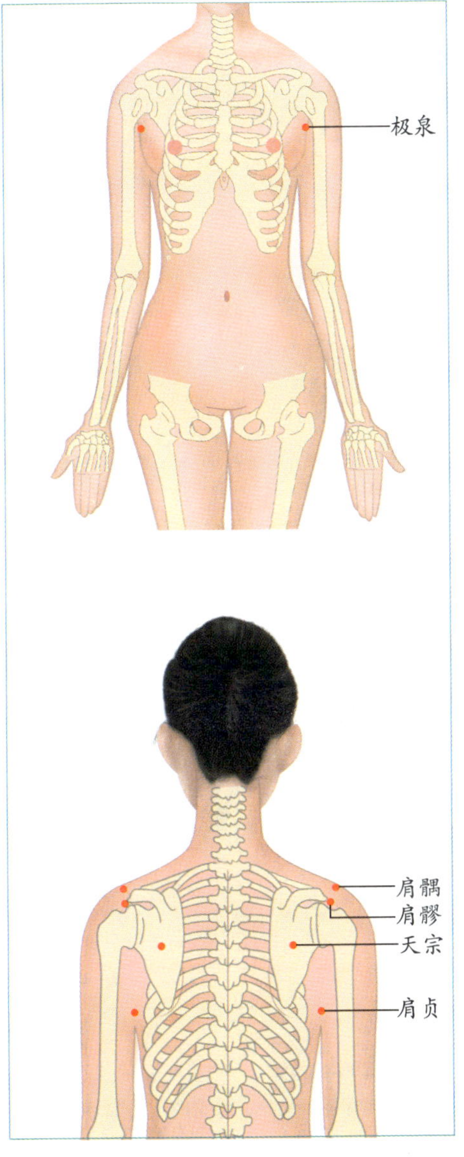

按摩方法

❶ 患者俯卧，用两只手按压住患者的肩胛骨，以拇指同时指压左右天宗，同时用手抵住腋下的极泉。这样可以缓解肩膀疼痛（见图①）。

❷ 用一手支撑患者的手臂，用另一只手按压臑会，可缓解手臂因疼痛而无法举高的症状，对肩膀三角肌以及上臂疼痛较有效（见图②）。

❸ 抓住患者肩膀，拇指用力按压肩髎。

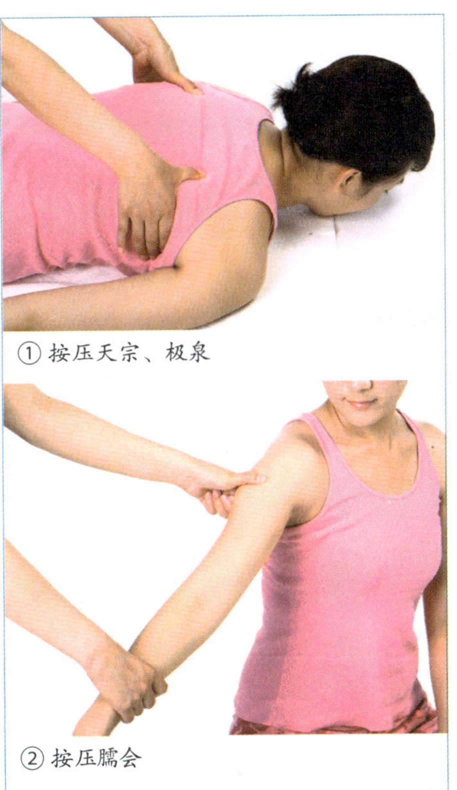

① 按压天宗、极泉

② 按压臑会

可缓解肩膀的酸痛（见图③）。

❹ 按揉患者的肩髃、肩贞各 1 分钟。其中对肩贞力度要大一些（见图④）。

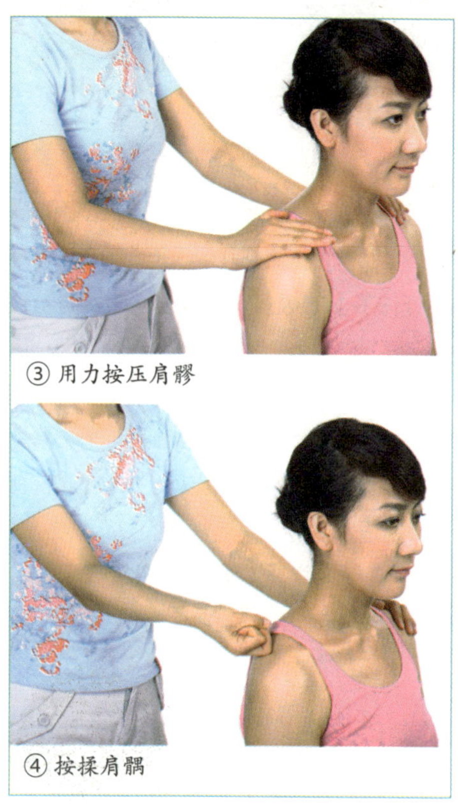

③ 用力按压肩髎

④ 按揉肩髃

❺ 用拿法、揉法在患者肩部及上肢内侧按摩，然后抓、捏肩后大筋 5 次，最后用拇指、食指按压腋下极泉 5 次。直至患者有酸胀、灼热感。

❻ 一手握住肩部，一手握住腕部，以肩关节为中心做旋转运动，幅度由小变大，以患者能承受的力度为最佳（见图⑤、图⑥）。

❼ 双手握住患者的腕部，分别向上、下、左、右方向摇动上肢，约 5 分钟。

❽ 双手分别置于肩前后做环旋运动，再用叩法轻击肩周部位。反复操作 15 次。

❾ 用对侧手掌置于患肩周炎的单侧肩部

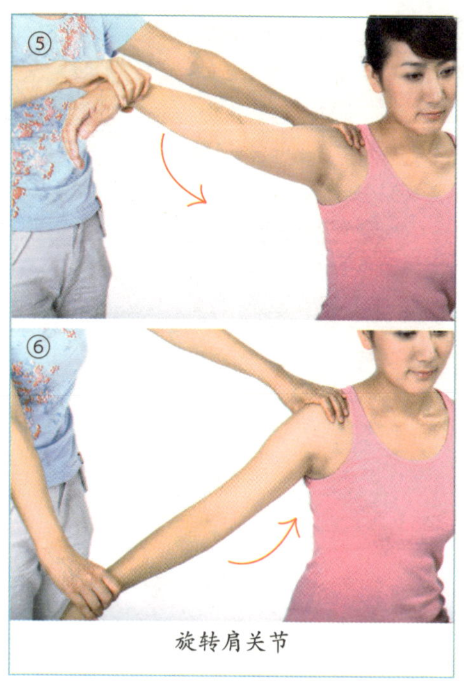

旋转肩关节

做顺时针方向按、揉 50 次，以患处感觉到温热为宜（见图⑦）。

❿ 用手掌摩擦、刮患侧肩膀，以产生灼热感为宜。

⓫ 用对侧手掌托住患侧肘部，做前后左右摆动肩膀的运动（见图⑧）。

⓬ 用对侧手掌托住患侧手腕部，做向上抬举肩膀的运动。反复 10 次（见 P145 图⑨、图⑩）。

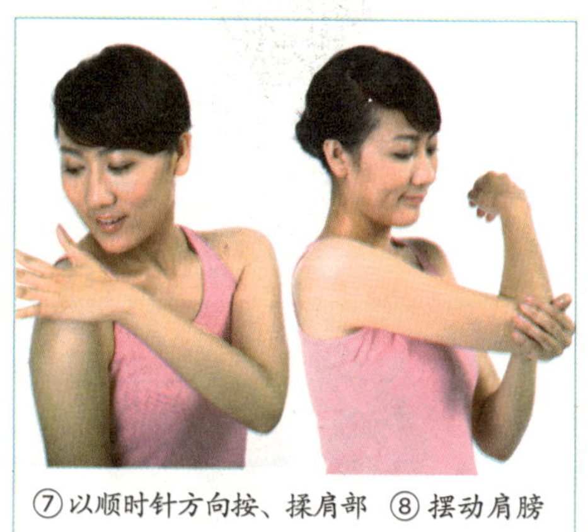

⑦ 以顺时针方向按、揉肩部 ⑧ 摆动肩膀

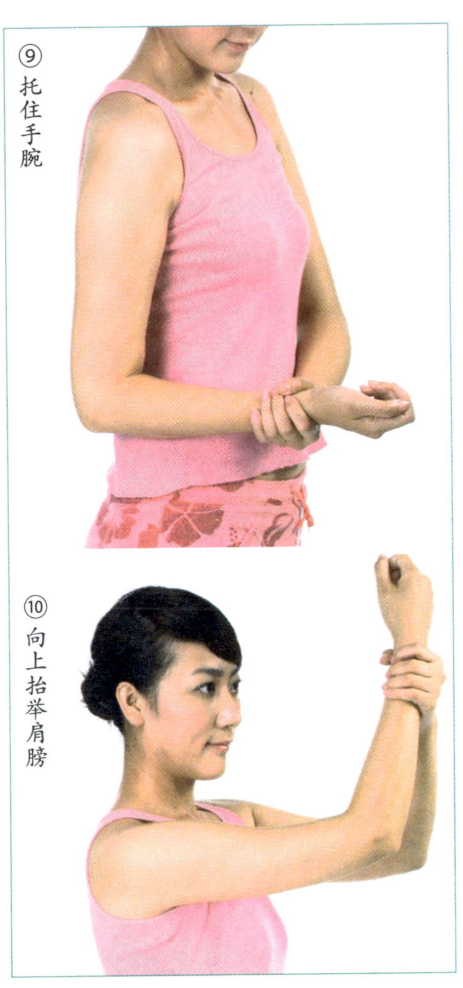

手足耳按摩

特效穴位

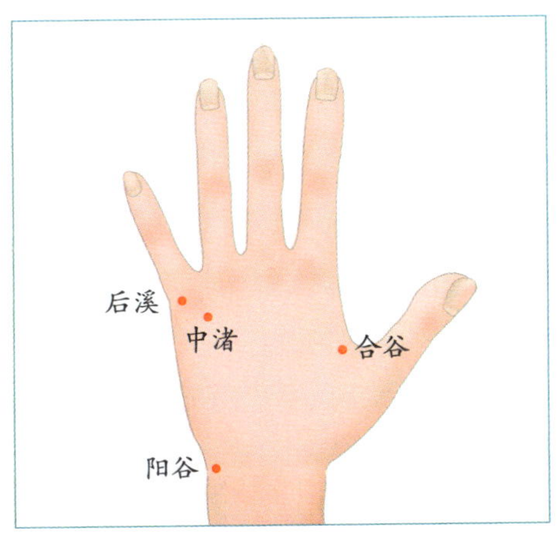

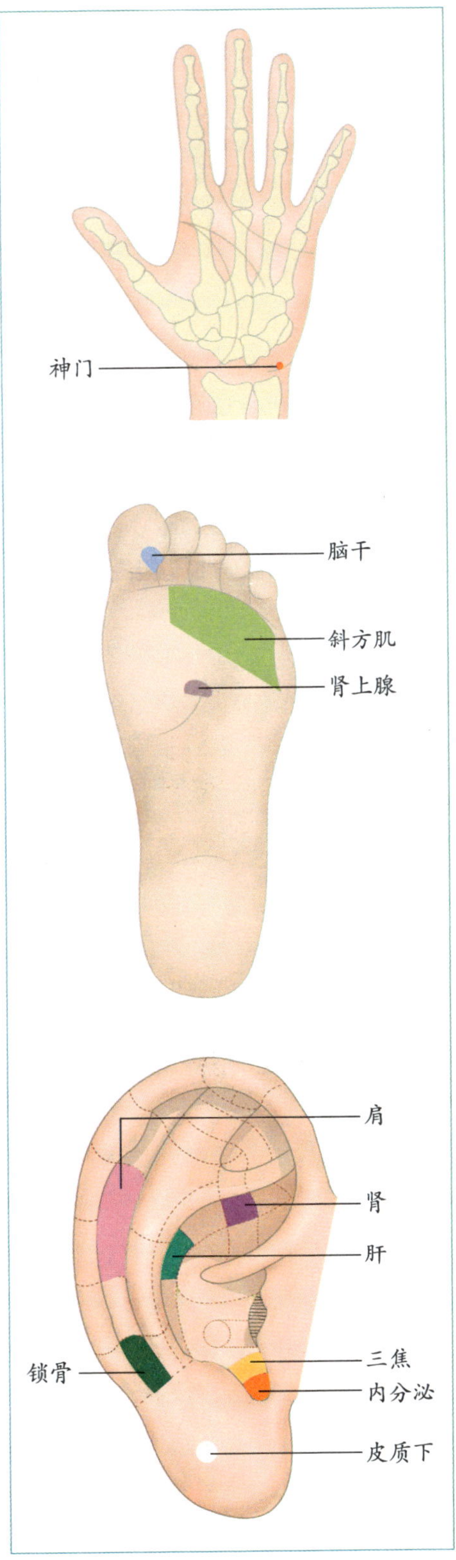

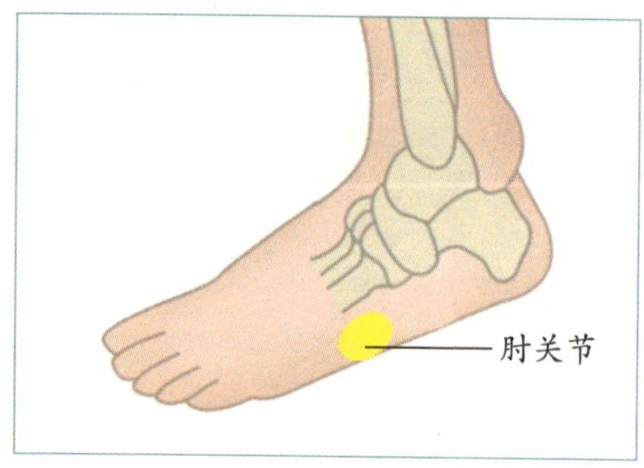

按摩方法

❶ 按压手部的阳谷、合谷、后溪（见图⑪），每处压揉1分钟左右。

❷ 掐手掌侧的神门（见图⑫）1分钟。

❸ 推压手部的中渚3分钟（见图⑬）。

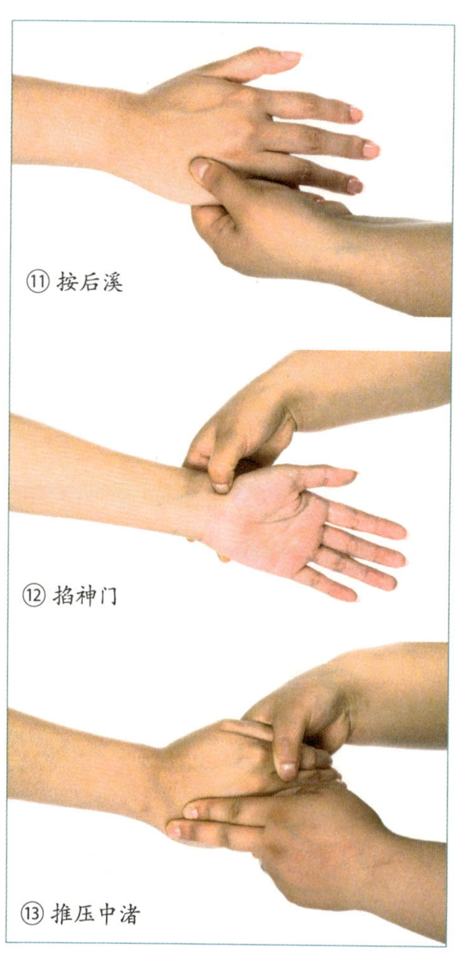
⑪ 按后溪

⑫ 掐神门

⑬ 推压中渚

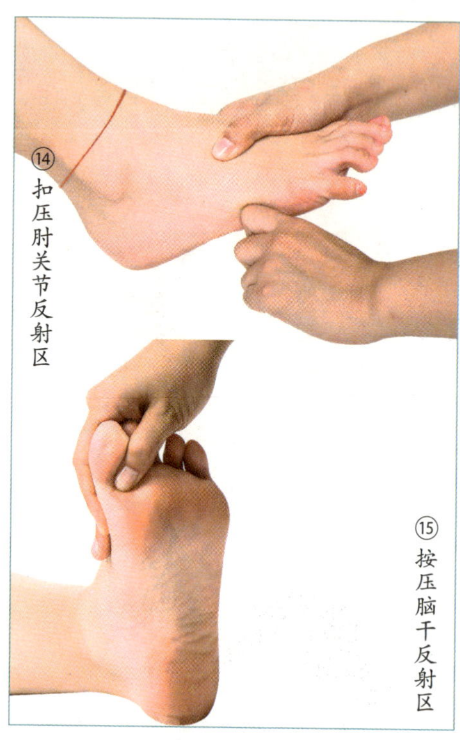
⑭ 扣压肘关节反射区

⑮ 按压脑干反射区

❹ 单食指扣拳法推压脚部的肘关节反射区50次（见图⑭）。

❺ 按压脚部的脑干反射区50次（见图⑮）。

❻ 单食指扣拳法按揉脚部的肾上腺、斜方肌反射区各30次。

❼ 推耳部的肩反射区1～2分钟。

❽ 以拇指及食指指腹按揉耳部的肾反射区，力量大小以身体能承受为度。每天1～3次，每次按揉10～30次。

❾ 捏揉耳部的锁骨、皮质下反射区1～2分钟。

❿ 点掐耳部的内分泌反射区1～2分钟。

⓫ 以拇指及食指指腹按揉耳部的肝反射区，力度以身体能够承受为度，每天1～3次，每次10～30次。

⓬ 以拇指及食指点掐耳部的三焦反射区，以身体能够承受的力度为限，每天1～3次，每次揉压10～20次，两侧耳朵交替进行。

类风湿关节炎

类风湿关节炎患者多在早上起床后，感到指头僵硬、手脚麻痹等，如果时间过久，关节疼痛就会慢慢扩大，会从小关节疼痛发展成大关节疼痛。是一种常见的伴有全身症状的慢性关节疾病。

全身按摩

特效穴位

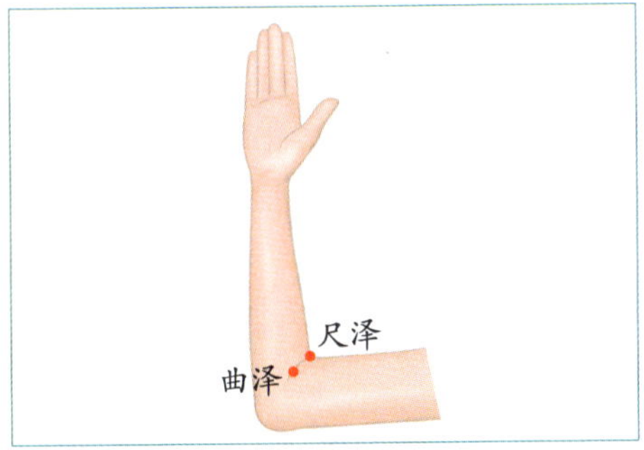

按摩方法

如果患者前臂感到不适，可用拇指指尖稍微用力按压尺泽、曲泽，各5分钟。

手足耳按摩

特效穴位

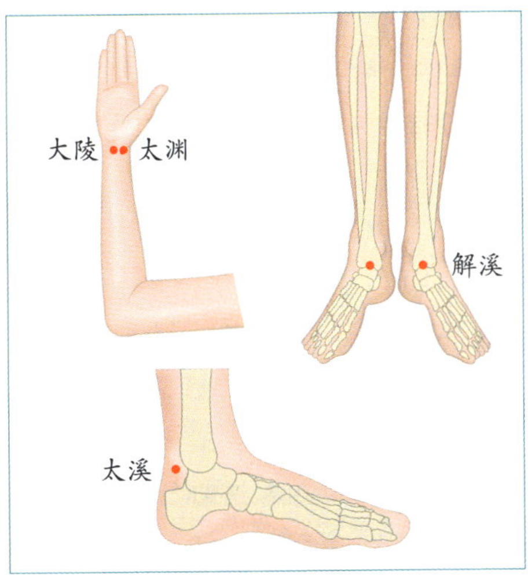

按摩方法

❶ 弯曲拇指，用拇指指端按压患者太渊，直至患者感到酸胀。按压此穴，可以缓和手部疲劳和关节疼痛（见图①）。

❷ 如果发现手指活动不灵活，可以用力按压大陵（见图②）5分钟。

❸ 患者仰卧，用拇指按压解溪（见图③）5分钟，能缓和脚踝部疼痛。

❹ 用手掌心摩擦脚底，直至患者感到温热。

❺ 患者仰卧，用拇指按压患者太溪（见图④）3分钟。

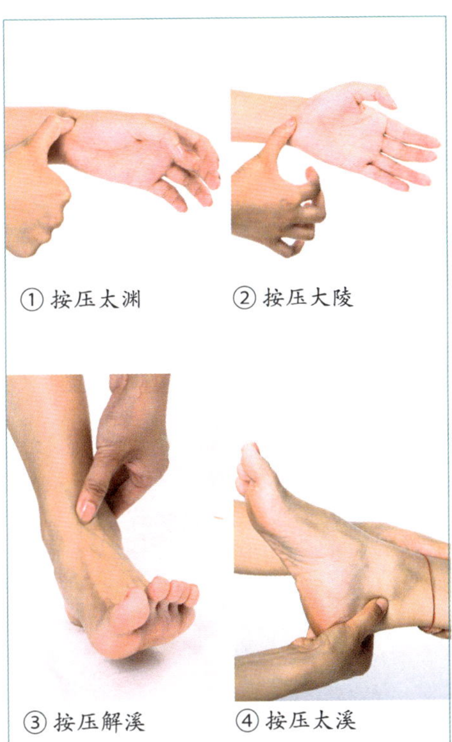

① 按压太渊　② 按压大陵

③ 按压解溪　④ 按压太溪

腰椎骨质增生

腰椎骨质增生多见于长期腰椎负荷过重或操作过多引起的骨关节病，还有一些青年因过劳或受伤也会引起此种疾病。早期仅觉腰部酸痛或活动不灵，严重者关节活动受限而产生剧烈疼痛，行动不便。

全身按摩

特效穴位

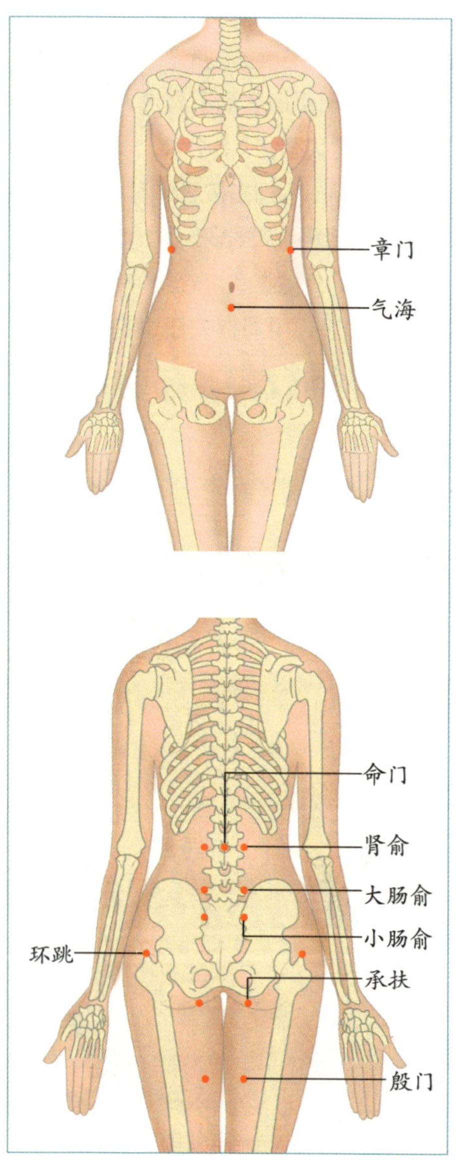

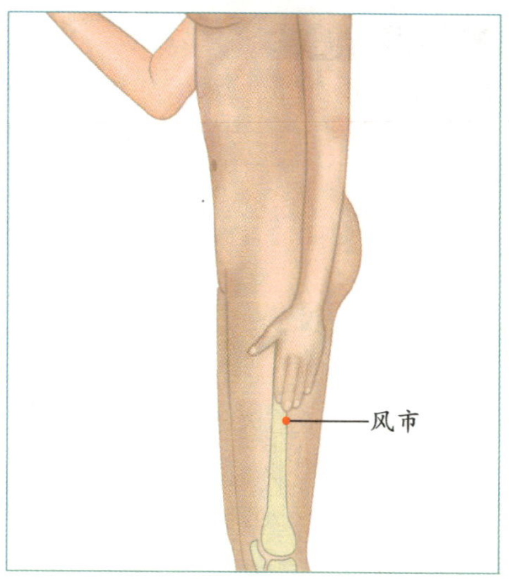

按摩方法

❶患者坐位，按摩者站其身后，用两拇指同时用力按压患者的章门，然后拿捏气海 20 次，以局部有酸胀感及微痛感为宜。

❷患者仰卧，按摩者在患者的侧面，将其下肢夹于腋下，分别按顺时针、逆时针方向旋转髋关节 10 圈，然后用力牵引下肢约 1 分钟，以感到酸胀为宜。

❸按压患者命门、肾俞、大肠俞，各 1 分钟，以感到酸胀为宜（见 P149 图①）。

❹用双手按压患者环跳、承扶、殷门、风市各 1 分钟，直至患者感到酸胀为止（见 P149 图②）。

❺患者俯卧，用推拿法自上而下从两侧背部到小腿，反复按摩 20 次（见 P149

图③）。

❻ 患者俯卧，用掌根沿着脊柱两侧进行推拿、摩擦，尤其是按压小肠俞、肾俞 3 分钟，直至患者局部皮肤发红为止。

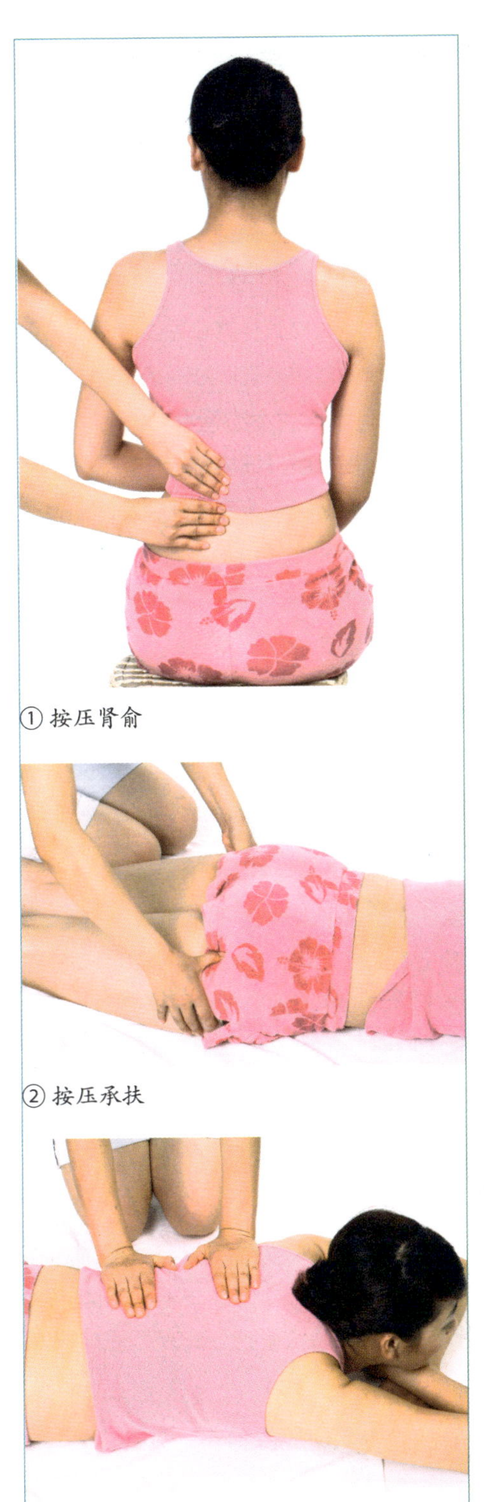
① 按压肾俞
② 按压承扶
③ 自上而下推拿背部两侧

手足耳按摩

特效穴位

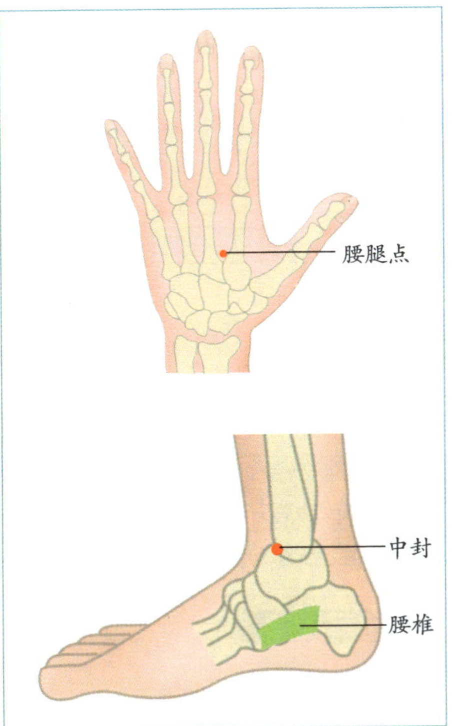

按摩方法

❶ 按压腰腿点，稍微用些力，反复按压 20～30 次。

❷ 扣指法，由足趾端至足跟端紧压第 1 跖骨的底缘推压 5 次，也可用拇指推掌法或食指压刮法，由远而近，逐次加力，做 5 次。

❸ 拇指指腹按住中封，稍稍用力按压 30 秒。

❹ 拇指指腹置于腰椎反射区，稍用力按压，对有敏感反应处用力揉搓。

畏寒症

当外界气温过低时，人体为了保持体内温度的恒定，将加大重要部位如内脏的血液循环，相应的手脚部位的血液循环就会减少，所以会出现手脚冰凉的现象。

全身按摩

特效穴位

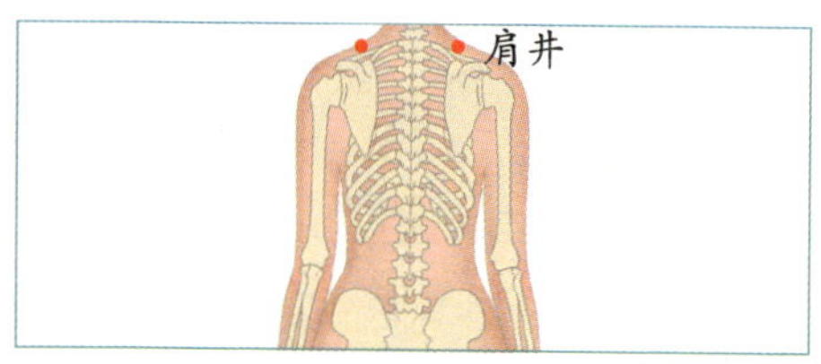

按摩方法

❶ 患者取坐位，按摩者一只手撑住患者的前额，用另一只手的拇指和食指沿颈部曲线上下轻捋。

❷ 用拇指按压肩井 2 分钟。

❸ 双手用力按摩对方颈部至肩膀部分。

手足耳按摩

特效穴位

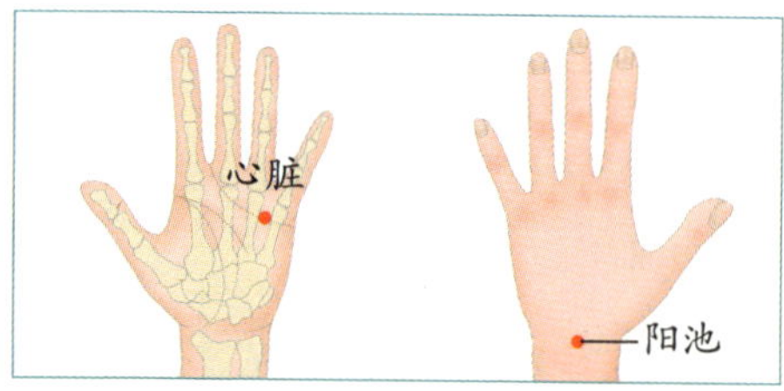

按摩方法

❶ 每天洗澡后或在感到冷时，先用双手十指交叉并相互搓擦后分开。用力要对称，速度匀速且快，要有一定往返距离。

❷ 用右手拇指按压左手手背小指根部的心脏反射区，具有补脾益肾、散寒通络的功效，故而对畏寒有良好的缓解作用。

❸ 若是有手足发冷的情况，即可指压阳池。用拇指指腹仔细按摩，最好是慢慢地进行，时间要长，力度要缓，两手交替进行。每日 3 ~ 5 次，每次 5 ~ 10 分钟。

❹ 手握空拳或可乐空瓶，轻而快速又有节奏地敲击脚底 7 ~ 10 次。

❺ 拇指和食指轻捏各趾，并配合旋转各趾 3 ~ 5 遍。

❻ 用拇指指腹来回推摩脚底，直至脚底发热为止。操作时指掌要紧贴体表，用力稳健，速度缓慢均匀，应沿骨骼走向施行，且在同一层次上推动。

❼ 分别用双手食、中指夹住耳部，做往返上下搓擦，以感觉耳部发热为度。此法可温经通络，活血化瘀。

贴心小叮咛

畏寒症着装的基本原则

畏寒症着装的基本原则是“上装薄下装厚”。腰部周围有许多大血管，如果下半身保温好上半身也就不容易感到太冷。避免穿紧身衣和紧身裤，内衣一定要贴身。此外一定要注意脚底的保暖，不然会加重寒冷的感觉。

冠心病

冠心病是冠状动脉粥样硬化性心脏病的简称，是指供给心脏营养物质的血管——冠状动脉发生严重粥样硬化或痉挛，使冠状动脉狭窄或阻塞，导致心肌缺血缺氧或梗塞的一种心脏病。

全身按摩

特效穴位

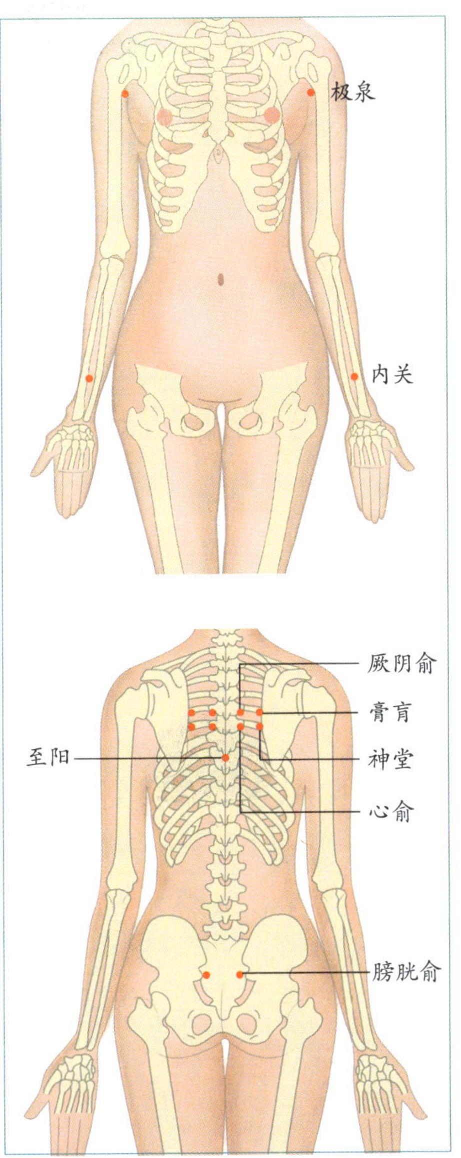

按摩方法

❶患者取俯卧位。按摩者按、压、揉患者的左侧肩胛区 5 分钟，力度要大，直至患者胸背感到温热（见图①）。

❷用拇指指端按、揉患者背部的心俞、膀胱俞、厥阴俞、膏肓、神堂，各 40 ~ 50 次，直至患者感到酸胀（见图②）。

❸用手掌沿着背部正中的督脉进行拿捏、按压，上下往返操作 3 次，尽量放松身体，让背部肌肉放松，达到疏通背部经络的作用。

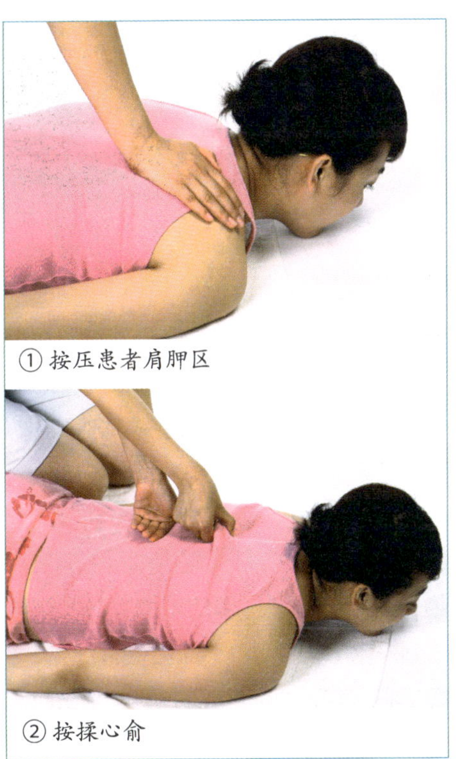

① 按压患者肩胛区

② 按揉心俞

❹用手掌侧缘摩、擦背部督脉以及膀胱经，直至患者感觉到温热为宜。

❺用手掌掌心快速摩擦心前区 2 分钟（见图③、图④）。

❻双手分开成爪形，用力于胸部，顺着肋骨的走向上下摩擦 40 次，直至患者感到微热为宜。

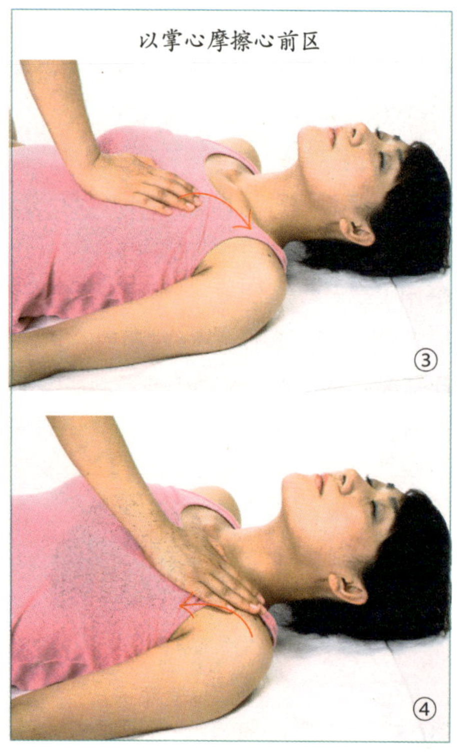

以掌心摩擦心前区

③

④

❼用拇指指腹按压上肢内侧腕关节处的内关 50 次，直到患者感到酸胀为宜。

❽将双手摩擦发热，然后摩擦胸部 50 次，力度较大（见图⑤、图⑥）。

❾用拇指指端用力按压背部中线以及至阳（见图⑦）。

❿用右手食指按压腋窝下的极泉，直至感到麻木（见图⑧）。

⓫睡前轻轻拍心前区 40 次，可预防冠心病发作。

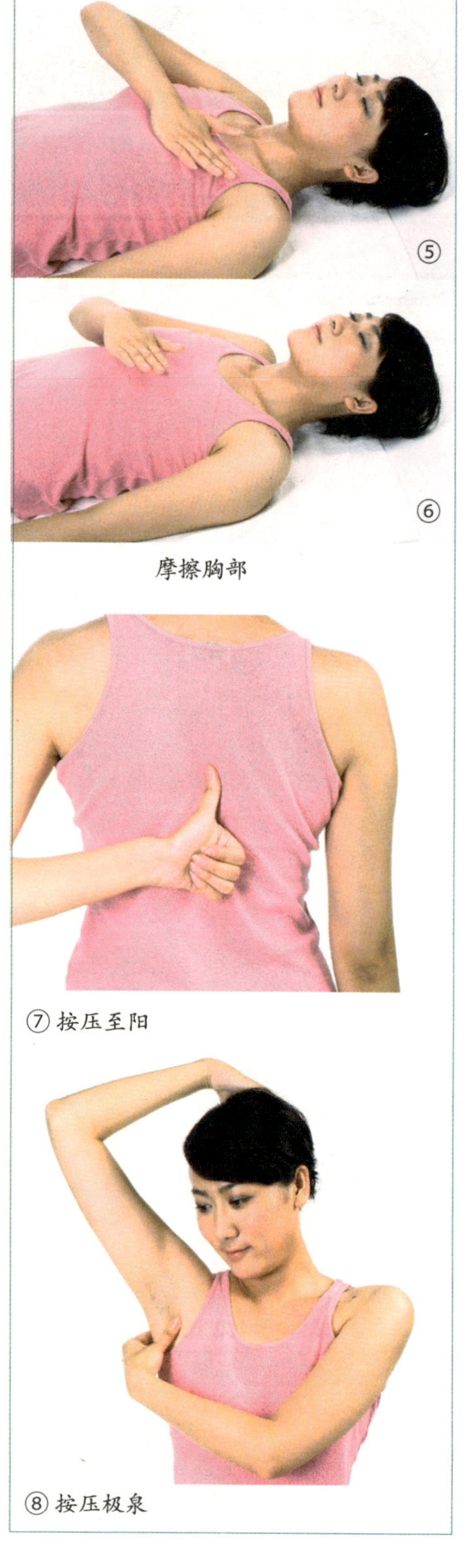

⑤

⑥

摩擦胸部

⑦ 按压至阳

⑧ 按压极泉

手足耳按摩

特效穴位

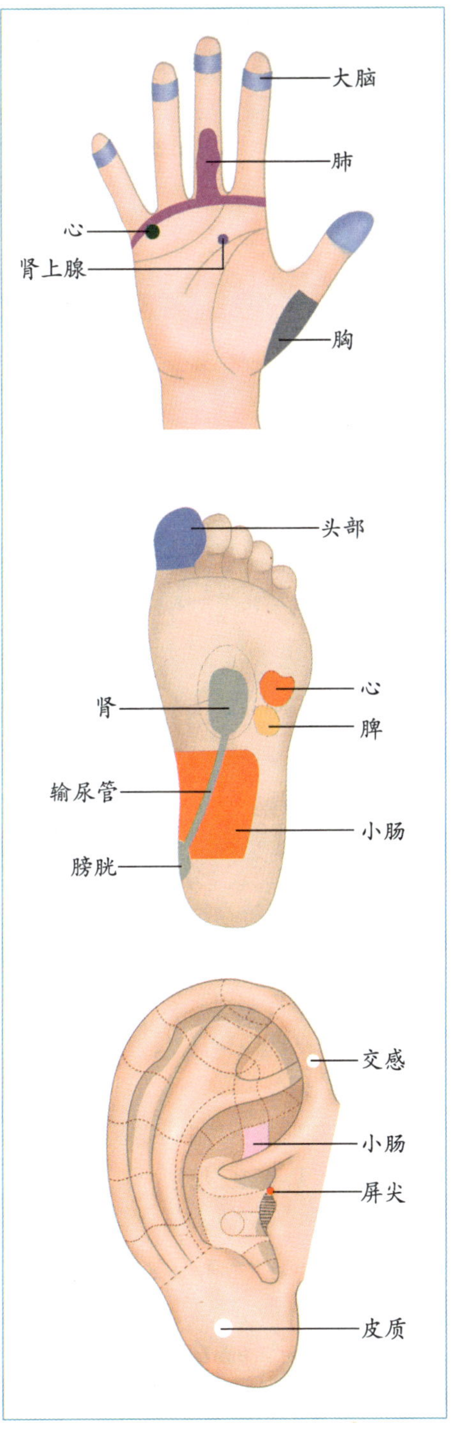

按摩方法

❶ 由指尖分别向指根方向推按 10 ~ 20 次。

❷ 每天点按手部肾上腺及其他反射区（见特效穴位标注）各 1 分钟。

❸ 按压脚部的心反射区时，对虚弱的人用单食指扣拳法，由足跟端向足趾端方向压刮，对外表强壮的人则由足趾跟端向下压刮（见图⑨）。

❹ 用单食指扣拳法，即食指中节内侧向足外侧扇形旋压 5 次。加适当压力后，稍向内或向外旋转约 60° 或定点按压，力度不可太大。

❺ 按压脚部膀胱及其他反射区（见特效穴位标注），每次 2 分钟，每天 10 ~ 20 次（见图⑩）。

❻ 点按耳部反射区（见特效穴位标注）各 10 次。

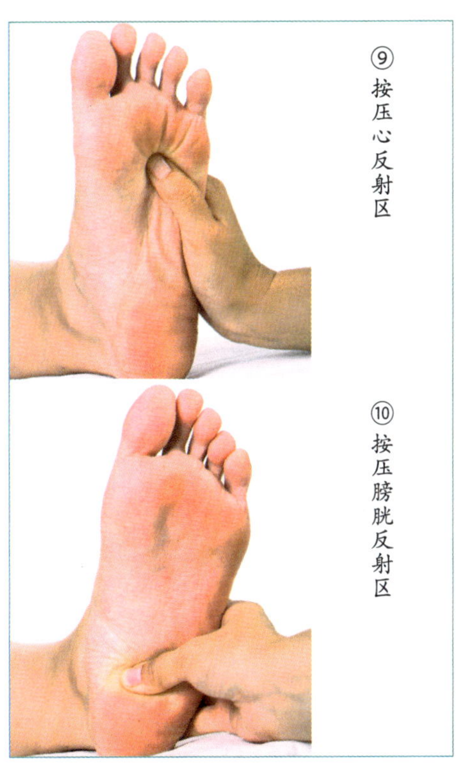

⑨ 按压心反射区

⑩ 按压膀胱反射区

高血压

高血压是一种以动脉血压升高为特征，可伴有心、脑、肾等器官功能性或器质性改变的全身性疾病。若在未服降压药的情况下，安静状态收缩压大于140毫米汞柱和（或）舒张压大于90毫米汞柱，即为高血压。

全身按摩

特效穴位

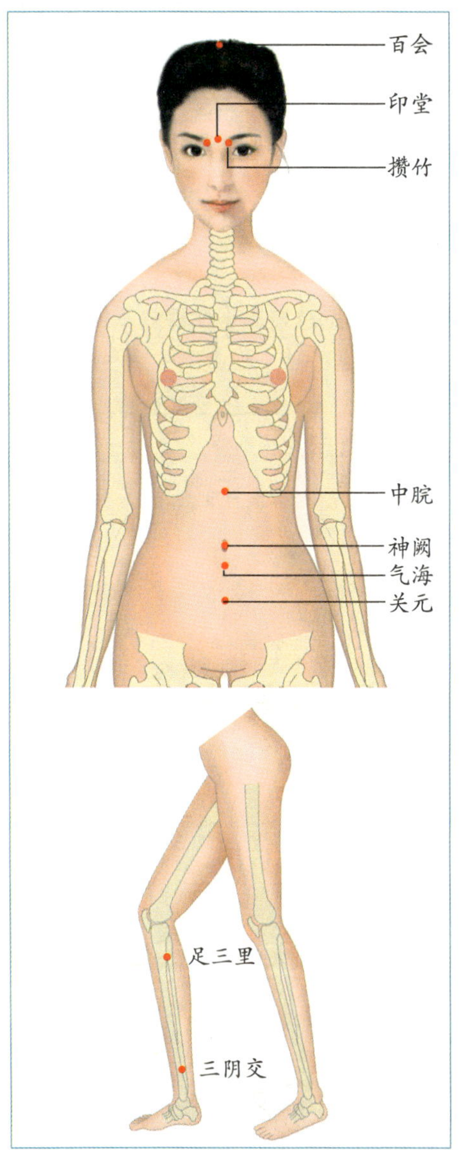

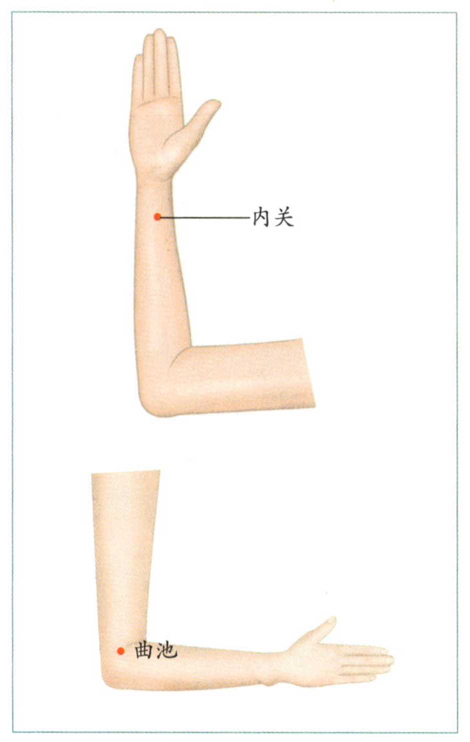

按摩方法

❶ 用双手手指按揉印堂50次。

❷ 两手十指弯曲做梳头状，从前发际向后发际摩擦30次。

❸ 用拇指从耳垂向锁骨上窝进行揉、捏、摩擦，两手交替按摩，左右两侧各50次（见P155图①、图②）。

❹ 按压中脘，自上而下反复20次，直至患者局部感到酸胀。

❺ 两手重叠，将掌心放在肚脐上方，做顺时针方向按摩2分钟左右。

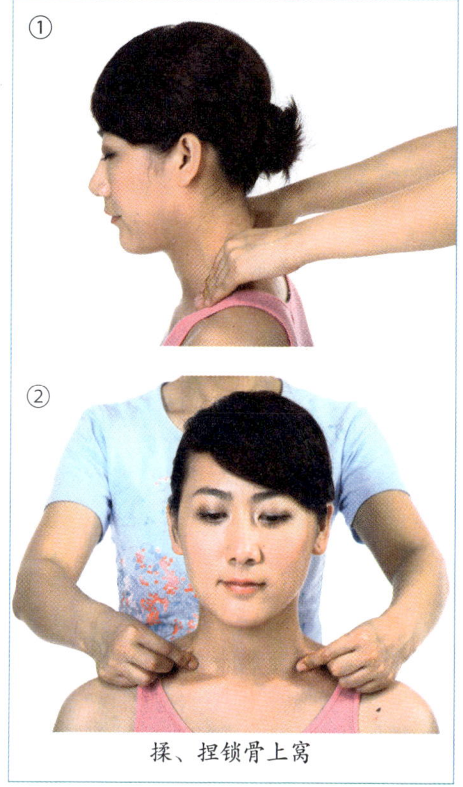

揉、捏锁骨上窝

❻ 用手指指腹用力按揉神阙、气海、关元，各 30 次。

❼ 用手指指腹按揉足三里、三阴交，各 50 次。

❽ 用拇指、食指分别按压攒竹、百会，做环状按摩 2 分钟（见图③）。

❾ 用手指指腹按压、摩擦曲池、内关，各 2 分钟（见图④）。

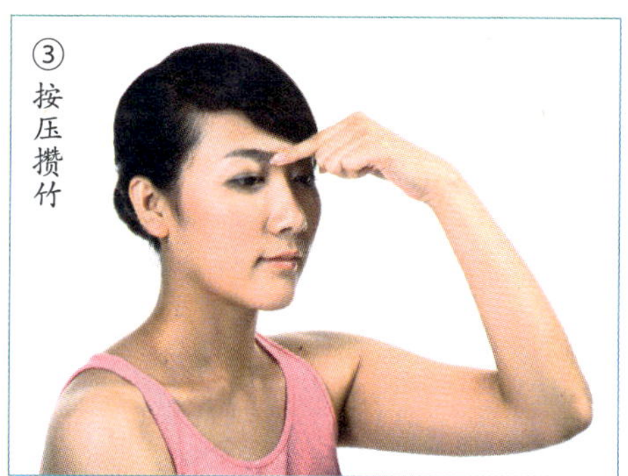
③ 按压攒竹

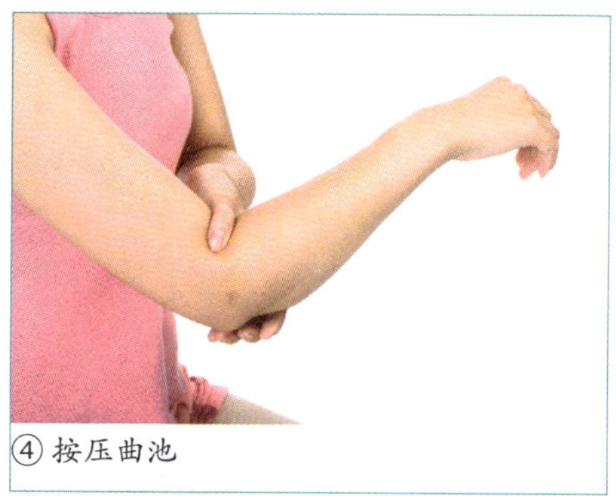
④ 按压曲池

手足耳按摩

特效穴位

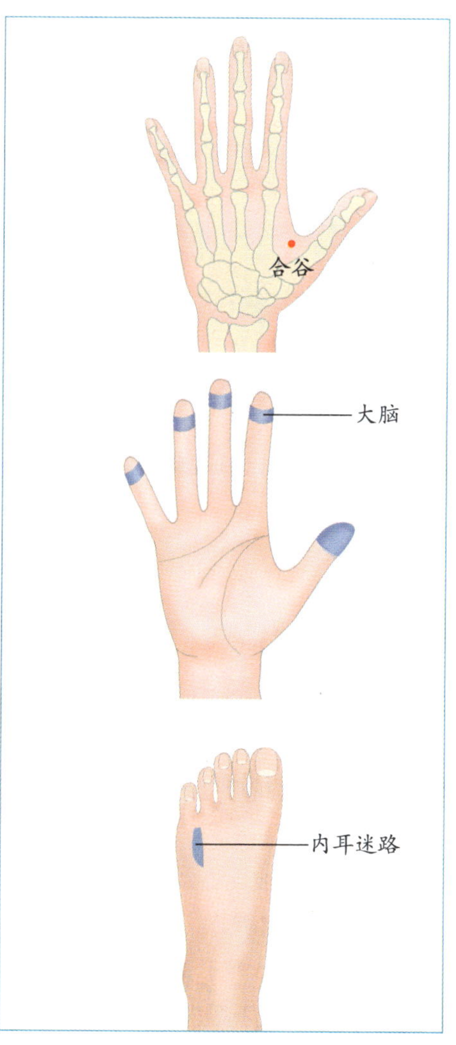

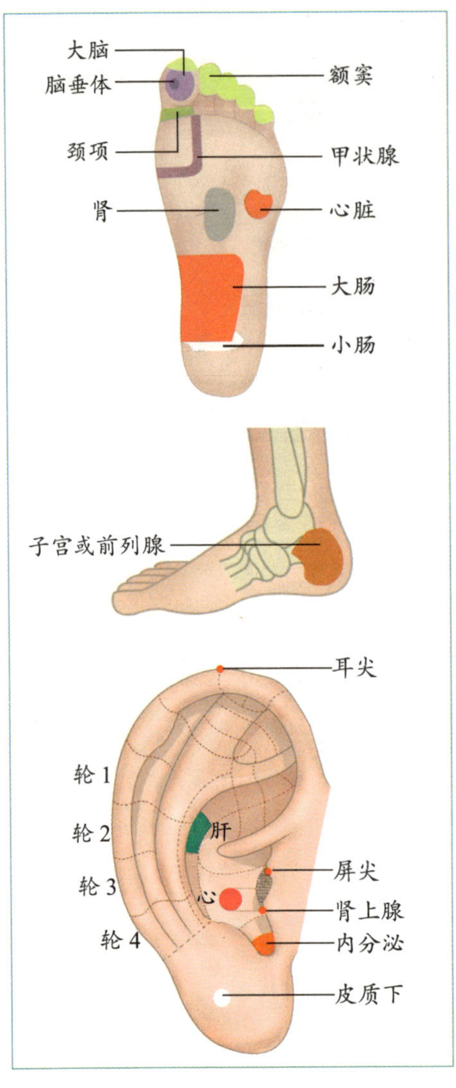

按摩方法

❶ 用拇指指腹按揉手部的大脑反射区 3 ~ 5 分钟。

❷ 用拇指指腹按揉合谷 2 ~ 3 分钟，力度稍微大一些。

❸ 单食指扣拳法按揉足部的心脏、甲状腺、肾等反射区各 72 次。

❹ 按压足部的脑垂体、额窦等反射区各 30 次（见图⑤）。

❺ 捏指法推压位于足部的颈项反射区各 48 次。

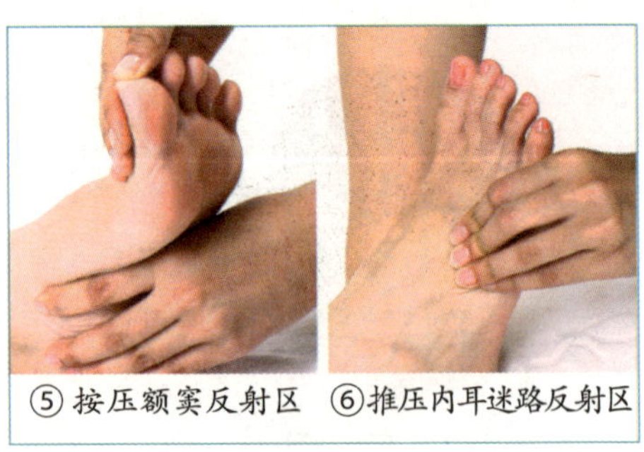

⑤ 按压额窦反射区 ⑥推压内耳迷路反射区

❻ 单食指刮压法刮压足部的内耳迷路、子宫或前列腺等反射区，各 50 次（见图⑥）。

❼ 单食指扣拳法按揉足部的大脑、甲状腺、大肠、小肠等反射区各 50 次。

❽ 点掐耳部的屏尖反射区 20 ~ 30 次。

❾ 推耳部肾上腺反射区 30 ~ 50 次。

❿ 用拇指和食指捏住耳廓，从上向下对其他反射区（见特效穴位标注）进行按揉，左右各 50 次（见图⑦）。

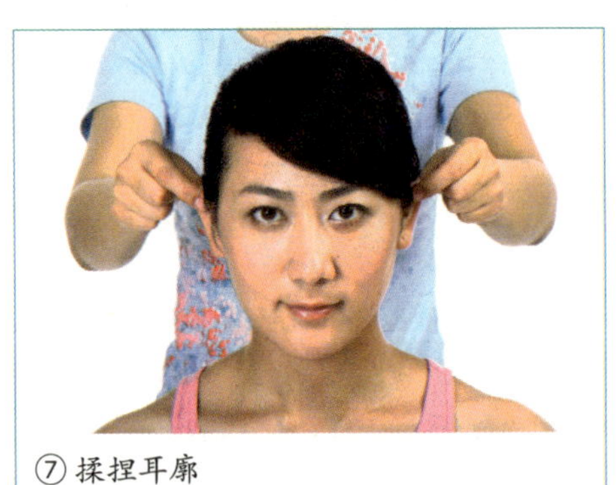

⑦ 揉捏耳廓

贴心小叮咛

★注意每年要定期检查血压。尤其是现在越来越多的年轻人没有任何高血压引发的头晕、嗜睡、烦躁等症状，但是却有高血压。

★多参加体育锻炼，控制体重。

低血压

收缩压低于 90 毫米汞柱，缩张压低于 60 毫米汞柱即为低血压，平时所说的低血压大多为慢性低血压。据统计，慢性低血压的发病率为 4% 左右，老年人群可高达 10%。

全身按摩

特效穴位

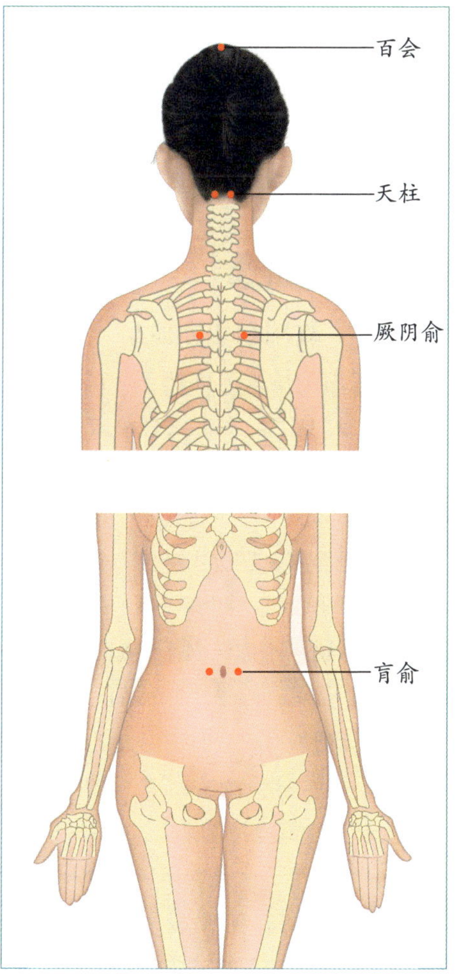

按摩方法

❶ 两手抱住患者的头部，以左右拇指按住百会，由正上方向下进行指压。

❷ 从患者后面用双手抱住患者的头，用拇指指压天柱。

❸ 患者呈俯卧姿势，按摩者用拇指按住患者后背处的厥阴俞，稍微施加些力，反复按压。

❹ 患者呈仰卧状，按摩者的食指与中指并拢，以中指为中心，按压肓俞，力量可稍微加大些，反复按压 1 分钟。

手足耳按摩

特效穴位

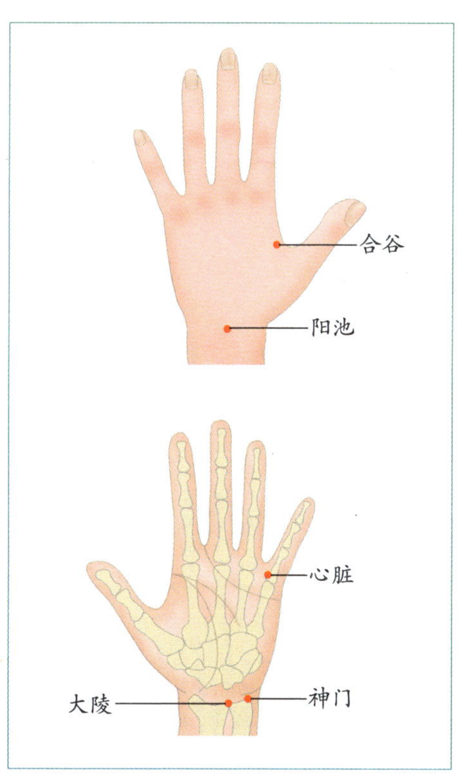

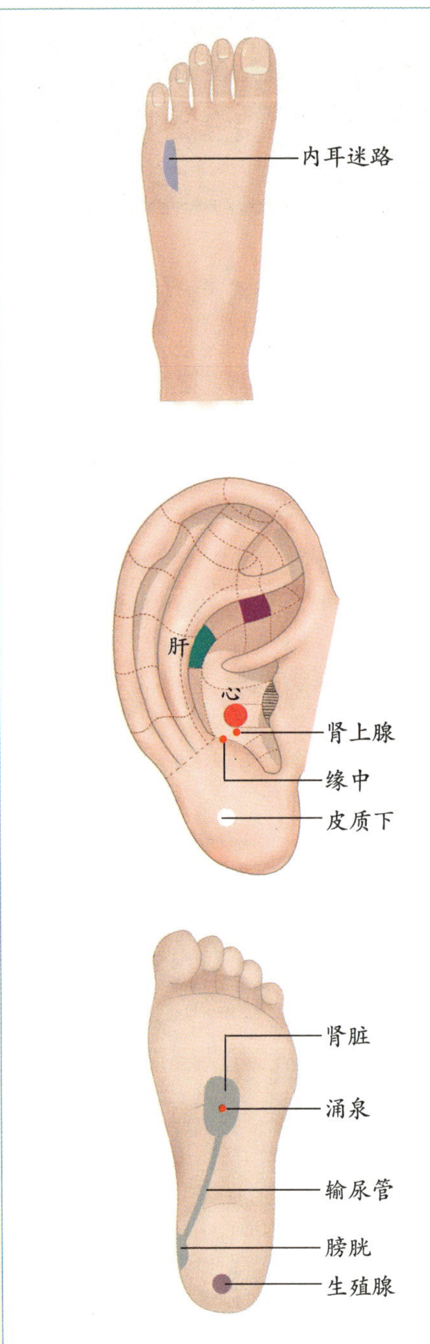

按摩方法

❶用拇指指腹揉按位于手部的心脏反射区 5 ~ 10 分钟。

❷用拇指重力按压神门、大陵、合谷、阳池各 5 秒钟，然后迅速放开。

❸用空饮料瓶轻轻敲打足底及足心 15 ~ 20 分钟，重点放在肾脏、输尿管、膀胱、生殖腺等反射区上。

❹用大拇指点揉涌泉，力度在能承受的程度下尽量加重，点揉 5 次左右，另一侧做同样的按摩。

❺用食指按压耳部的肾上腺及其他反射区（见特效穴位标注）各 10 次。

贴心小叮咛

改善低血压小偏方

太子参茶：取太子参 25 克，黄芪、麦冬各 10 克。将上述材料放于砂锅中，加入适量水，煎煮 20 分钟左右，滤渣取汁。将配方中所有材料共研碎末，加沸水冲泡，代茶温饮，每日 1 剂，药渣可再煎服用。此茶饮适用于由低血压引起的面色苍白、头晕、心悸、失眠等症状。

生姜红糖茶：取生姜 5 克，红糖 50 克。将生姜用清水洗干净，放入杯中捣烂，与红糖拌匀即可。每日 1 剂，用开水冲泡，代茶饮用。可提升血压，对低血压有疗效。

贫血

贫血是指血液中红细胞数量减少，血红蛋白不足。贫血有很多种类，其中一种是缺铁性贫血。所谓的缺铁性贫血就是红细胞中铁质含量太少，是所有贫血种类中最常见的一种。

全身按摩

特效穴位

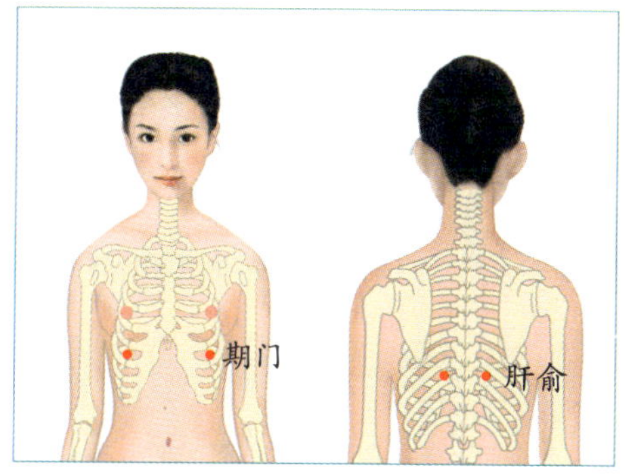

按摩方法

❶ 坐在带有靠背的椅子上，单手握拳，置于后背处的肝俞上，上体后仰，利用体重按压穴位。

❷ 将两手除拇指外的四根手指叠放在期门上，大范围按揉。

手足耳按摩

特效穴位

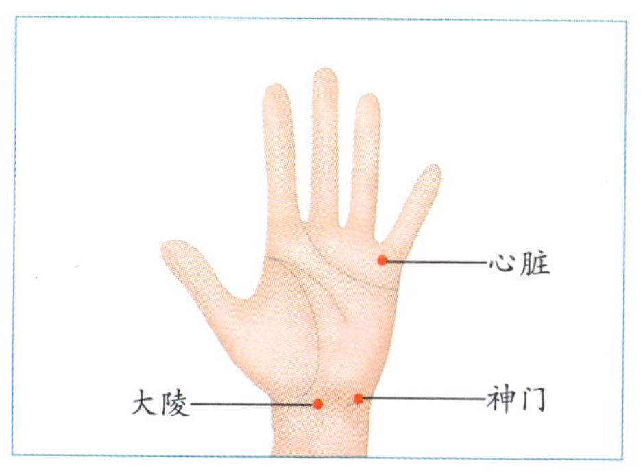

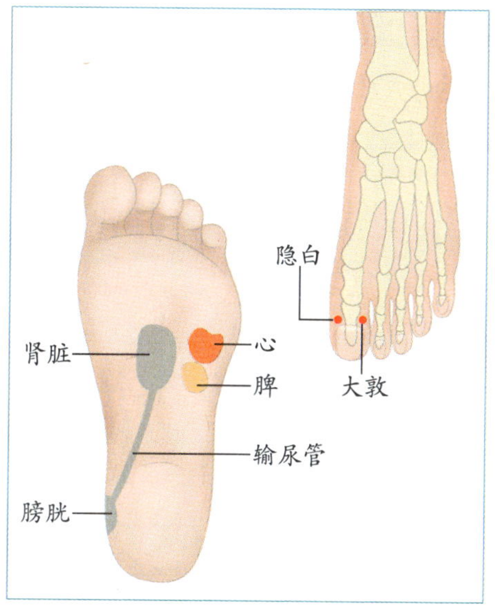

按摩方法

❶ 用拇指和食指揉捏神门、大陵，每次 3 ~ 5 分钟。

❷ 揉按手部的心脏反射区 3 ~ 5 分钟。动作要连续而有规律，用力由小渐大，再由大渐小，均匀地按摩。

❸ 用牙签刺激足部的隐白、大敦两穴，每穴 7 ~ 15 次。

❹ 用拇指指腹推揉足部的心、脾反射区，每个反射区按摩 3 ~ 5 分钟。操作时指掌要紧贴体表，用力稳健，速度缓慢均匀，应沿骨骼走向施行，且在同一层次上推动。

❺ 用拇指指腹推揉位于足部的肾脏、输尿管、膀胱等反射区，每个反射区各按摩 3 ~ 5 分钟，力度以感到胀痛为宜。

慢性肾炎

慢性肾小球肾炎简称慢性肾炎，是由多种病因导致肾小球受损并经过数年后才发生肾功能减退的一种疾病。诱发慢性肾炎的原因尚不清楚，大约50%的慢性肾炎患者无明显诱因。

全身按摩

特效穴位

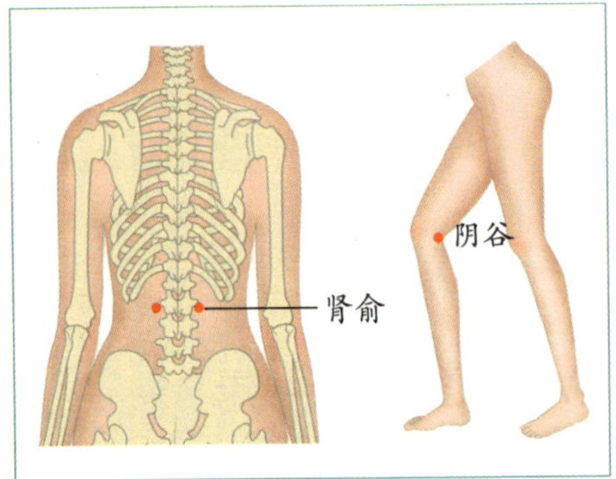

按摩方法

❶ 用稍尖一点的按摩棒，刺激阴谷 2 ~ 3 分钟，对缓解慢性肾炎有一定疗效。

❷ 按揉肾俞 3 ~ 5 分钟。

手足耳按摩

特效穴位

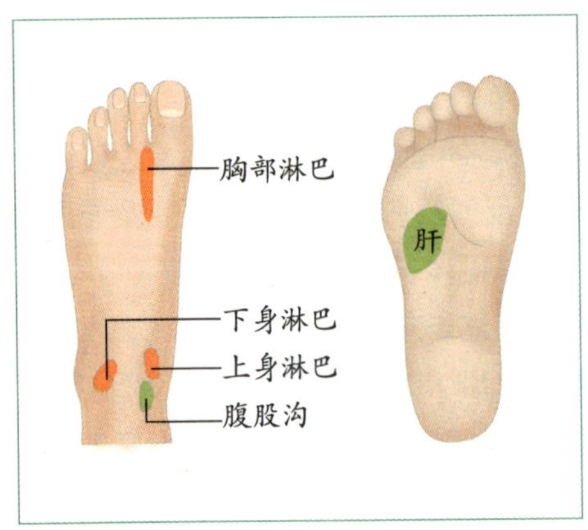

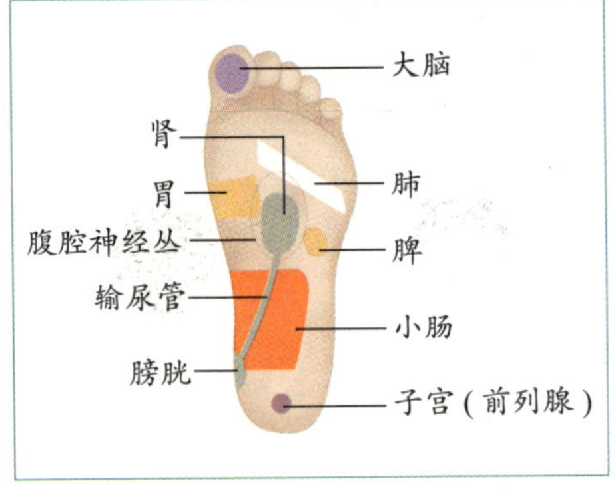

按摩方法

❶ 双拇指捏指法按揉上、下身淋巴反射区各 50 次。

❷ 推压胸部淋巴反射区 30 次（见图①）。

❸ 单食指刮压法刮压子宫（前列腺）反射区 30 次。

❹ 单食指扣拳法按揉脾、肾（见图②）、膀胱等反射区，各 50 次。

❺ 单食指扣拳法推压胃、腹腔神经丛、输尿管、大脑、小肠、肺等反射区，各 50 次。

❻ 捏指法按揉腹股沟反射区 50 次。

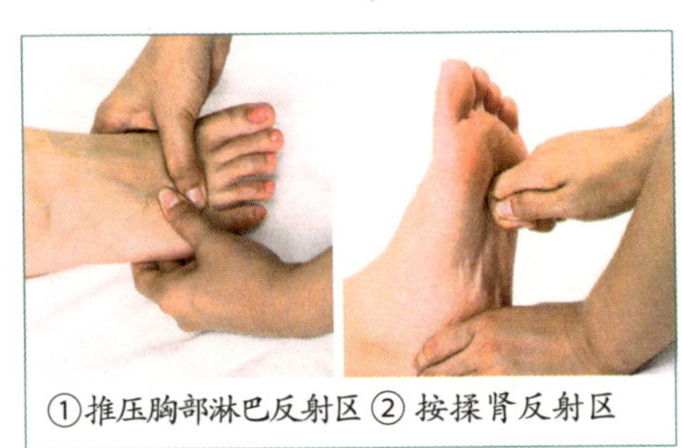

①推压胸部淋巴反射区 ②按揉肾反射区

糖尿病

糖尿病有现代文明病之称。其典型症状为“三多一少”，即多饮、多尿、多食、消瘦。相当一部分糖尿病患者的症状并不明显，多浑然不知，直到体检或诊治其他疾病时才被发现。

全身按摩

特效穴位

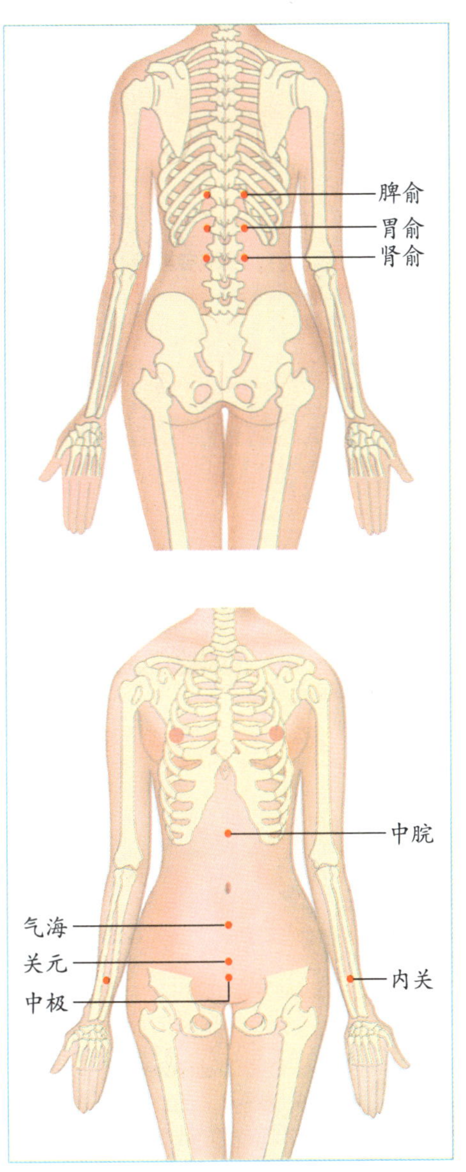

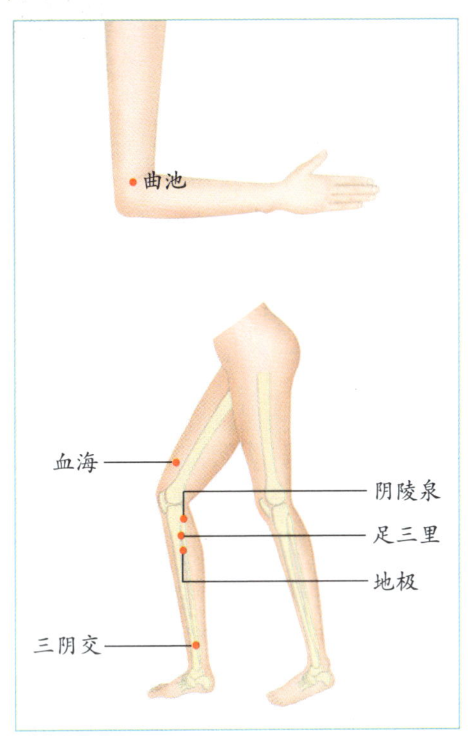

按摩方法

❶ 用掌下侧沿背部脊柱两旁自上而下反复操作 5 次（见图①）。

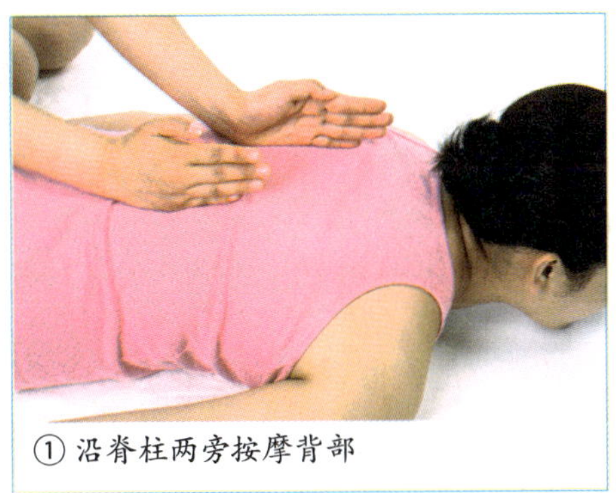

① 沿脊柱两旁按摩背部

❷用力按压、揉搓脾俞（见图②），直至患者感到酸胀为宜。

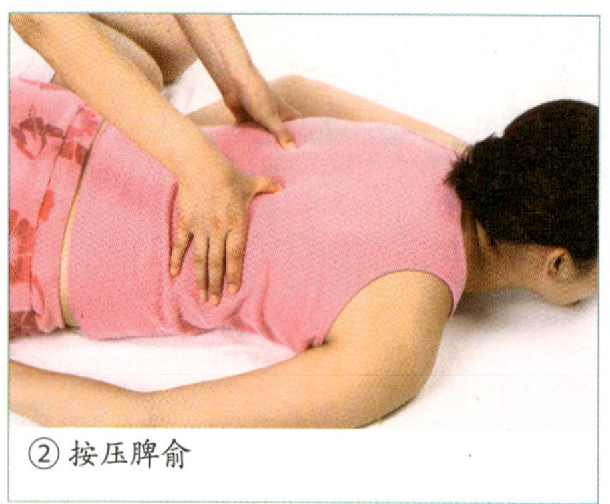

② 按压脾俞

❸用力按压胃俞、肾俞，各2分钟，直至患者感到酸胀为宜。

❹用手掌小鱼际摩擦脊柱两旁，反复操作5次。

❺按揉患者中脘（见图③）、气海、关元、血海、足三里、三阴交、阳陵泉、地极、曲池、内关，各3分钟。

❻用手掌掌心摩擦腹部5分钟，但要做顺时针或逆时针方向按摩，以温热为宜。

❼手掌紧贴腹部，自胸骨下至中极用力推擦2分钟左右。

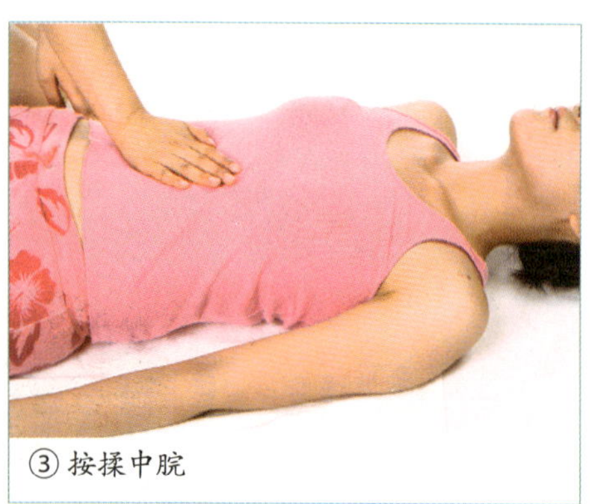

③ 按揉中脘

❽用手掌的掌根沿一侧侧腰部用力推擦至对侧侧腰部，然后改用五指指腹勾擦回原处，按摩3分钟左右（见图④～图⑥）。

❾双手自然交叉，双手小指按在关元上，双手拇指抵住中脘。找好位置后，轻轻下压腹部5分钟左右。

❿用大拇指在内踝和跟腱处进行擦揉，每侧4分钟左右。

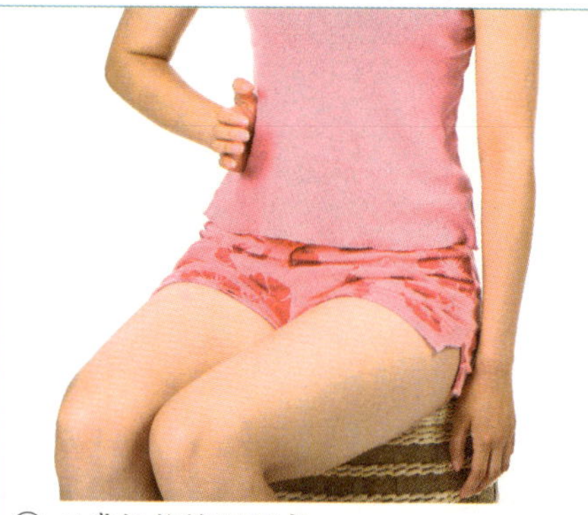

④ 以掌根推擦侧腰部

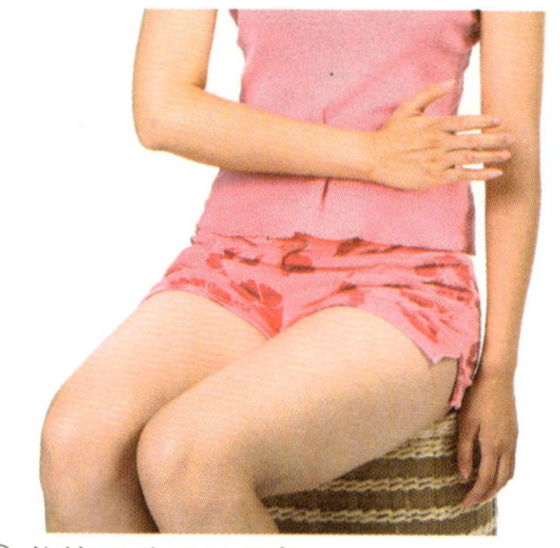

⑤ 推擦至对侧侧腰部

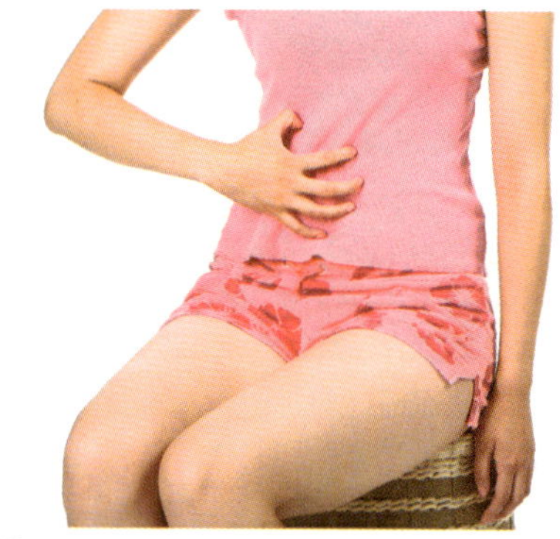

⑥ 以指腹勾擦回原处

特效穴位

肝
脑垂体
甲状腺
胃
心
胰
十二指肠
脾
生殖腺
下身淋巴
上身淋巴

内侧坐骨神经
肺
肾
心
胰腺
脾
胃
小肠
十二指肠
鱼际
太渊
少商
阳池

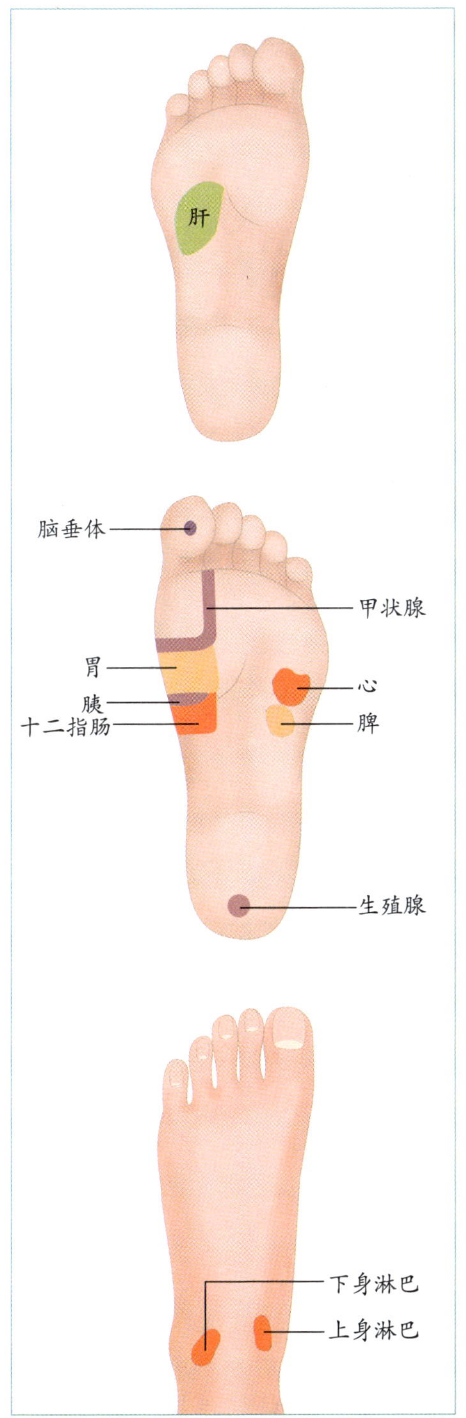

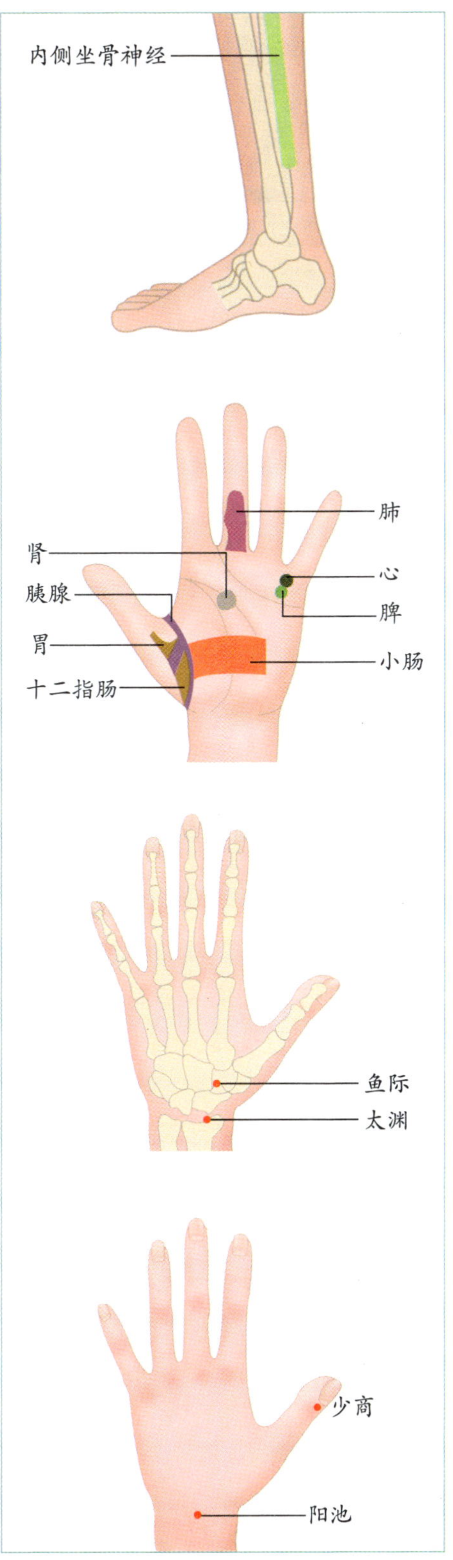

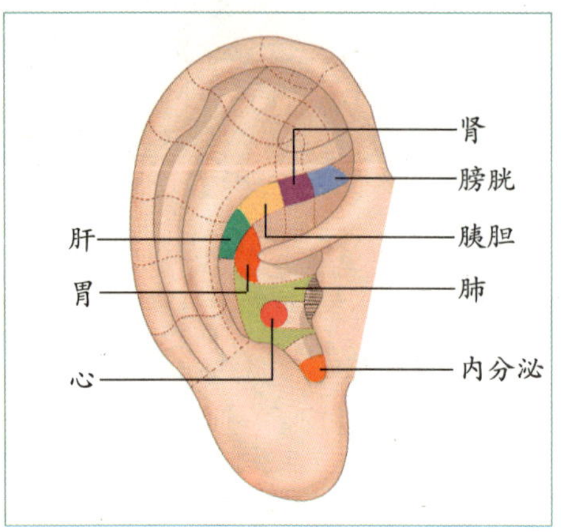

按摩方法

❶ 点按少商、鱼际、太渊、阳池，各1分钟。

❷ 推揉手部的脾、肺、肾、心等反射区，各1分钟。

❸ 揉按手部的胰腺、胃、十二指肠、小肠等反射区，各1分钟。

❹ 握足扣指法按揉脑垂体反射区50次（见图⑦）。

❺ 单食指刮压生殖腺反射区（足外侧）50次（见图⑧）。

❻ 单食指扣拳法推压足部的胰、甲状腺、胃、十二指肠等反射区各50次。

❼ 单食指扣拳法按揉足部的心、肝、脾反射区各50次。

❽ 双拇指捏指法按揉足部的上、下身淋巴反射区各50次。

❾ 捏指法推压小腿的内侧坐骨神经反射区30次（此反射区很重要，刚开始刺激时患者感觉很痛，逐渐加重力度，效果佳）。

❿ 食指按压耳部的胰胆反射区1～2分钟。

⓫ 捏揉耳部的内分泌反射区1～2分钟。

⓬ 食指揉耳部的心反射区1～2分钟。

⓭ 食指揉耳部的肾反射区1～2分钟。

⓮ 食指按压耳部的肝反射区1～2分钟。

⓯ 食指揉耳部的肺反射区1～2分钟。

⓰ 食指揉耳部的胃反射区1～2分钟。

⓱ 食指揉耳部的膀胱反射区1～2分钟。

⓲ 搓摩耳廓3分钟。

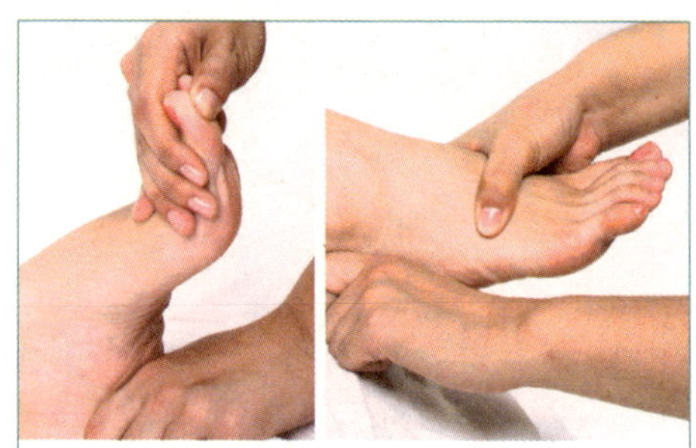

⑦按揉脑垂体反射区 ⑧刮压生殖腺反射区

贴心小叮咛

★按时作息，早卧早起，合理安排生活，注意活动量。病轻者可自由活动，以不疲劳为宜，病重者减少运动量。肥胖者应加强运动，使体重降至理想范围内。

★注意保持口腔和皮肤清洁，勤刷牙，常洗澡，防止口腔黏膜及牙龈溃烂和化脓性皮肤病。注意居室温度，及时添加衣被，避免因感冒而加重病情。

★保持心情舒畅，了解本病的病因、治疗方法，增强战胜疾病的信心，克服精神压力，积极主动地配合治疗。保持乐观精神，心胸开朗，避免精神过度激动，尤其要戒悲、制怒。

★戒烟戒酒。尤其对有大血管病变高度危险的Ⅱ型糖尿病患者，应及时劝解糖尿病患者停止吸烟和饮酒，这是生活方式干预的重要内容之一。

中风后遗症

脑中风临床最主要的表现是神志障碍和运动、感觉以及语言障碍。经过一段时间的治疗，除神志清醒外，其余症状依然会不同程度地存在。这些症状统称为中风后遗症。

全身按摩

特效穴位

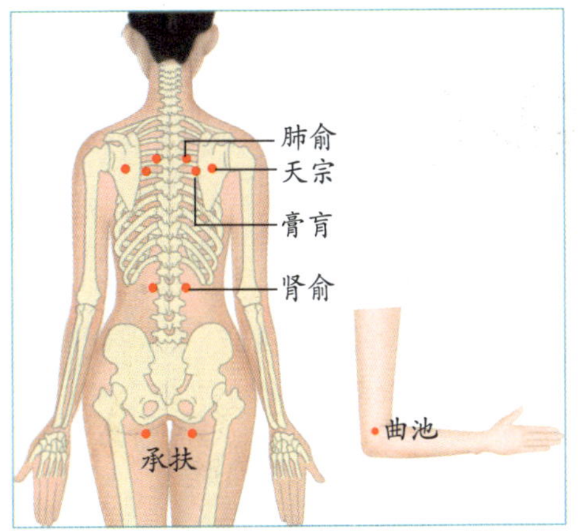

按摩方法

❶患者卧位，用两手手指指腹端按、揉、压膏肓，每次 2 分钟左右。

❷患者俯卧，用两手手指指腹端按揉天宗，每次 2 分钟左右。

❸患者卧位，用两手指指腹按压肺俞，每次 2 分钟左右。

❹患者卧位，用两手手指指腹端按揉肾俞，每次 2 分钟左右。

❺用拇指或中指、食指、无名指三指用力按压承扶，每日 2 次，每次 4 分钟左右。

❻用双手手指指腹端按压曲池。如果是自我按摩，可以用双手食指互按对侧穴位，每次 2 分钟左右，每日 2 次。力度适中。

手足耳按摩

特效穴位

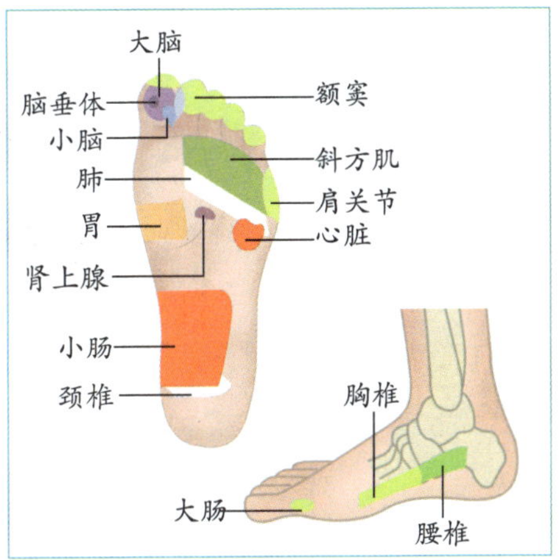

按摩方法

❶单食指扣拳法按压额窦、大脑、斜方肌、胃、小脑、肩关节、心脏、肾上腺、大肠、小肠、肺等反射区各 50 次（见图①）。

❷捏指法推压颈椎、胸椎（见图②）、腰椎等反射区各 30 次。

❸握足扣指法按揉脑垂体反射区 50 次。

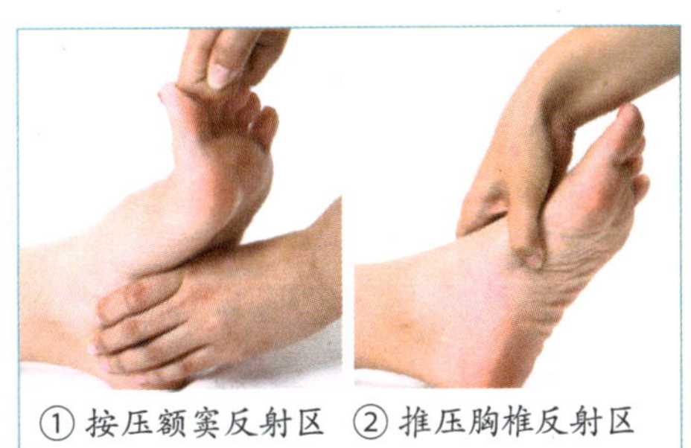

① 按压额窦反射区 ② 推压胸椎反射区

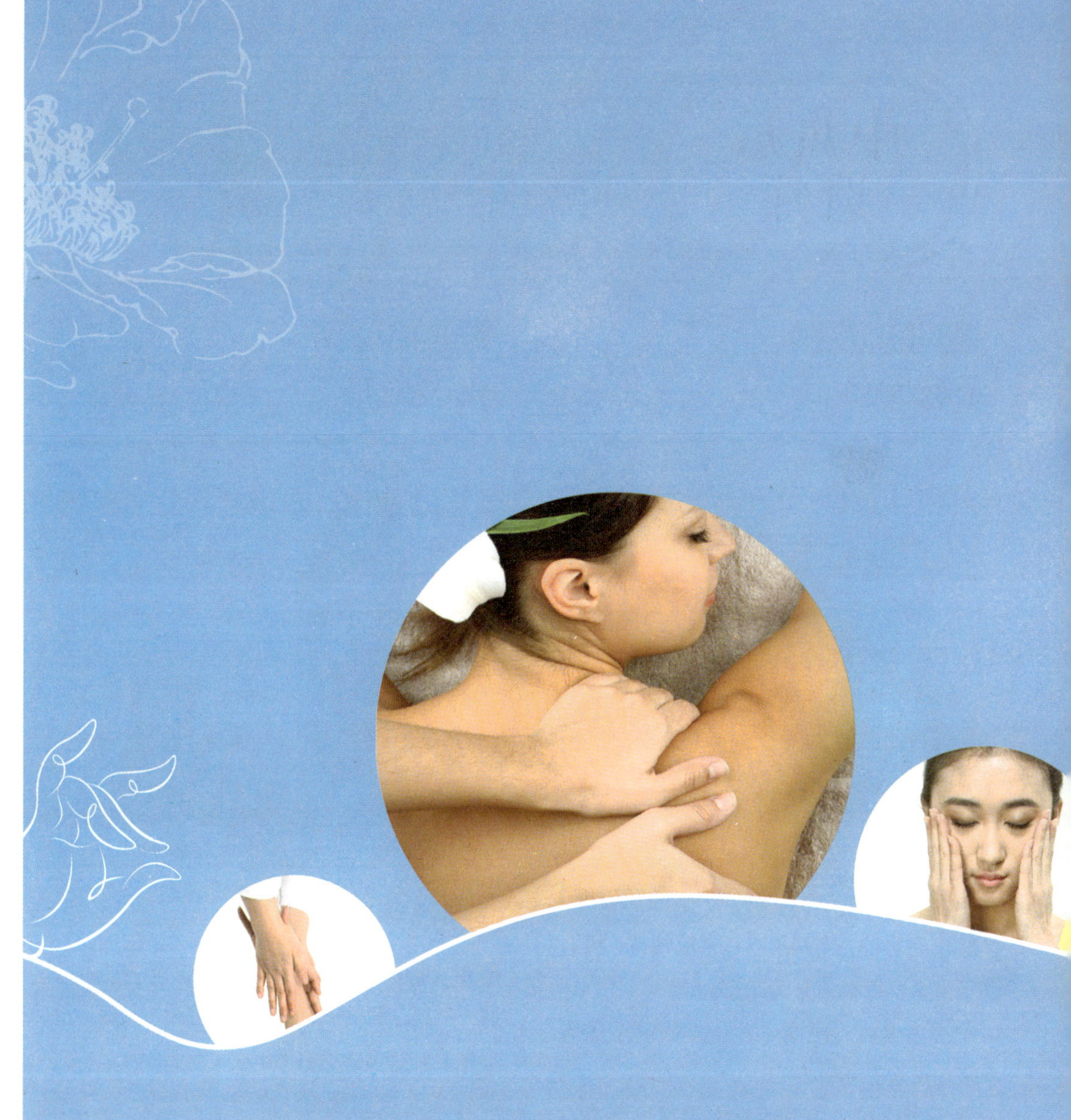

爱美是女人的天性，谁不想拥有姣好的容颜、曼妙的身材，减肥是女人一生的“工作”你知道吗？找对穴位按摩，也可以为美丽保驾护航。

第六章
塑身美容按摩

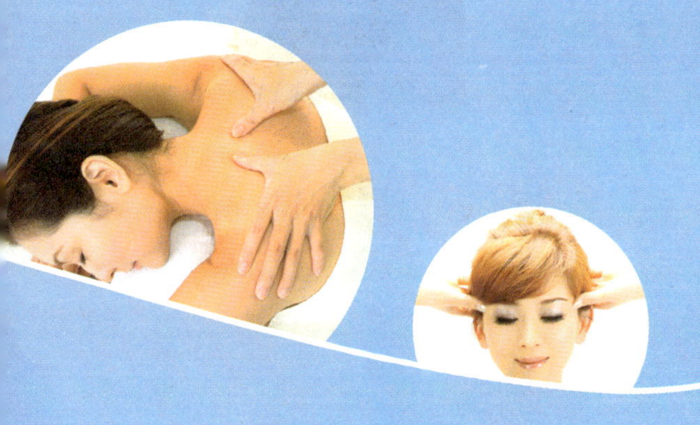

嫩肤美颜

肌肤通过毛细血管和淋巴组织来吸收营养成分，及时排出废物，祛除老化角质，就能达到延缓衰老的目的。嫩肤美颜按摩可促进面部皮肤的血液循环，使肌肤更加丰满结实。

全身按摩

特效穴位

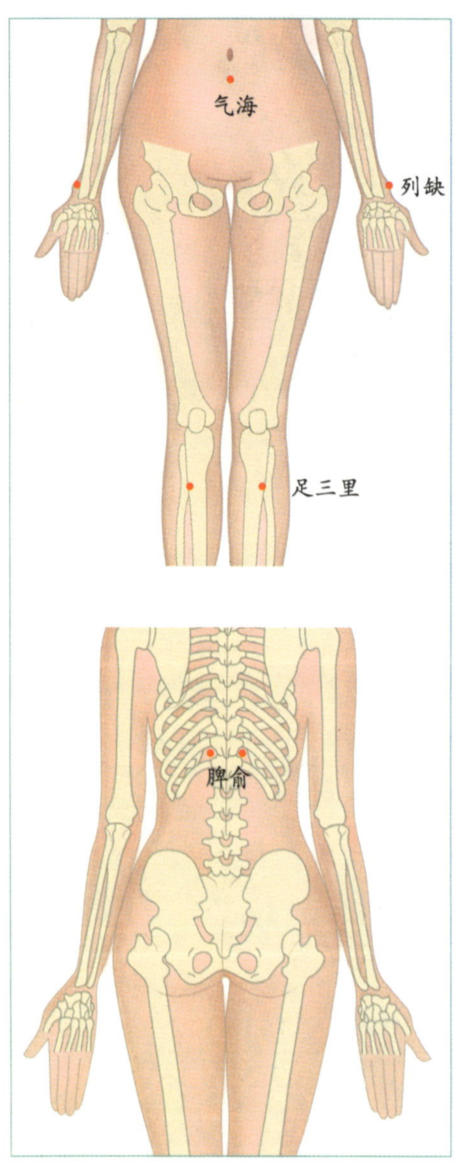

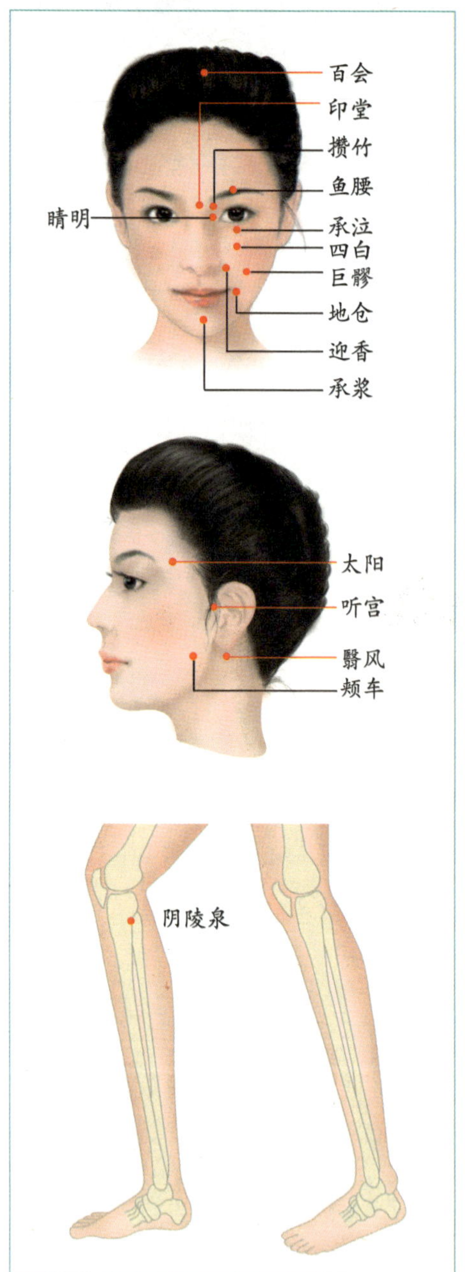

按摩方法

❶ 用食指按压气海、列缺、足三里、脾俞、阴陵泉，每穴每次按压 1 分钟，能达到美容的功效。

❷ 美化唇部的按摩：嘟起嘴唇，将两颊肉内吸，重复 8 ~ 10 次（见图①）；把上唇尽量向前突出，重复 8 ~ 10 次；用双手提起嘴角，再放下，重复 8 ~ 10 次；口腔做充气和吹气的动作，重复 8 ~ 10 次（见图②）。

❸ 使双眼炯炯有神的按摩：眨眼动作。先凝视前方，然后用力闭紧双眼，保持 5 秒，重复数次。眼珠的运动：第一，眼球上下运动。使眼球由上至下、由下至上垂直地运动。第二，眼球左右运动。眼球由左至右再从右至左水平地运动，重复数次。第三，眼睛斜向运动。把眼睛从右上转到左下，再从左上转到右下，重复数次。第四，旋转眼球运动。左转 8 遍，右转 8 遍。

❹ 面部美容 15 大穴位按摩：百会、印堂、攒竹、太阳、听宫、颊车、睛明、迎香、承泣、四白、巨髎、地仓、鱼腰、翳风、承浆。经常施以点按手法，能达到美容的效果。

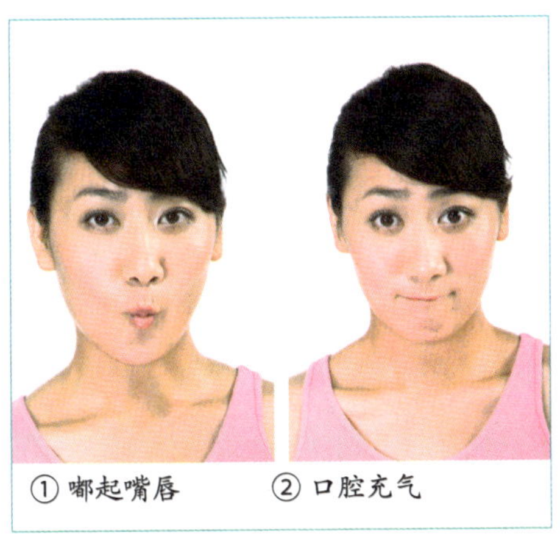
① 嘟起嘴唇　② 口腔充气

手足耳按摩

特效穴位

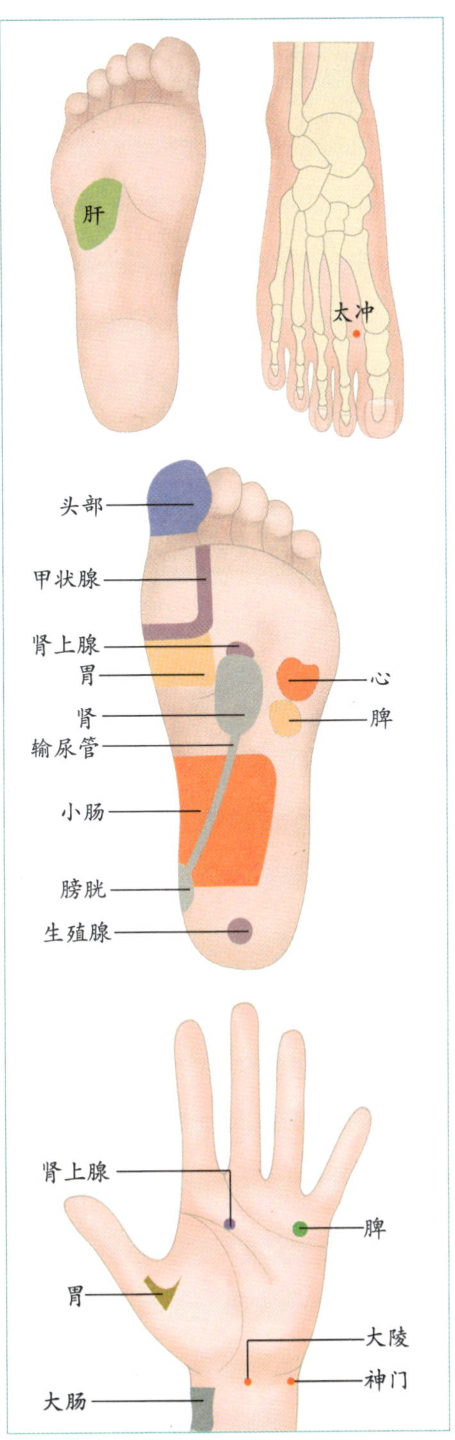

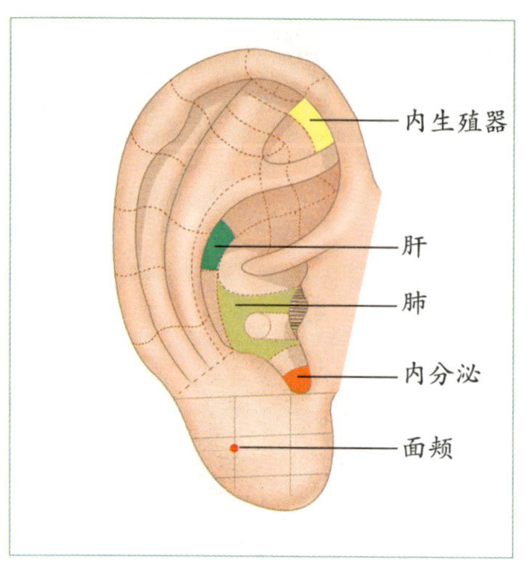

按摩方法

❶ 刺激手部胃（见图③）、脾、大肠、肾上腺等反射区；按压手部神门、大陵。

❷ 单食指扣拳法推压足部甲状腺（见图④）、胃等反射区各 50 次；握足扣指法按揉生殖腺（足底）反射区（见图⑤）50 次；单食指刮压法刮压生殖腺（足外侧）反射区 50 次；单食指扣拳法按揉足底的头部、心、输尿管、小肠、膀胱、肝、脾、肾、肾上腺等反射区各 50 次。按压脚部太冲 1 分钟，以出现酸痛为宜。

❸ 以食指从耳部三角窝开始，向耳甲艇、耳甲腔处按摩，重点按摩耳甲艇处，手法要轻柔，用力要均匀。再用食指、拇指对耳屏、耳垂进行捏揉，按摩时动作要轻柔，先上后下，反复按摩，直到感觉发热为止。最后以食指沿耳轮上下来回按摩。按摩时用力要均匀，不要用力摩擦，以免擦伤。

❹ 用食指揉按耳部其他反射区（见特效穴位标注）各 50 次。

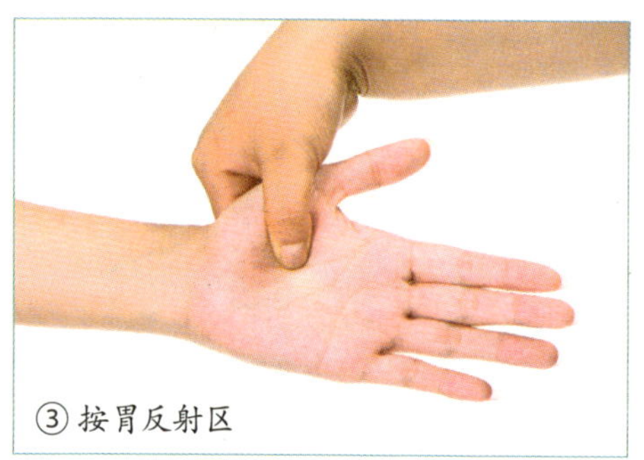
③ 按胃反射区

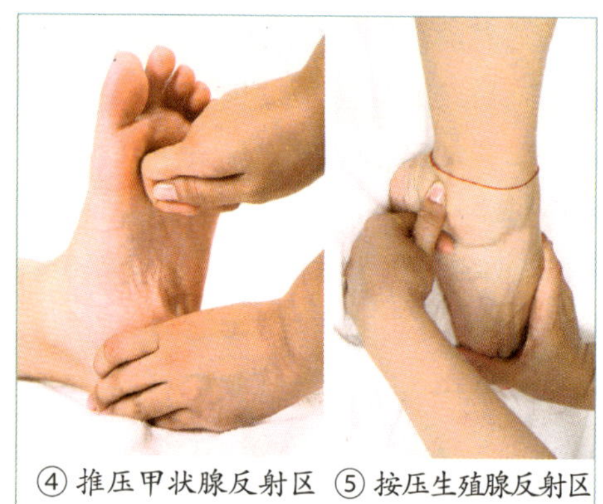
④ 推压甲状腺反射区 ⑤ 按压生殖腺反射区

贴心小叮咛

★按摩结束后 30 分钟内最好饮一杯温开水，这样有利于气血的运行，不要喝茶、酒或其他饮料。

★女性在月经期或妊娠期，请不要做足疗，以免发生大出血和流产、早产。若身体过度疲劳，也不要做，以免发生低血糖休克。

★饮食不宜油腻，切忌暴饮暴食，可以多喝些美容粥，多喝水。

减少脱发

正常人平均每天脱发 50~100 根，属于正常新陈代谢，每天脱落的头发与新生发的数量大致相同，因此不会变稀。如果脱发数量超过这个数字，且头发比以前明显变稀即为病理性脱发。

全身按摩

特效穴位

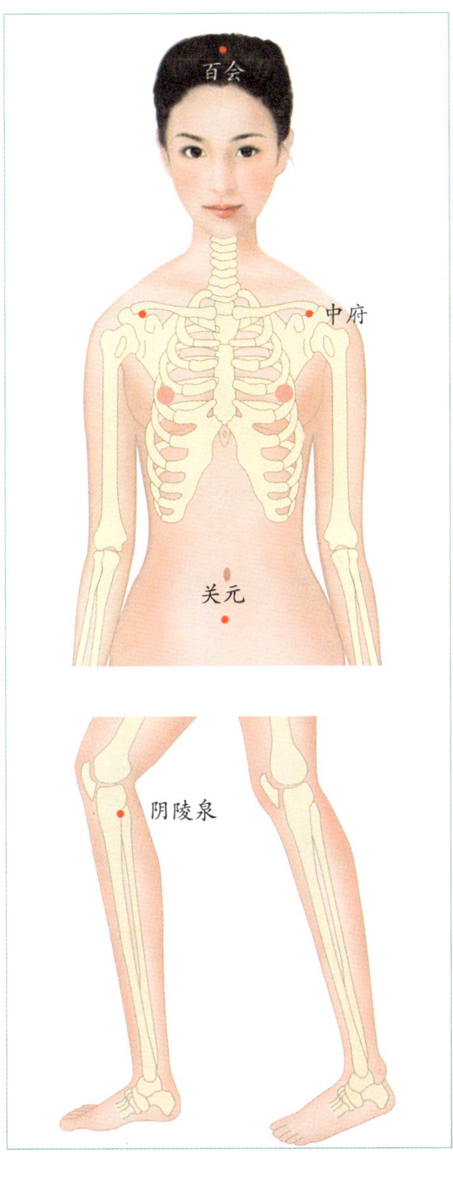

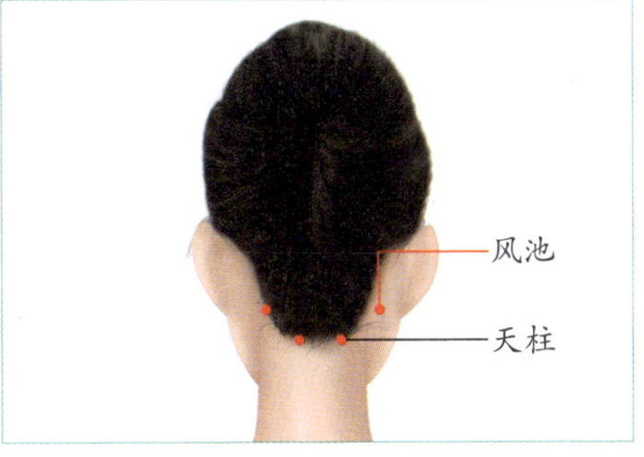

按摩方法

❶ 用拇指指端按压百会、中府、关元、阴陵泉各 3 分钟。

❷ 按住两侧的风池进行揉捏，直到感觉酸胀为止（见图①）。

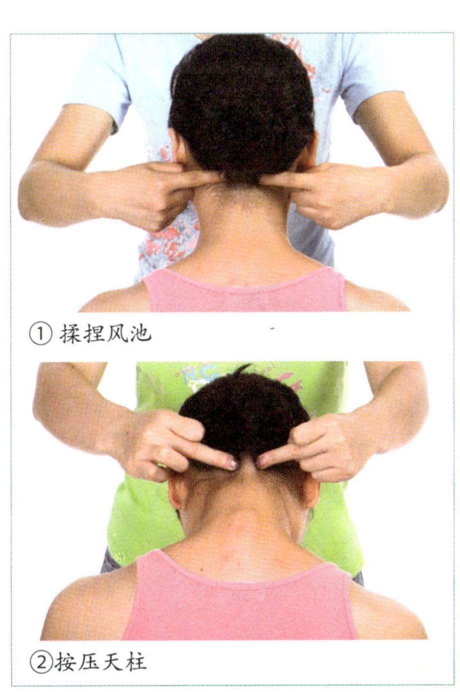

①揉捏风池

②按压天柱

❸ 用双手手指指端按压天柱 3 分钟（见 P171 图②）。

手足耳按摩

特效穴位

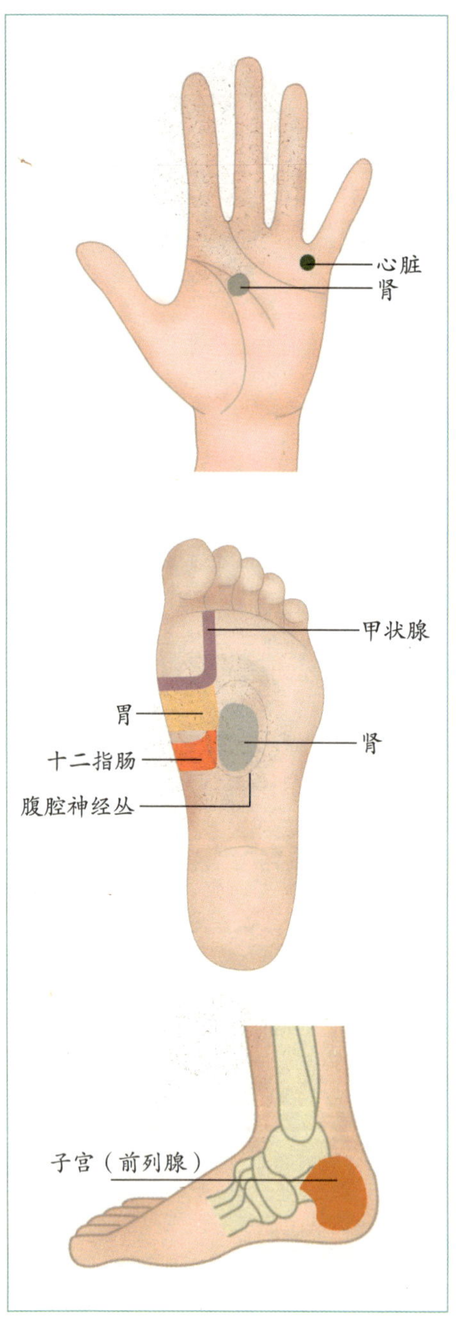

按摩方法

对于白发较多的人，去除遗传因素，主要是工作压力大造成的，可经常用食指按压手部的心脏和肾反射区；另外，还可以经常用单食指扣拳法推压足部的肾（见图③）、腹腔神经丛等反射区。治疗脱发，在操作时需加上对甲状腺、胃、十二指肠、子宫（前列腺）（见图④）等反射区的刺激。

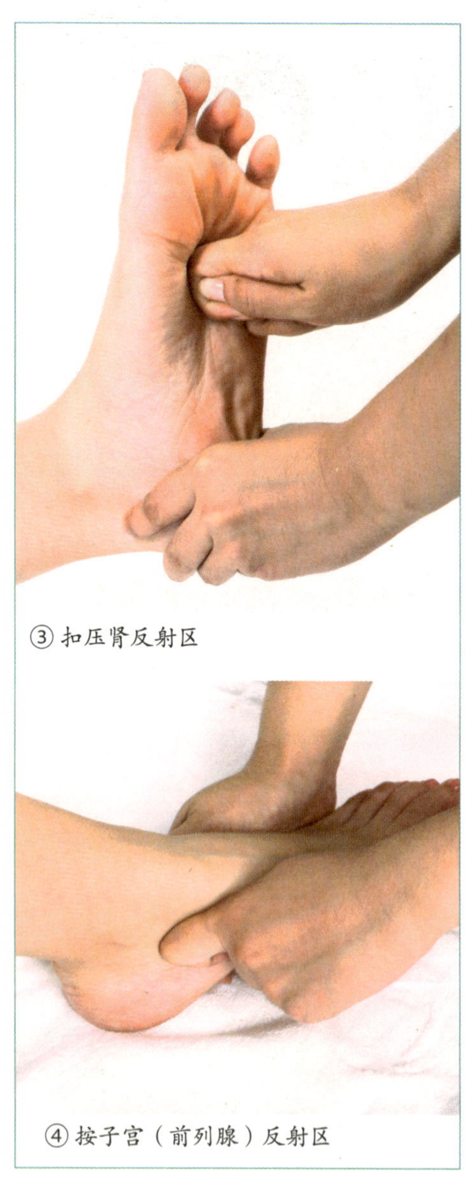

③ 扣压肾反射区

④ 按子宫（前列腺）反射区

减肥

肥胖是人体内脂肪堆积过多造成的。轻度肥胖，仅需控制饮食，少吃一些碳水化合物类的食物，多吃瓜果蔬菜，并多做体力劳动与锻炼，一般不必用药物治疗。重度肥胖者则需综合治疗。

全身按摩

特效穴位

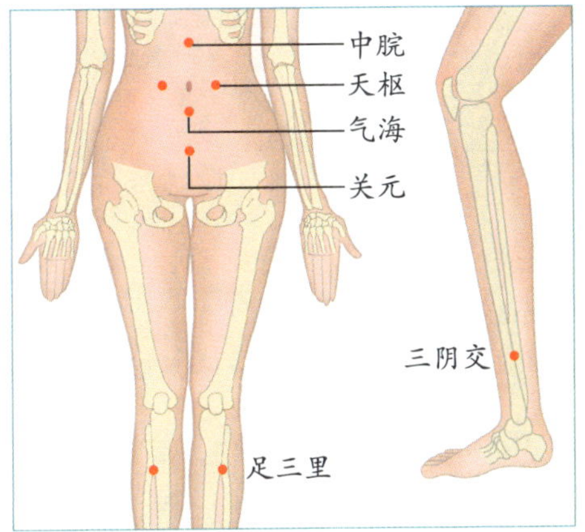

按摩方法

❶ 足三里在外膝眼下 3 寸、胫骨外侧约一横指处，是强身健体的长寿穴位。用拇指或按摩器具在该穴上反复按揉 120 次（见图①）。

❷ 用拇指或按摩器具在三阴交上反复按揉 120 次（见图②）。

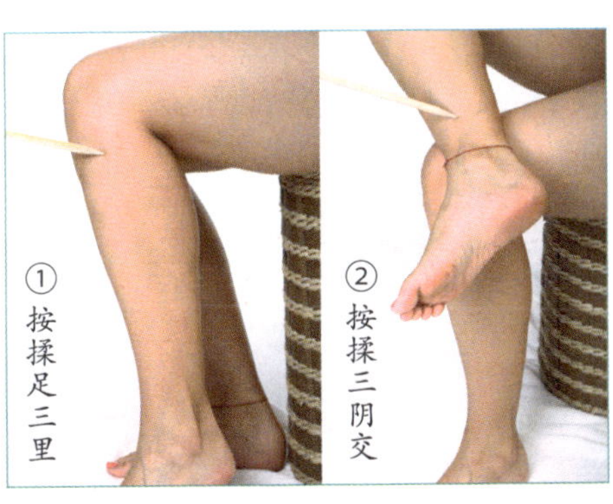
① 按揉足三里
② 按揉三阴交

❸ 仰卧或坐位，用拇指尖分别按在中脘（脐上 4 横指的位置）（见图③）、天枢（脐旁 3 横指，左右各一穴）（见图④）、气海（脐下 1.5 横指的位置）（见 P174 图⑤）、关元（脐下 4 横指的位置）（见 P174 图⑥）等各穴上，感觉到酸痛后，拇指尖在各穴位上揉转 10 圈。

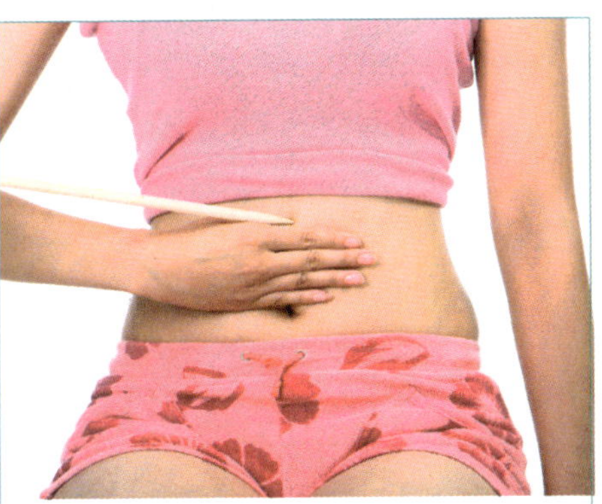
③ 中脘在脐上 4 横指

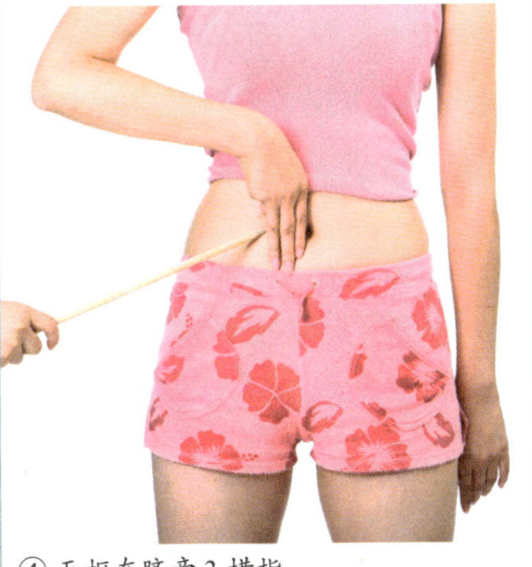
④ 天枢在脐旁 3 横指

❹右手掌从心口窝开始，经左肋下，向下到小腹，向上经右肋下回摸到原处。如此环摸 36 圈；然后以左手掌从心口窝以同样的手法向相反方向环摸 36 圈。这是一种最简便的方法。晚上睡觉前或看电视的时候都可以进行。搓揉腹部，可以刺激神经末梢，使皮肤以及皮下脂肪的毛细血管开放，加快新陈代谢，促进皮肤组织的废物排出，当然有助于减少脂肪。

❺用双手重叠以画大圆的方式在腹部画大圆，连续 5 次。

❻由臀部上方朝腰部以画圆的方式推压 5 次。

❼由胸部下方开始垂直往下向腹部，以双手重叠波浪式按摩 3 次，再顺同方向以揉捏手法按摩 5 次，可以促进脂肪分解与排水功能。

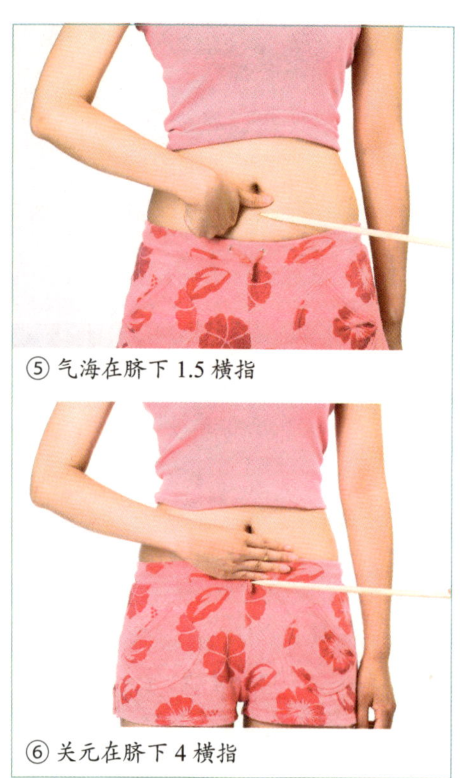

⑤ 气海在脐下 1.5 横指

⑥ 关元在脐下 4 横指

手足耳按摩

特效穴位

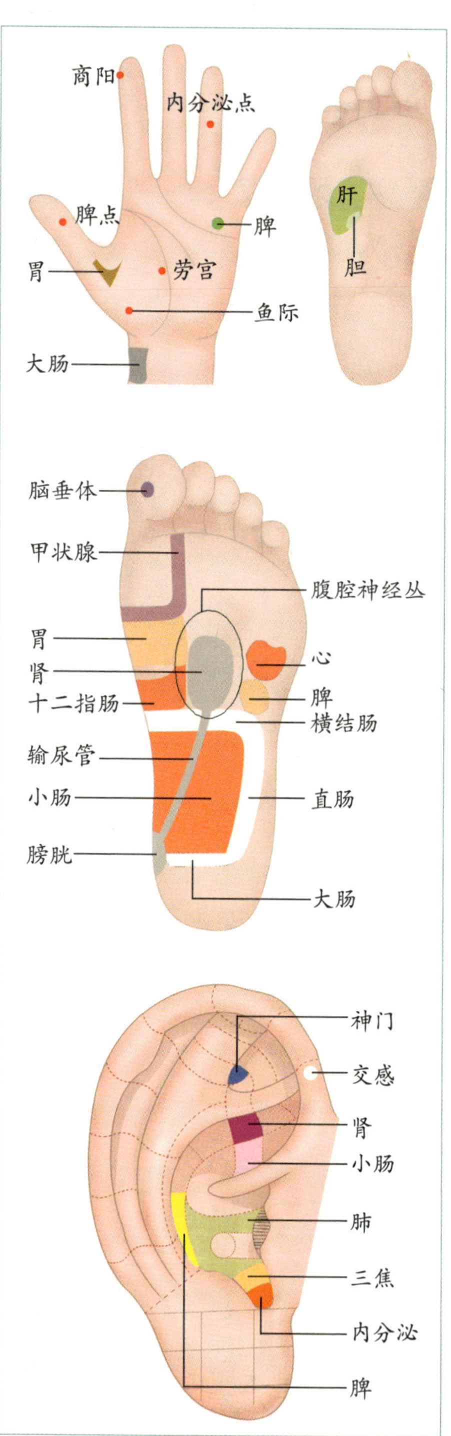

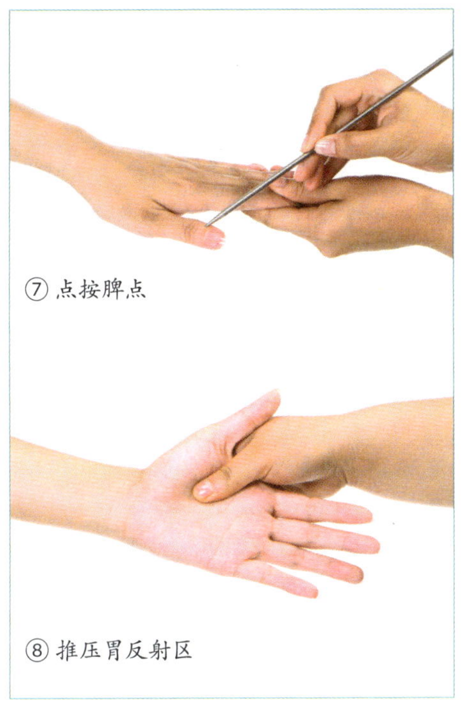
⑦ 点按脾点

⑧ 推压胃反射区

按摩方法

❶ 按摩手部的脾点（见图⑦）、劳宫、鱼际、商阳均有效。手上的胃、大肠、脾反射区（见图⑧）、内分泌点、脾点、商阳、劳宫、鱼际可经常刺激，有改善胃肠功能、防治肥胖的功用。

❷ 握足扣指法按揉足部的脑垂体反射区50次；单食指扣拳法按揉脚底心（见图⑨）、肝、胆、脾、肾（见图⑩）、膀胱等反射区各50次；单食指扣拳法推压脚底甲状腺、大肠、小肠、胃、腹腔神经丛、输尿管（见图⑪）、横结肠、十二指肠、直肠反射区各50次。

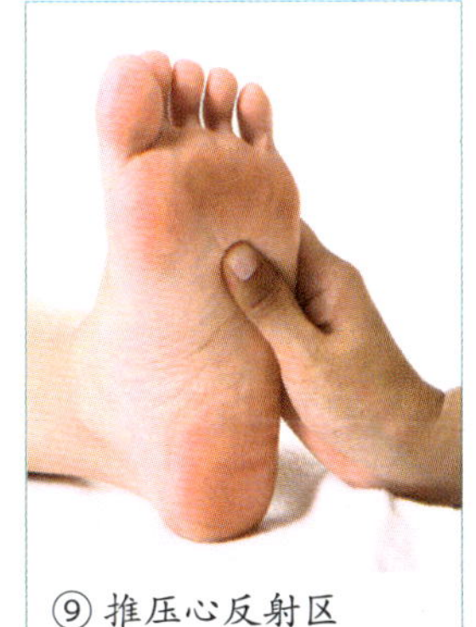
⑨ 推压心反射区

❸ 耳穴减肥法：取内分泌、三焦、小肠、肾、脾、神门、肺。耳廓常规消毒后，将粘有王不留行子的胶布贴于耳穴，每天选2~3个穴位，本人每天自行按压1分钟，1周1个疗程，2个疗程之间休息1天。

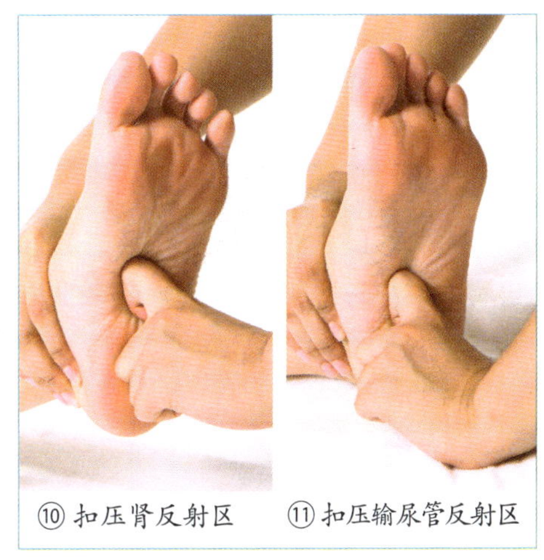
⑩ 扣压肾反射区　⑪ 扣压输尿管反射区

贴心小叮咛

★控制食量，平衡膳食，少吃油腻、甘甜食物。

★加强体育锻炼。

★以健康为前提，减肥不只是为了想拥有美丽、窈窕的身材，更重要的是为了身体的健康，不要以为只要瘦下来就好，千万不要使用不正确的减肥方式而伤害自己的身体和健康。

★避免过激的减肥方式，有些人为了减肥，立即不吃不喝或进行大量运动，结果，身体不一定能瘦下来，健康却先垮下来了。

缓解雀斑

雀斑是常见于脸部较小的黄褐色或褐色的色素沉着斑点，枯黯无光，形状不一，边缘清楚，不高出皮肤，表面光滑，无鳞屑。为常染色体显性遗传，尤以夏季重，病变的发展与日晒有关。多见于女性。

全身按摩

特效穴位

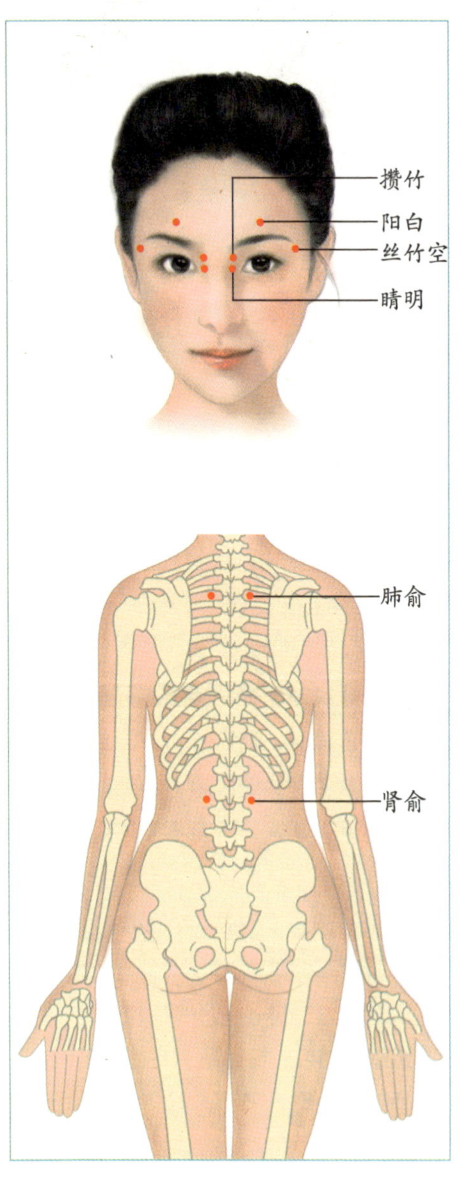

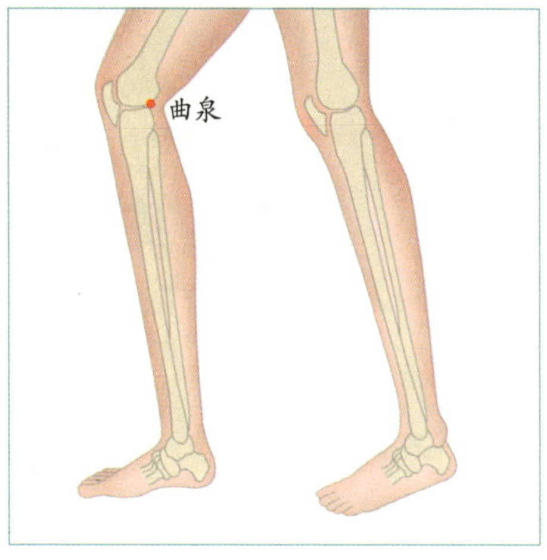

按摩方法

❶ 用双手手指点压肾俞3分钟（见图①）。

❷ 先深吸一口气，用双手的中指或食指按压肺俞6秒，重复15次。

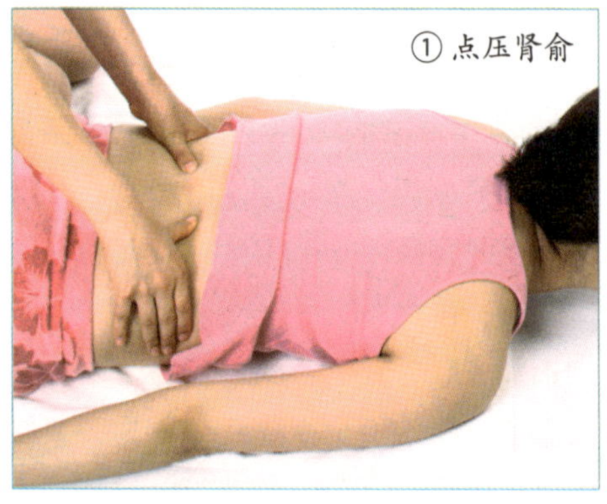

❸ 先深吸一口气，用双手的中指或食指按压曲泉6秒，重复20次。

❹ 揉压阳白、丝竹空、睛明和攒竹（见P177图②、图③），各20次。

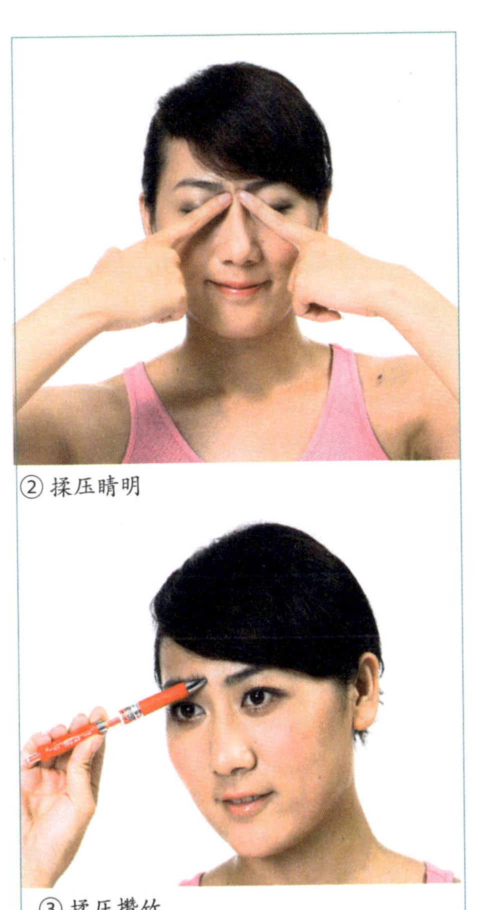

② 揉压睛明

③ 揉压攒竹

手足耳按摩

特效穴位

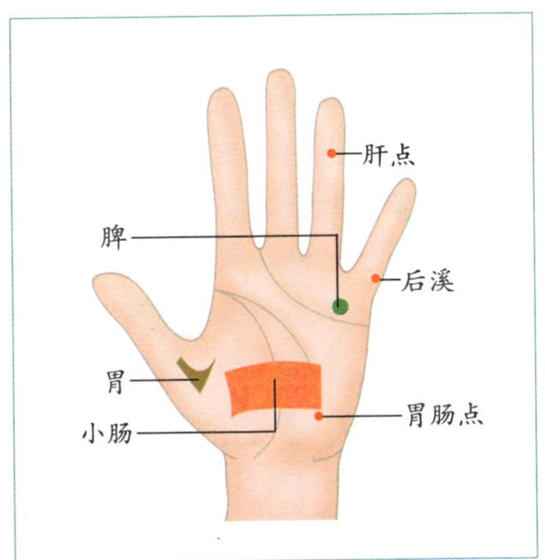

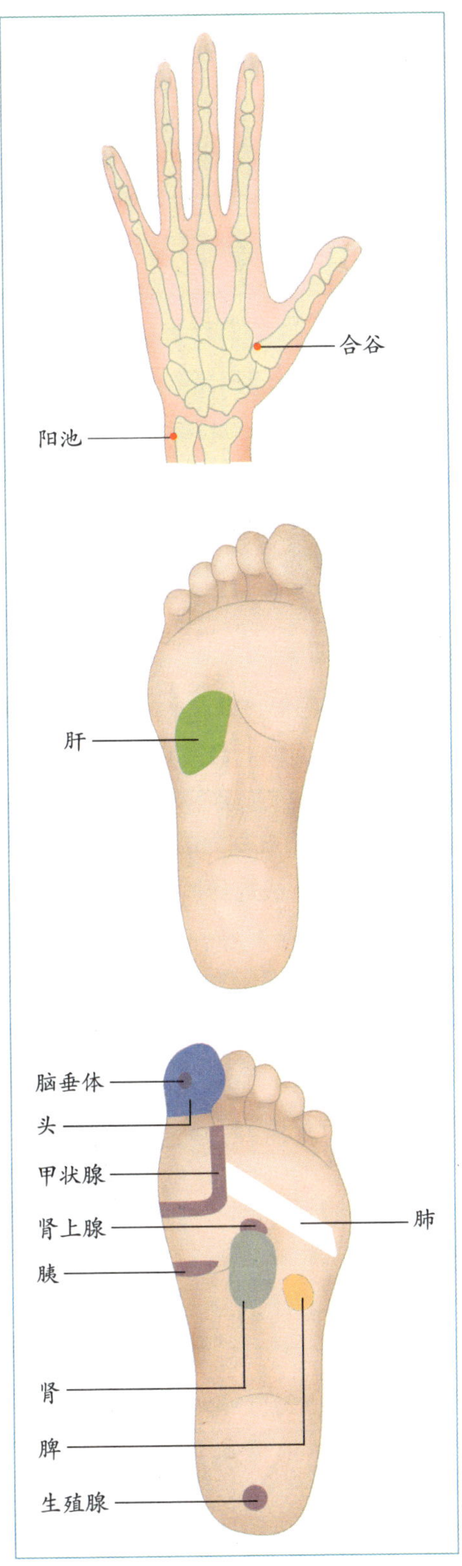

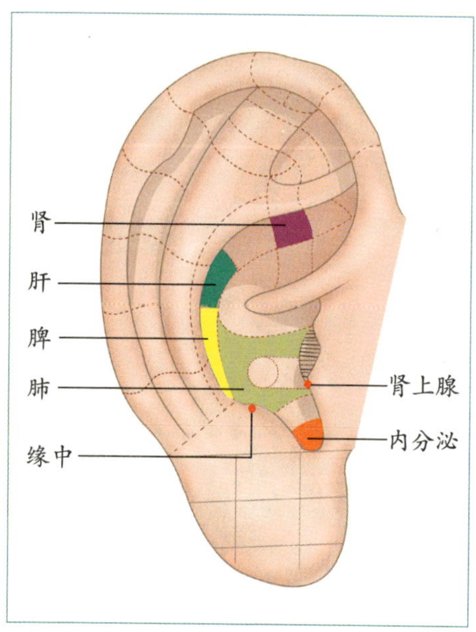

按摩方法

❶按摩手部的胃、脾、小肠等反射区以及肝点（见图④）、合谷（见图⑤）、阳池（见图⑥）、胃肠点等均有效。双手掌互搓至发热，再点按穴位效果更佳。

❷单食指扣拳法推压脚部的肺（见图⑦）、胰（见图⑧）、头部、甲状腺反射区（见图⑨）各50次；单食指扣拳法按揉脚部的肝、脾、肾、肾上腺反射区（见图⑩）各50次；握足扣指法按揉生殖腺（足底）、脑垂体反射区各50次。

❸用食指按压耳部各反射区（见特效穴位标注）30次。

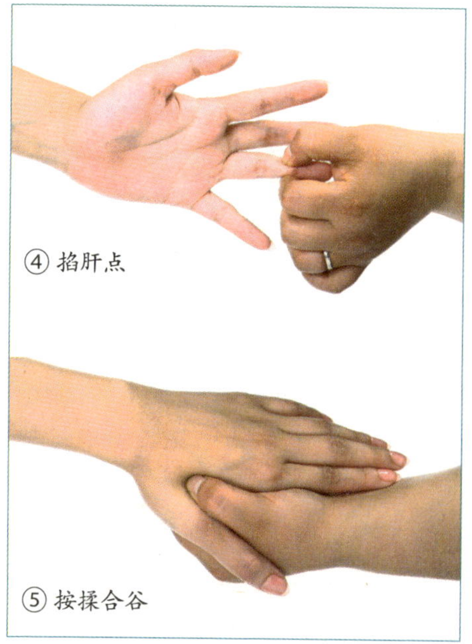

④ 掐肝点

⑤ 按揉合谷

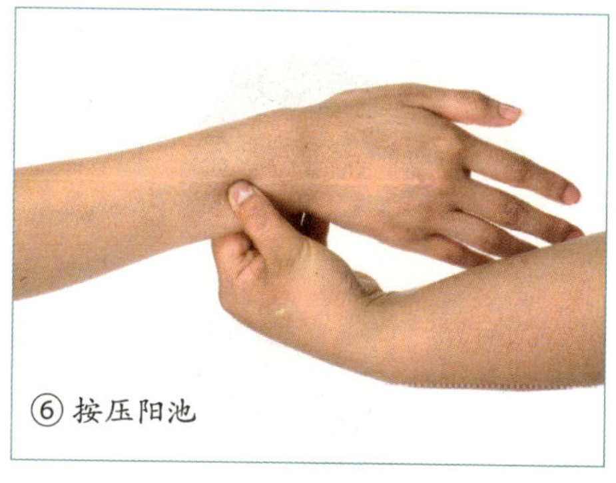

⑥ 按压阳池

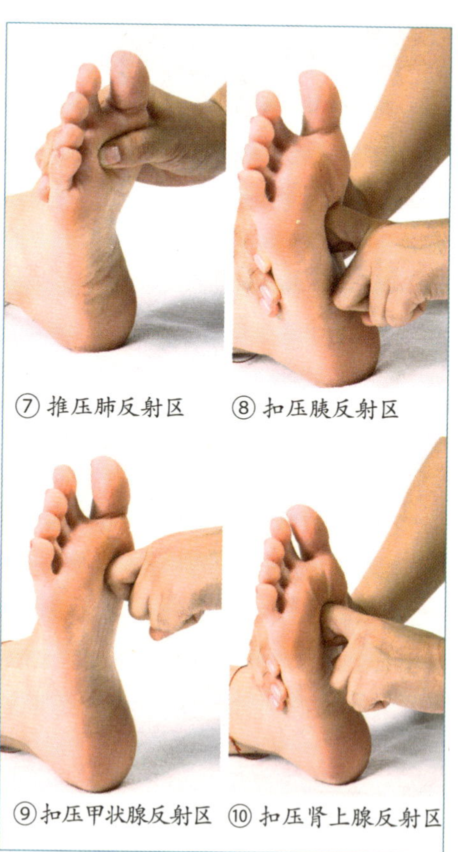

⑦ 推压肺反射区　⑧ 扣压胰反射区

⑨ 扣压甲状腺反射区　⑩ 扣压肾上腺反射区

祛痘

青春痘是皮脂堵塞了毛孔而引起的，原因是皮脂腺分泌旺盛、维生素代谢异常、胃肠状态不佳、自主神经失调等。并发感染时，囊肿表面和周围有炎症反应，局部呈现炎性丘疹、脓包、结节、瘢痕等。

全身按摩

特效穴位

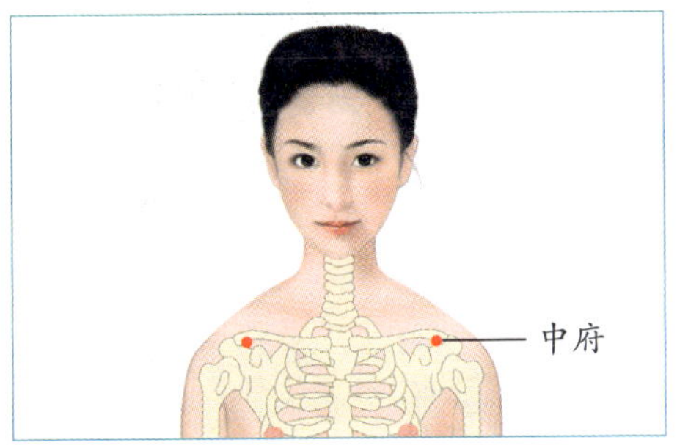

按摩方法

用力按压中府（见图①）。

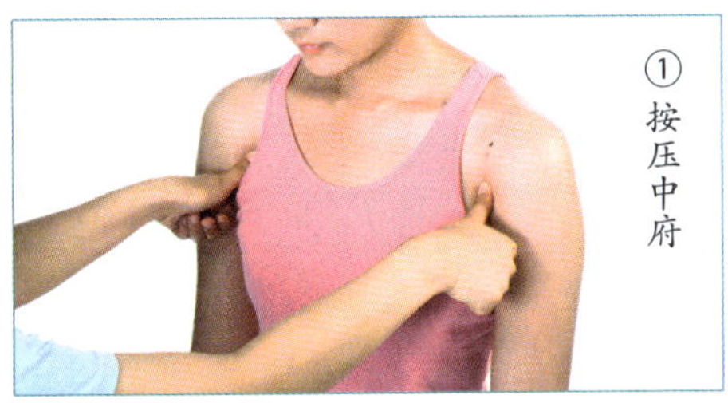
① 按压中府

手足耳按摩

特效穴位

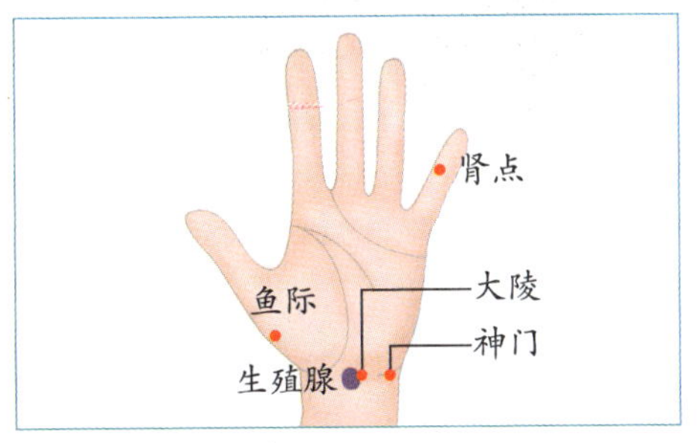

按摩方法

❶ 加强肾脏微循环的刺激。烟烤手部的肾点（见图②）。

❷ 促进血液循环，刺激手部的鱼际（见图③）、神门、大陵、生殖腺反射区（见图④），都有滋润皮肤之功效。

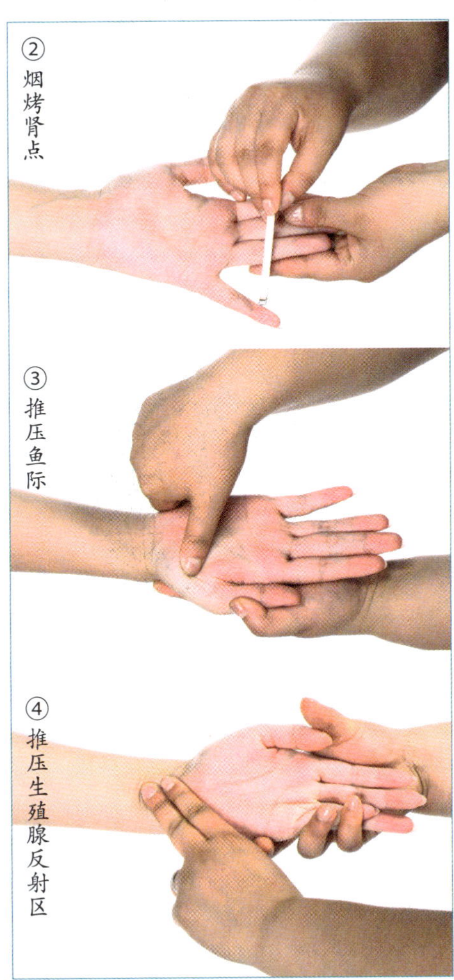
② 烟烤肾点

③ 推压鱼际

④ 推压生殖腺反射区

减轻痤疮

痤疮俗称粉刺，是青春发育期毛囊皮脂腺的慢性炎症性疾病。本病好发于青年，男多于女，好发于颜面部及胸背上部等皮脂腺发达的部位。一般青春期后多可自愈。

全身按摩

特效穴位

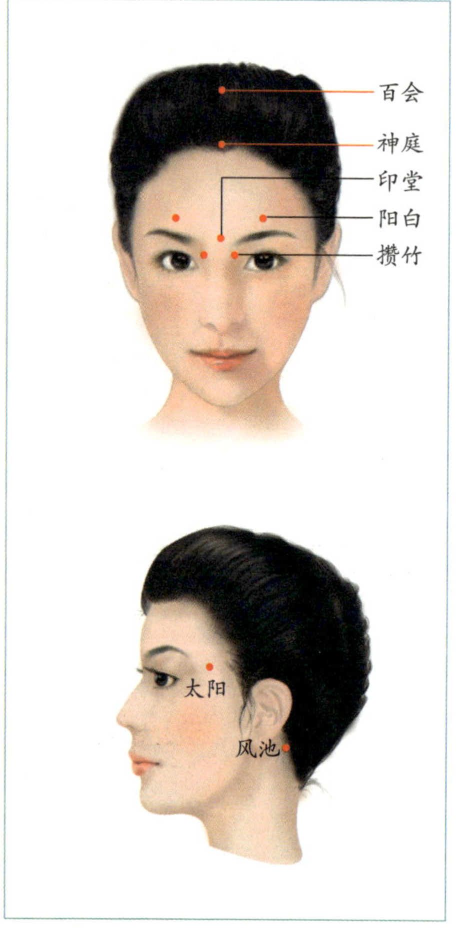

按摩方法

❶ 揉按印堂20次（见图①）。

❷ 用双手拇指螺纹面分推攒竹，经阳白至两侧太阳30次。

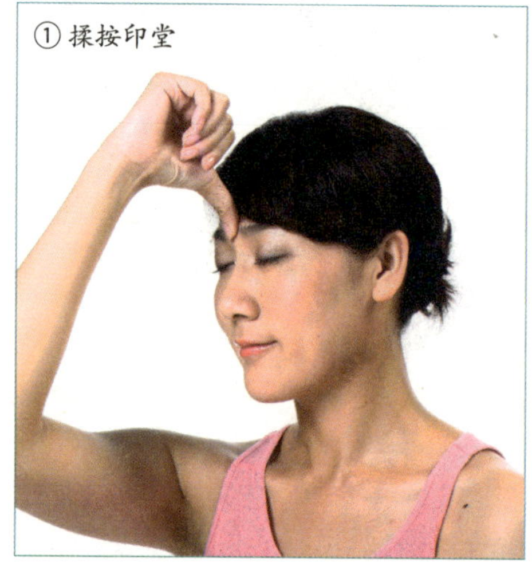
① 揉按印堂

❸ 用拇指螺纹面向下直推阳白，每侧10次。

❹ 用手指指腹点压百会20下（见图②），点压时吸气，还原时呼气，以能耐受为宜。然后用右手指指腹叩击百会20下。

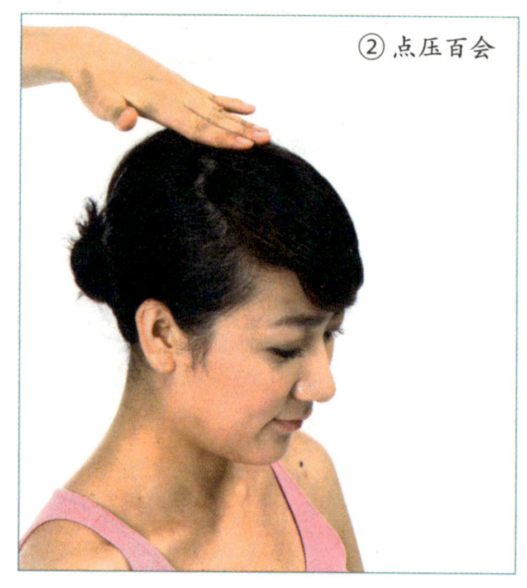
② 点压百会

❺ 用拇指桡侧缘直推神庭 100 次。

❻ 用双手大鱼际按揉太阳 30 次，按揉时的旋转方向均向前。

❼ 按摩者右手置于前额固定头部，用左手拇指按风池（见图③），以有轻微的酸胀感为佳。

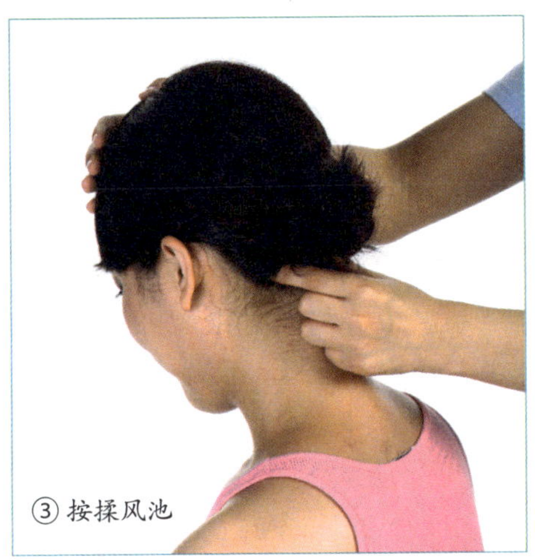

③ 按揉风池

❽ 由前向后用五指拿头顶，至后头部改为三指拿，顺势从上向下拿捏项肌 3 ~ 5 次，以有酸胀感为宜。

❾ 用双手大鱼际从前额正中线抹向两侧，在太阳处按揉 3 ~ 5 次，再推向耳后，并顺势向下推至颈部。做 3 ~ 5 遍。

手足耳按摩

特效穴位

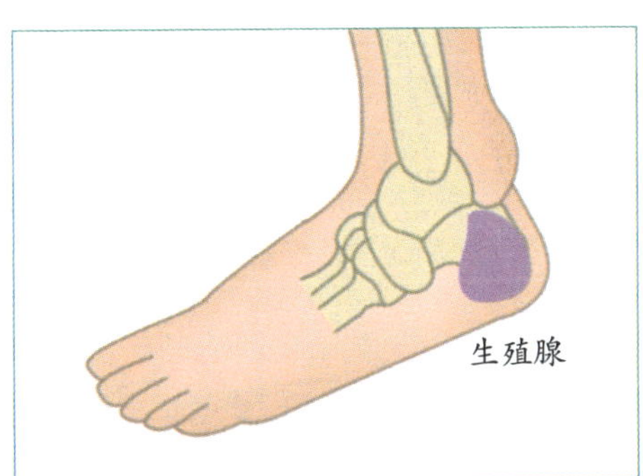

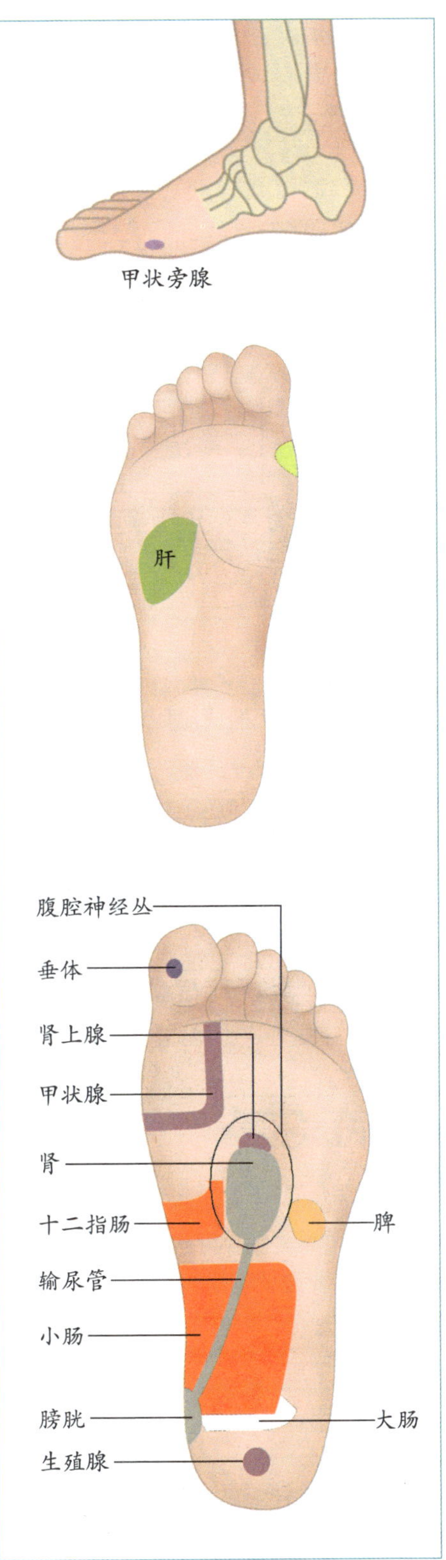

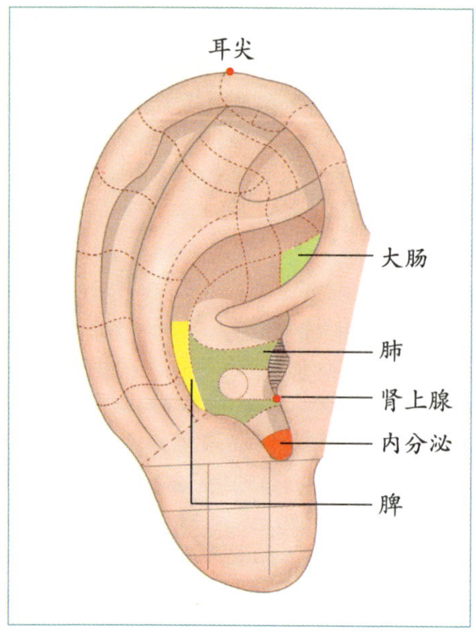

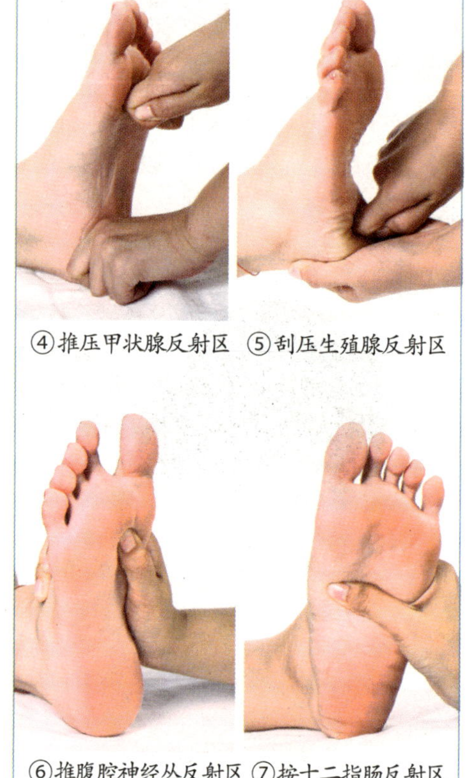
④推压甲状腺反射区 ⑤刮压生殖腺反射区

⑥推腹腔神经丛反射区 ⑦按十二指肠反射区

按摩方法

❶ 单食指扣拳法推压足底的甲状腺反射区 50 次（见图④）。

❷ 单食指刮压法刮压足外侧及足底的生殖腺反射区 50 次（见图⑤）。

❸ 单食指扣拳法推压足底的腹腔神经丛反射区 50 次（见图⑥）。

❹ 单食指扣拳法或扣指法按压十二指肠反射区，重复 5 次（见图⑦）。

❺ 单食指扣拳法或扣指法按压脚部其他反射区（见特效穴位标注）各 30 次。

❻ 用食指按压耳部反射区（见特效穴位标注）各 30 次。

贴心小叮咛

★发作严重者应以药物治疗为主，对症按摩为辅。

★治疗一段时间后如症状明显减轻，可逐渐减少药量，至完全停止用药。

★患者要注意调整饮食结构，改变饮食习惯，少吃高脂肪、甜食及油炸类食物，多吃蔬菜和水果，保持大便通畅。

★不要乱用护肤品，禁用溴、碘类药物。

★避免用手挤捏。

消除黑眼圈

上班族常对着电脑工作，用眼过度，加上晚睡、过度疲劳，使得眼睛失去光彩，甚至眼睛周围出现浮肿、黑眼圈及眼袋。除了适度的休息外，按摩相关穴位也可促进眼部血液循环，远离黑眼圈。

全身按摩

特效穴位

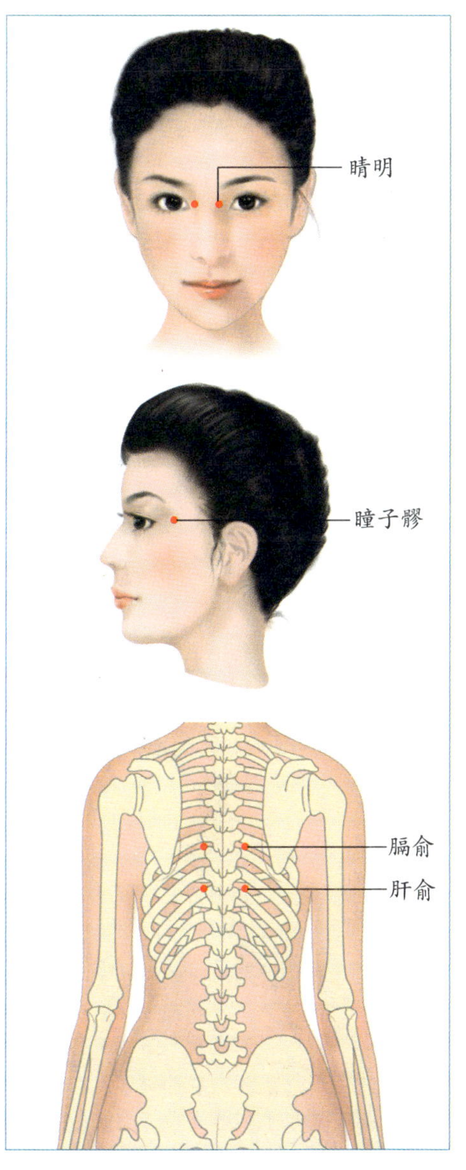

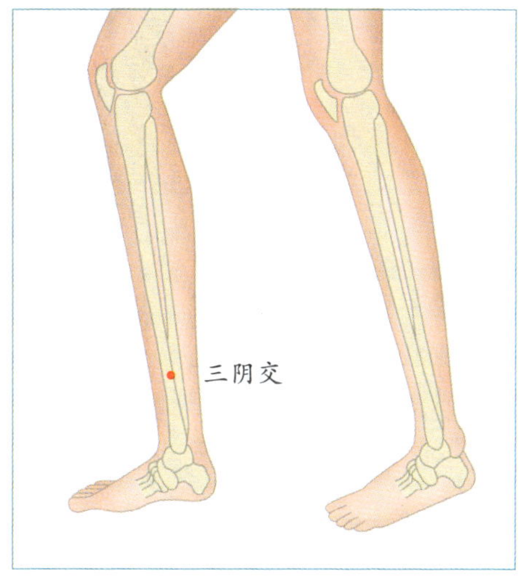

按摩方法

❶ 每天刺激两侧肝俞（见图①）、膈俞各3～5分钟，先重点点揉膈俞，然后沿着膀胱经向下按，到肝俞处再重点点揉。

❷ 用拇指或按摩器反复按揉两侧三阴交3分钟（见P184图②）。

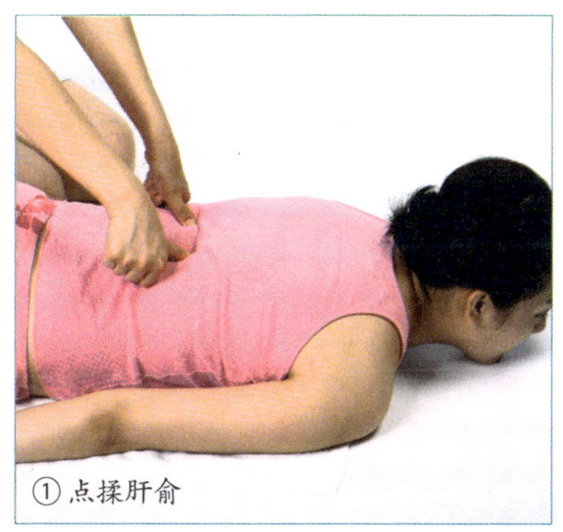
① 点揉肝俞

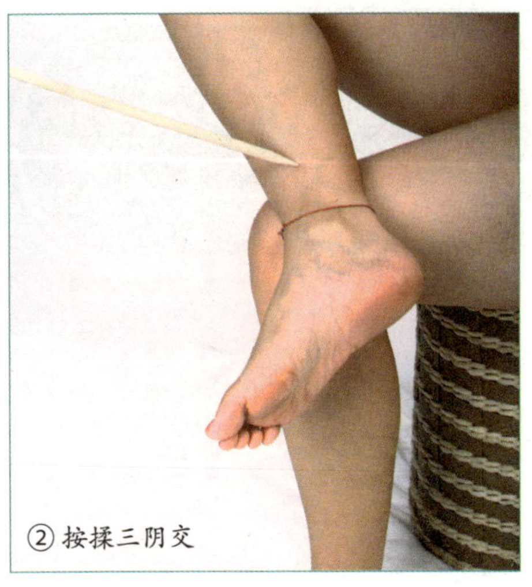

② 按揉三阴交

❸ 将两手食指与中指合起，放在瞳子髎上，微闭双眼，轻轻按揉约 1 分钟。

❹ 用大拇指、食指按摩睛明，每次按压 3 ～ 5 秒后松开，2 秒后再按，重复 5 ～ 10 次。

手足耳按摩

特效穴位

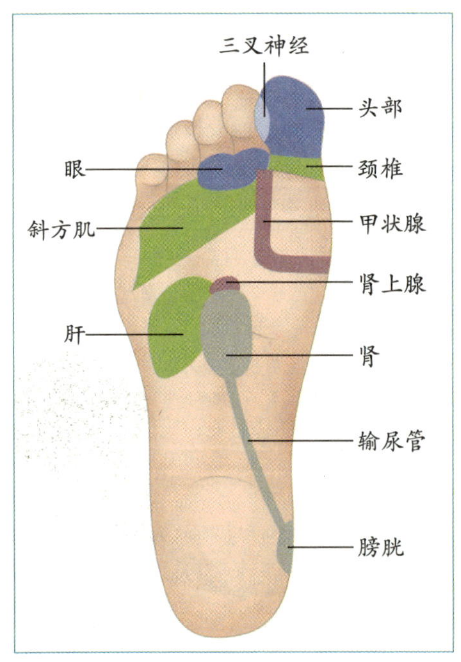

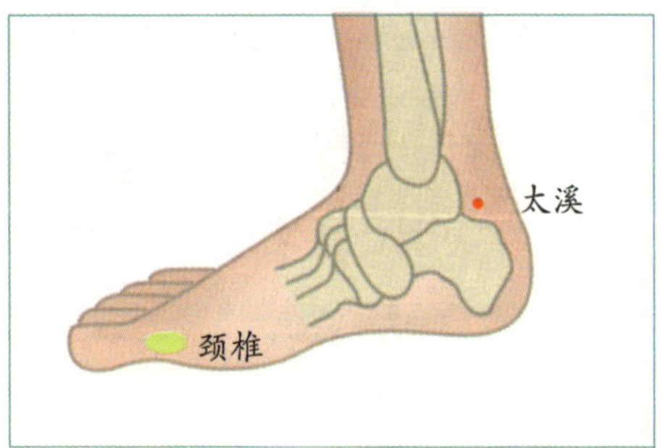

按摩方法

❶ 用手指指端用力按揉太溪 2 分钟，以有酸胀感为宜（见图③）。

❷ 单食指扣拳法按压头部反射区 50 次（见图④）。

❸ 单食指扣拳法或扣指法按压脚部其他反射区（见特效穴位标注）各 30 次。

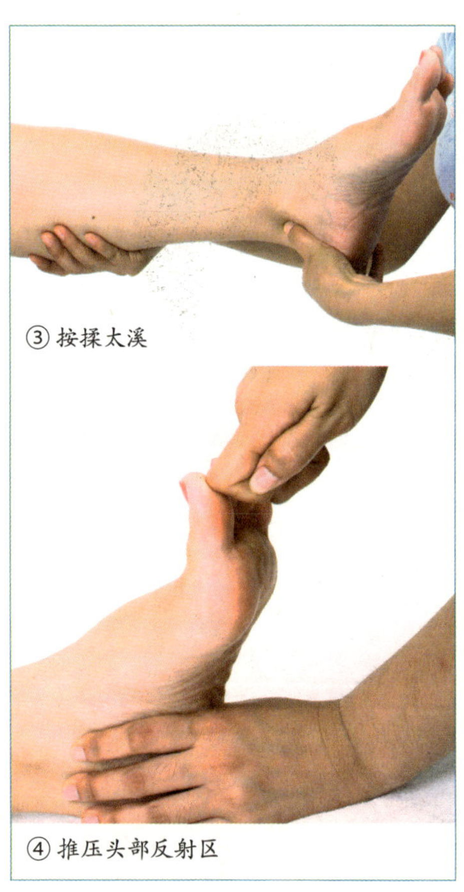

③ 按揉太溪

④ 推压头部反射区

消除眼袋

眼袋是指下眼睑浮肿。由于眼部皮肤很薄，很容易发生水肿现象，遗传是重要的因素，而随着年龄的增长愈加明显。此外，肾脏不好、睡眠不足或疲劳都会形成眼袋。

全身按摩

特效穴位

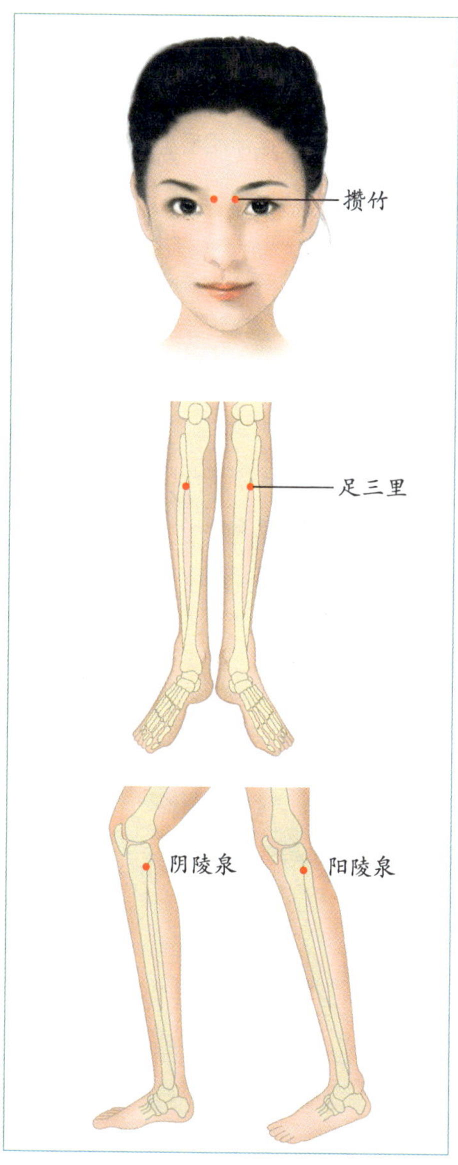

按摩方法

❶用拇指、食指分别按压攒竹2分钟（见图①）。

❷按揉阴陵泉、阳陵泉（见图②），左右各10次。

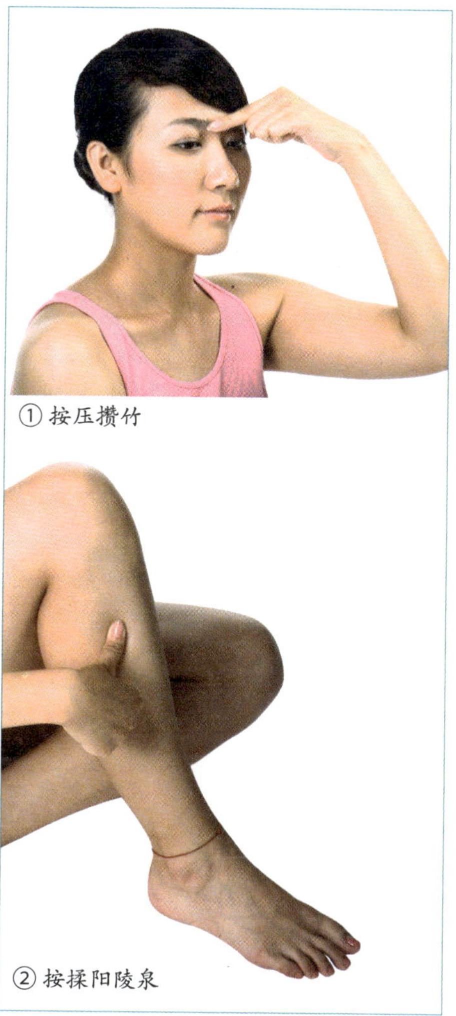

① 按压攒竹

② 按揉阳陵泉

❸ 拇指用力按压足三里，左右各3分钟（见图③）。

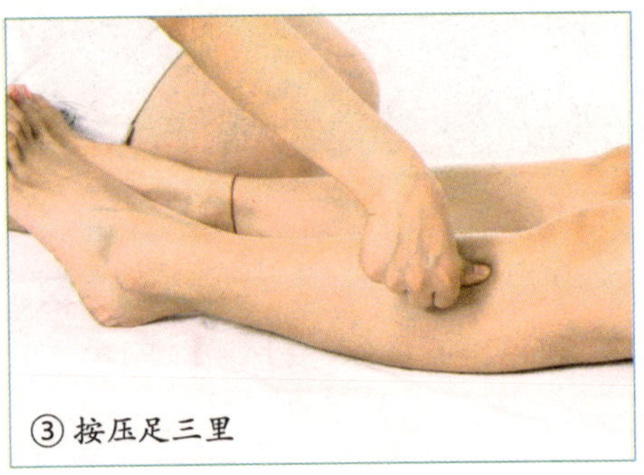
③ 按压足三里

手足耳按摩

特效穴位

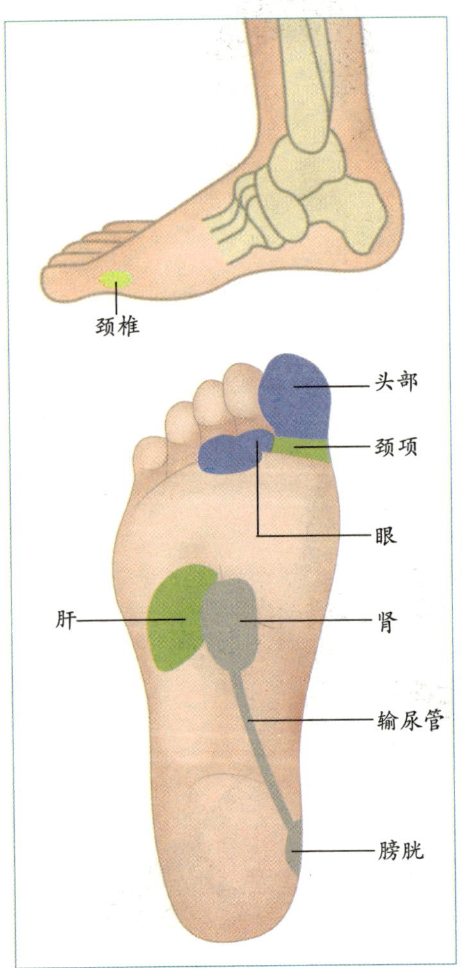

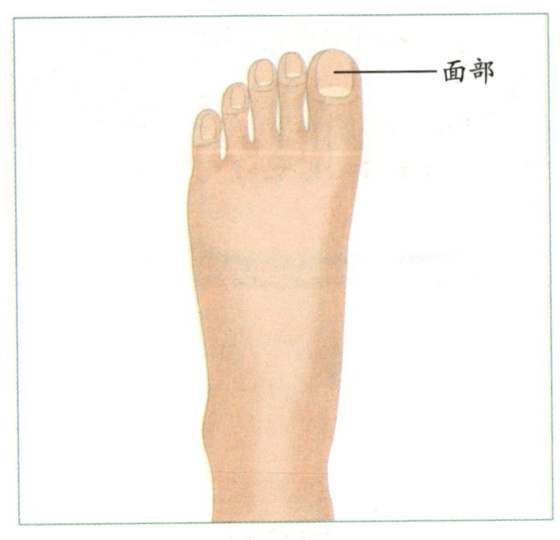

按摩方法

❶ 单食指扣拳法推压眼反射区 50 次（见图④）。

❷ 单食指扣拳法扣压肾、输尿管（见图⑤）等反射区各 50 次。

❸ 单食指扣拳法或扣指法按压脚部其他反射区（见特效穴位标注）各 30 次。

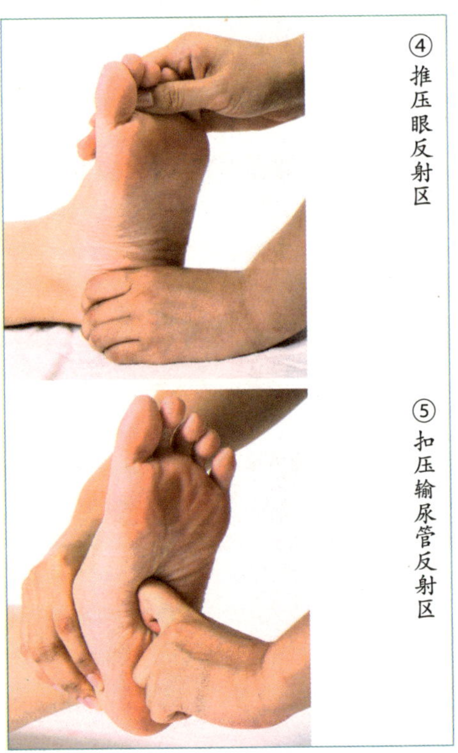
④ 推压眼反射区

⑤ 扣压输尿管反射区

美唇

有些人嘴唇总是发干脱皮，有时还裂口出血，喉咙也常常“发火”，老觉得渴，这往往是阴虚火旺导致的。下面的对症按摩疗法可以滋润口唇，使你的双唇美美的。

全身按摩

特效穴位

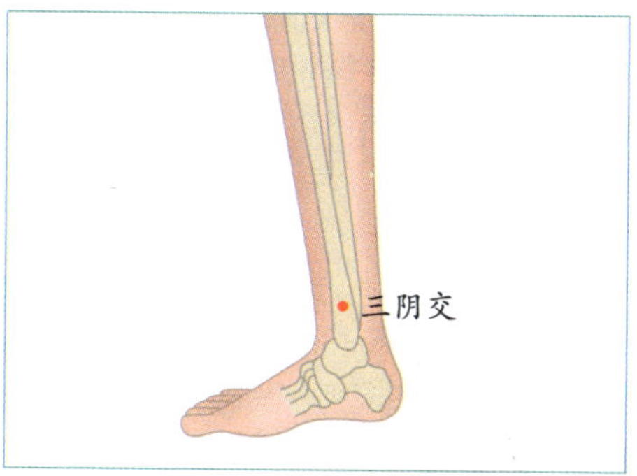

按摩方法

按揉三阴交，左右各20次（见图①）。

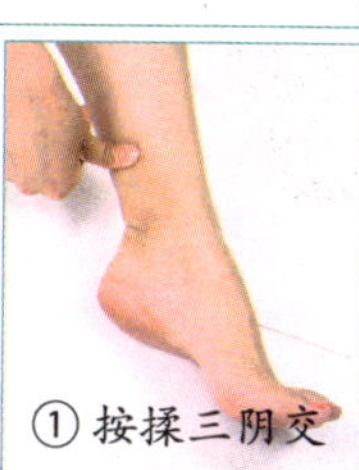
① 按揉三阴交

手足耳按摩

特效穴位

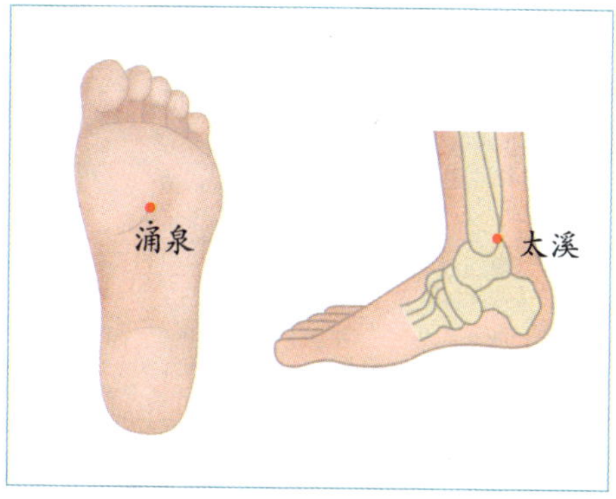

按摩方法

❶ 用右手中间的三指摩擦左足心涌泉，然后换右足心（见图②）。

❷ 按揉太溪1～2分钟，以微微酸胀为宜。

❸ 沿着肾经的走行，从脚底开始向上，沿着脚跟、小腿内侧、膝盖内侧，敲打或者推捋，在太溪处重点按揉，每天5分钟（见图③）。

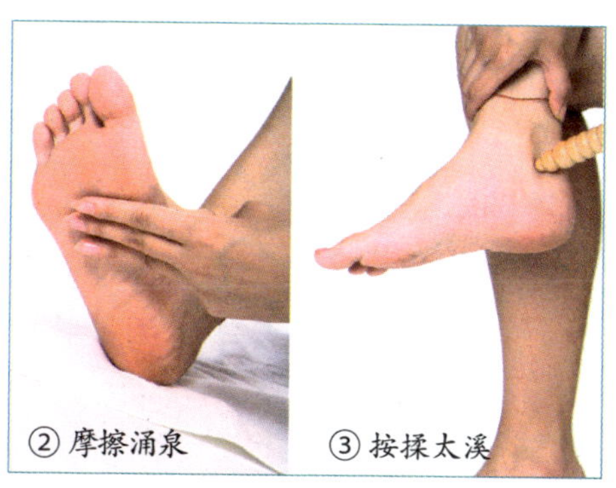
② 摩擦涌泉　③ 按揉太溪

贴心小叮咛

唇部护理小常识

唇彩和口红都是以美化唇部为第一要义的，其中含有色彩成分，让嘴部更绚丽。虽然其中会含有滋润成分，但其实只能起到辅助滋润的作用。而护唇膏则是专门针对唇部皮肤组织，因外界环境和自身导致的唇部干燥、衰老等问题的，因此，想要让双唇亮泽，首先应选择使用护唇膏。

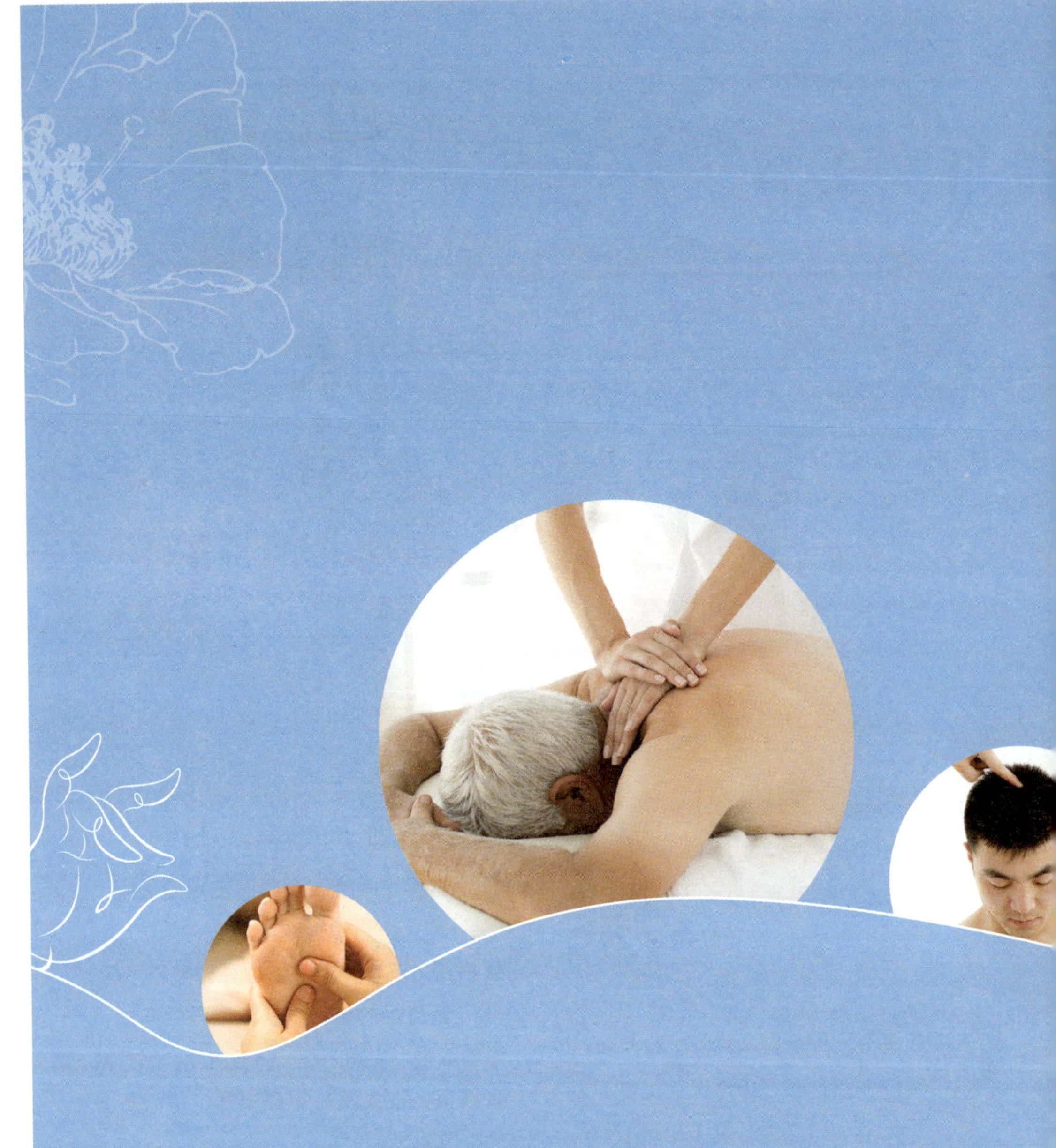

对于生殖系统方面的一些病痛，除了食疗和运动疗法外，按摩也是很好的选择。持之以恒的按摩可以缓解病痛，达到事半功倍的效果。

第七章

生殖保健按摩

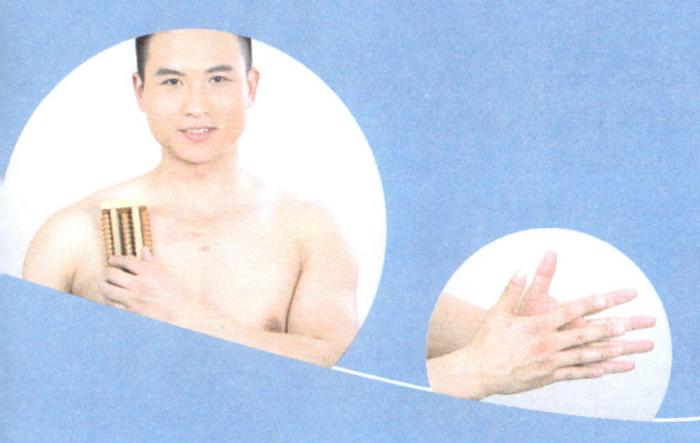

前列腺增生

前列腺肥大又称良性前列腺增生，是前列腺疾病中比较常见的一种。一般认为，前列腺增生与性激素的代谢有密切关系。此外，酗酒及过食刺激性食物也与本病的发生有关。

全身按摩

特效穴位

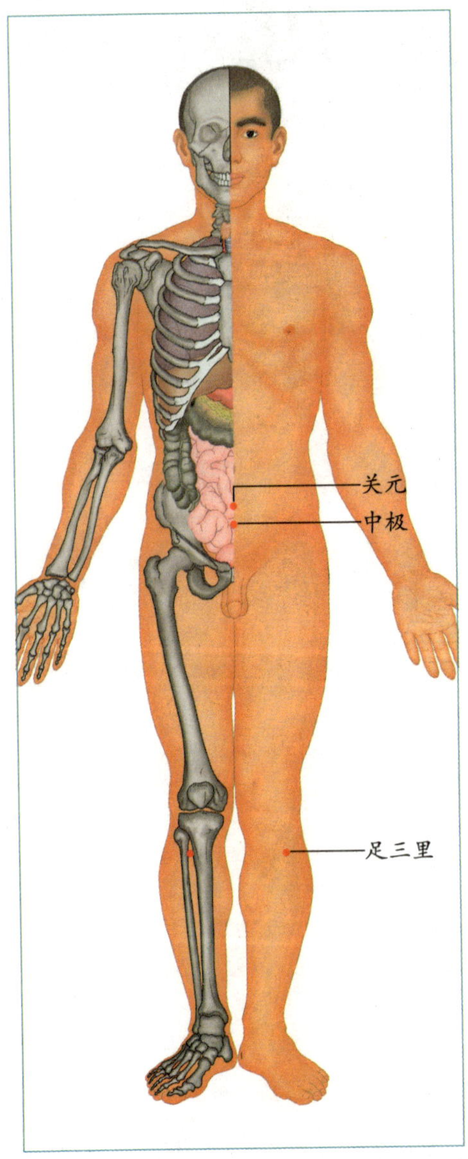

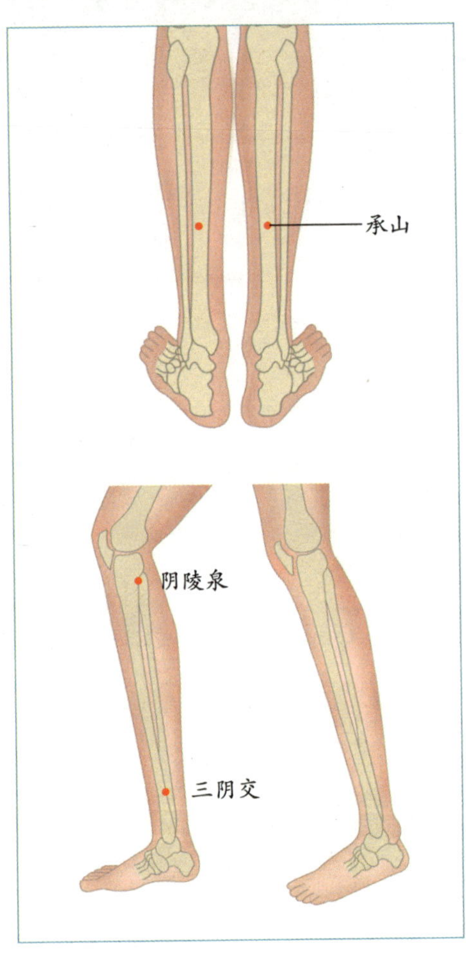

按摩方法

❶ 患者俯卧，按摩者用手掌摩、擦腰骶部，直至患者感到温热为宜。

❷ 用手掌按摩、揉搓腹部，直至患者感到温热为宜（见 P191 图①）。

❸ 用手掌揉搓大腿内侧，反复 30 次（见 P191 图②）。

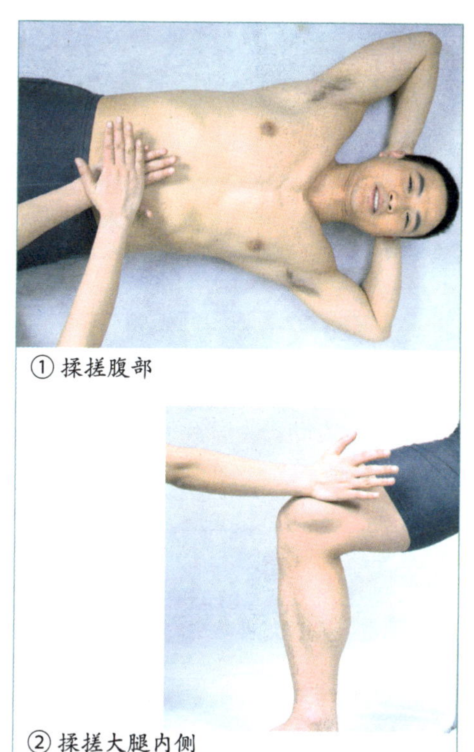
① 揉搓腹部

② 揉搓大腿内侧

❹ 如果患者小腹疼痛、尿频，可用拇指按压患者中极 3 分钟。

❺ 如果患者小腹胀痛、尿浊，可用拇指按压患者承山 3 分钟。

❻ 仰卧，双手重叠按于关元，旋转按揉 30 次。用力不可过猛，速度不宜过快。

❼ 用双手按阴陵泉（见图③）、足三里、三阴交，各穴用手指掐按几分钟，早晚各 1 次。

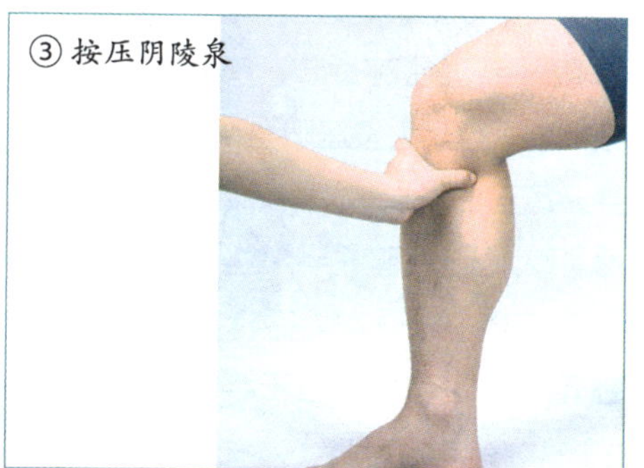
③ 按压阴陵泉

❽ 仰卧屈膝，两手掌搓热后，用食指轻轻按摩会阴部 20 次，早晚各 1 次。

❾ 在脐下、小腹部（见图④）、耻骨联合上方自左向右轻压，每 1 ~ 2 秒压 1 次，连续按压 20 次左右，但注意不要用力过猛。

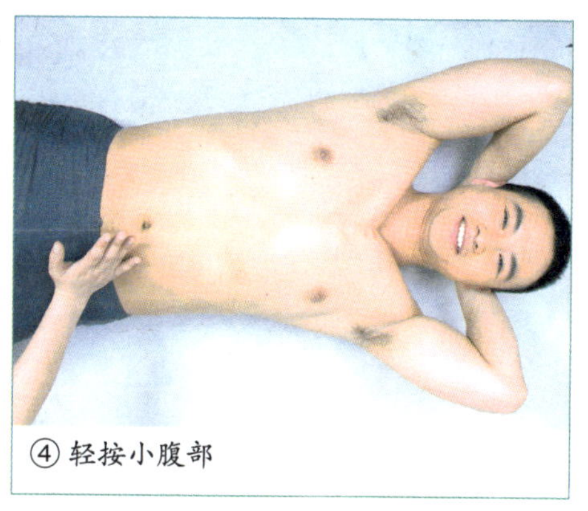
④ 轻按小腹部

贴心小叮咛

★注意保暖，防治感冒，以免加重病情。

★忌酒，忌食辛辣食物，不要憋尿，避免久坐。

★在疾病治疗过程中，要有恒心、信心、耐心。

★适量饮水（除按摩后饮水外，平常也应多饮水），通过排尿对尿道冲洗，睡前及夜间可减少饮水量。

★适当配合用药，效果更佳。

★注意个人卫生，尤其是性器官的卫生。

★参加适当的体育活动以促进血液循环，但应避免直接、持续使前列腺受压的运动，如骑自行车、骑摩托车、骑马等。

手足耳按摩

特效穴位

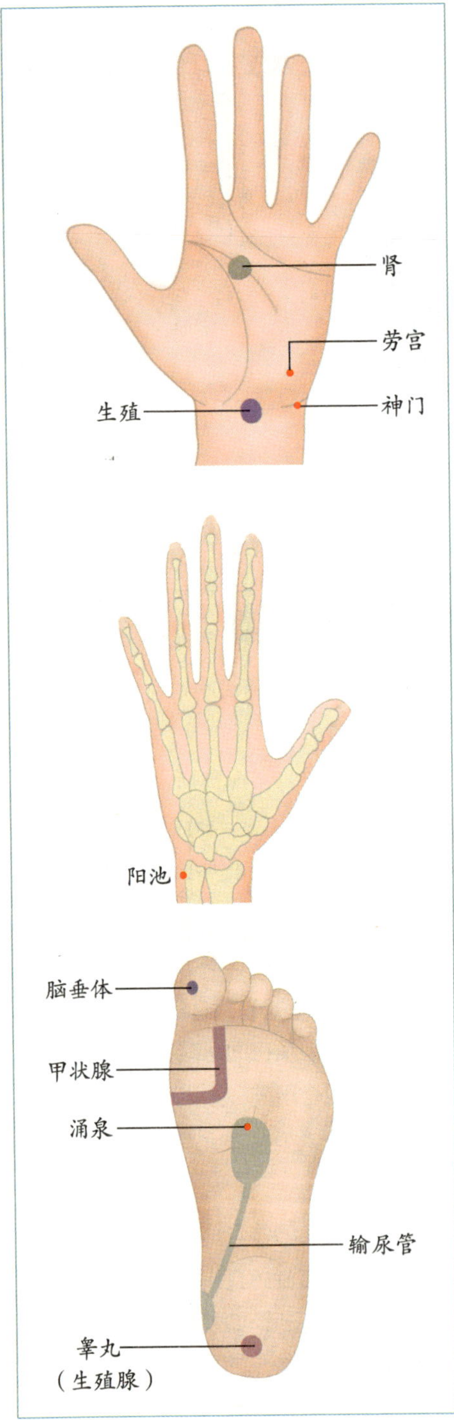

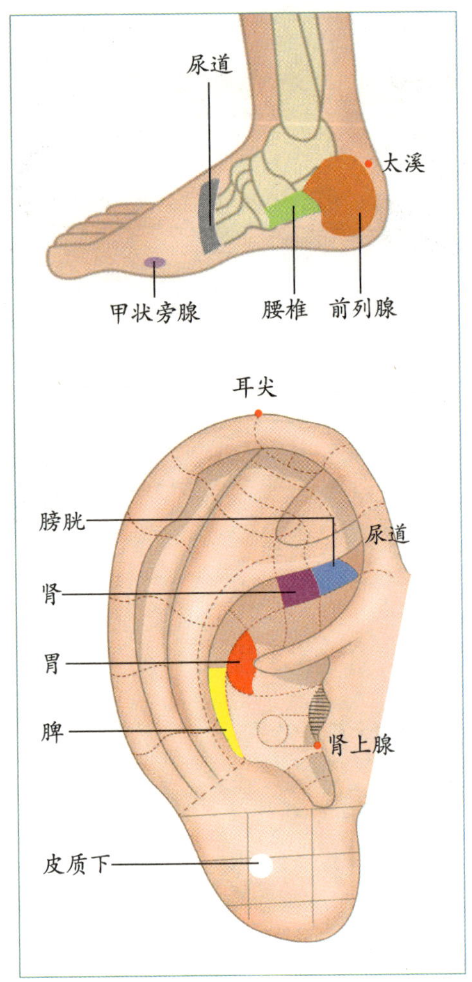

按摩方法

❶双手手指指腹端按压神门，每次按压3分钟，每日2次（见P193图⑤）。

❷拇指弯曲，用手指指端用力按压劳宫，每次按压5分钟，每日2次。

❸用一手握住腕关节，弯曲手指，用手指指端垂直用力按压阳池，每次按压2分钟，每日2次。

❹用大拇指指腹在手部生殖反射区处用力推压20～30次（见P193图⑥）。

❺用手指指腹点压位于手部的肾反射区10～30次。

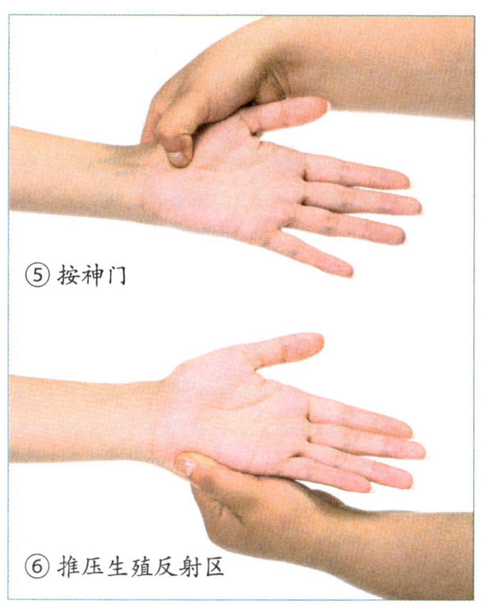
⑤ 按神门
⑥ 推压生殖反射区

❻ 两手掌搓热后，以右手掌搓左脚心涌泉，再以左手掌搓右脚心涌泉，各 50 次。早、中、晚各做 3 次。

❼ 用拇指指端按压太溪，持续按压 3 分钟（见图⑦）。

❽ 单食指刮压法刮压前列腺反射区 50 次（见图⑧）。

❾ 握足扣指法按揉睾丸反射区（足底）50 次（见图⑨）。

❿ 单食指扣拳法推压足部的输尿管、甲状腺反射区各 50 次。

⓫ 捏指法按揉足部的甲状旁腺反射区 50次。

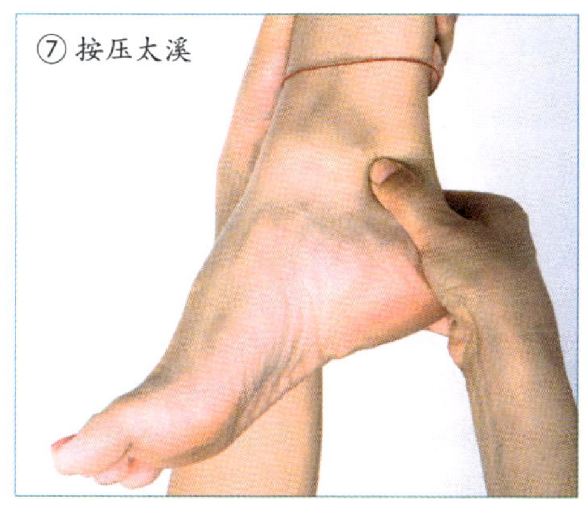
⑦ 按压太溪

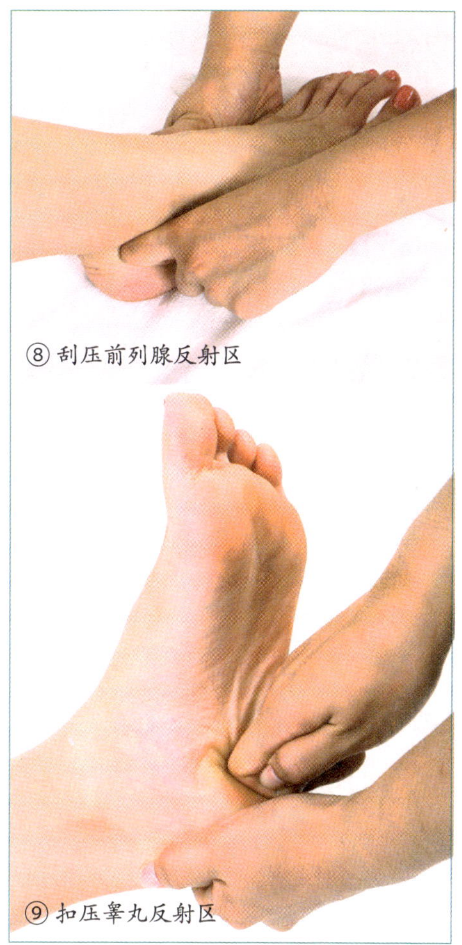
⑧ 刮压前列腺反射区
⑨ 扣压睾丸反射区

⓬ 捏指法推压足部的腰椎反射区 30 次。

⓭ 握足扣指法按揉足部的脑垂体反射区 30 次。

⓮ 食指按压耳部尿道反射区 1 ~ 2 分钟。

⓯ 掐揉耳尖 1 ~ 2 分钟。

⓰ 捏揉耳部的肾上腺反射区 1 ~ 2 分钟。

⓱ 捏揉耳部的皮质下反射区 1 ~ 2 分钟。

⓲ 点揉耳部的肾反射区 1 ~ 3 分钟。

⓳ 急性前列腺炎加揉耳部的脾反射区 1 ~ 2 分钟。

⓴ 点揉耳部的膀胱反射区 1 ~ 2 分钟。

㉑ 慢性前列腺炎加揉耳部的胃反射区 1 ~ 2 分钟。

阳痿

阳痿是指阴茎不举或者举而不坚的一种病症，轻则性欲减退，重则阴茎萎缩不举，多数属功能性。中医认为是由于纵欲伤精、命门火衰、思虑过度、心脾两伤、胆小多虑、惊恐伤肾等引起。

全身按摩

特效穴位

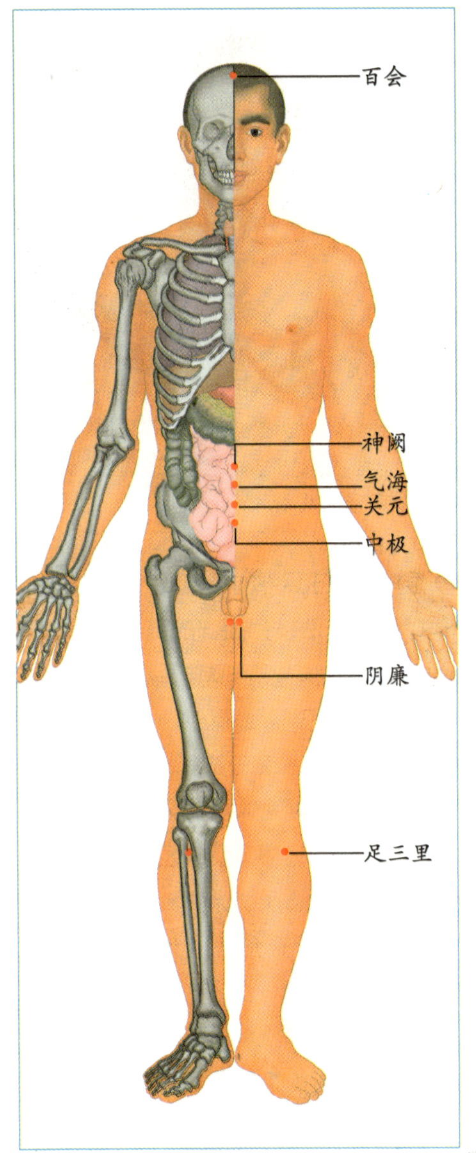

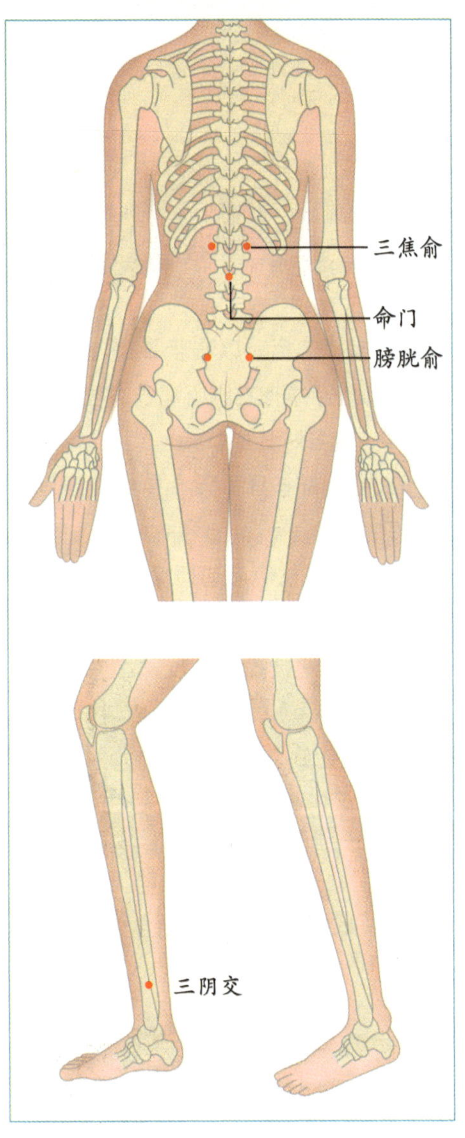

按摩方法

❶ 用手掌掌根部按揉神阙（见P195图①）、关元、中极、阴廉、足三里，各2分钟。

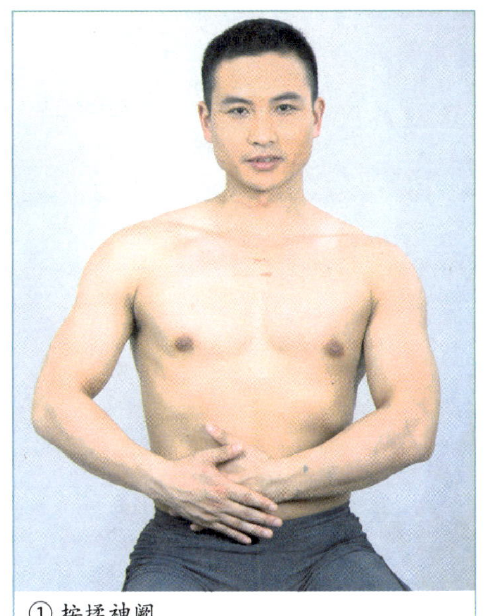
① 按揉神阙

❷ 用双手拇指按压患者腰骶部的两侧，自上而下反复 3 遍，然后按揉腰部（见图②）、骶髂关节两侧约 2 分钟。

❸ 用拇指按揉气海、关元、百会各 2 分钟。

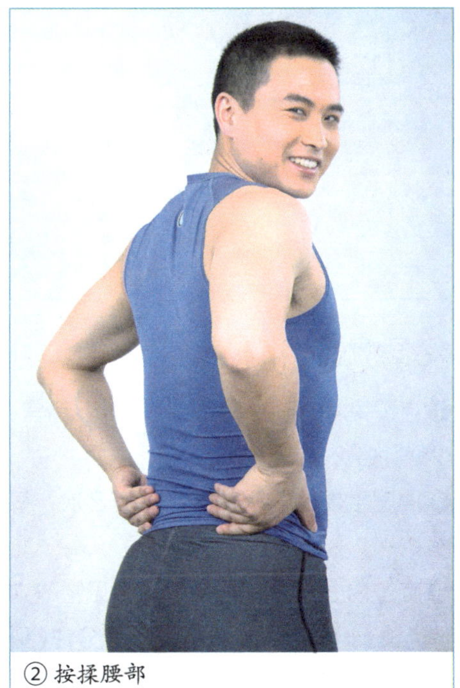
② 按揉腰部

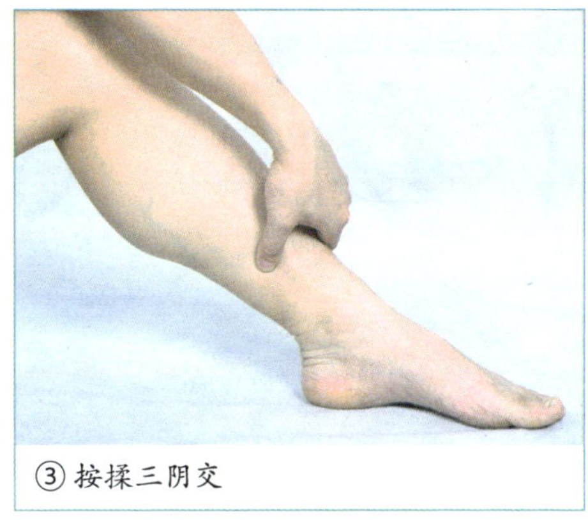
③ 按揉三阴交

❹ 用手掌心逆时针方向按摩小腹 5 分钟，直至患者感到酸胀为宜。

❺ 用拇指按揉命门、三焦俞、膀胱俞、三阴交（见图③），各 3 分钟，直至患者感到酸胀为宜。

❻ 用手掌小鱼际或掌根在患者腰骶部做快速运动，直至小腹感到微热为宜。

❼ 双手提捏腹直肌及大腿内侧肌，并按揉大腿内侧股三角下部的内收肌与缝匠肌之间部位。

❽ 用双手拇指、食指、中指指腹向阴茎根部方向自外而内对称按摩两侧腹股沟，按摩之力应以轻柔舒适、不痛为度，左右各 50 次。

❾ 以双手拇指、食指、中指对称捻动阴茎根部、阴囊上方之精索，其用力以出现轻度酸胀或舒适感为度，左右各 50 次。

❿ 以双手的食指、中指托住同侧睾丸的下面，再用拇指按压其上，如数念珠一样轻轻揉搓两侧睾丸，其压力以睾丸不痛或微酸胀为宜，左右各 150 ~ 200 次。

⓫ 用右手或左手把阴茎及阴囊一同握于掌心，轻轻向下牵拉 150 ~ 200 次，其拉力以阴茎及睾丸有微酸胀感或小腹两侧有轻度牵拉感为准。

手足耳按摩

特效穴位

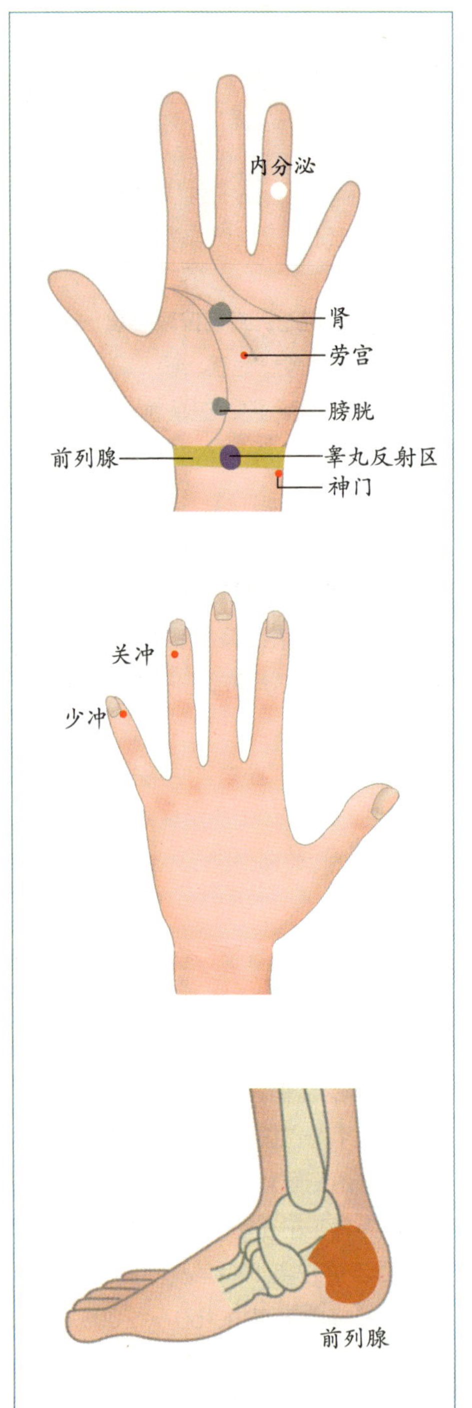

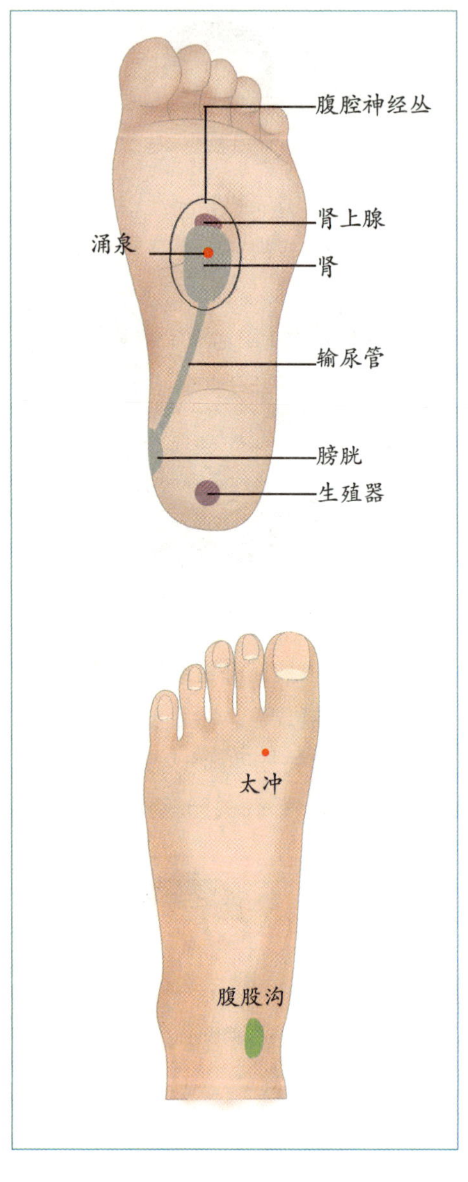

按摩方法

❶点按关冲（见P197图④）、神门、劳宫、少冲，各2～3分钟。

❷推压手部的肾反射区，每日2次，每次1～2分钟（见P197图⑤）。

❸点按内分泌及其他反射区（见特效穴位标注），每日2次，每次1～2分钟（见P197图⑥）。

❹以左手按揉右足心涌泉 100 次，以右手按摩左足心涌泉 100 次。若每晚热水足浴后按摩，疗效更为理想（见图⑦）。

❺用拇指按揉太冲 2 分钟（见图⑧）。

❻用手指指腹推按前列腺反射区 3 ~ 5 分钟，操作时指掌要紧贴体表，用力稳健，速度缓慢均匀。

❼单食指扣拳法按揉足部其他反射区（见特效穴位标注）各 30 次。

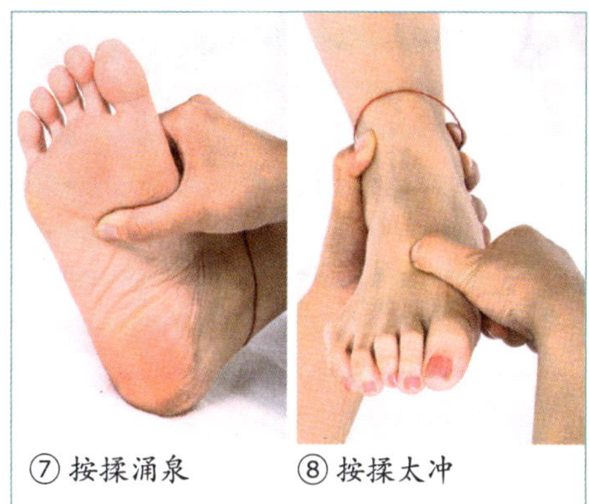
⑦ 按揉涌泉　⑧ 按揉太冲

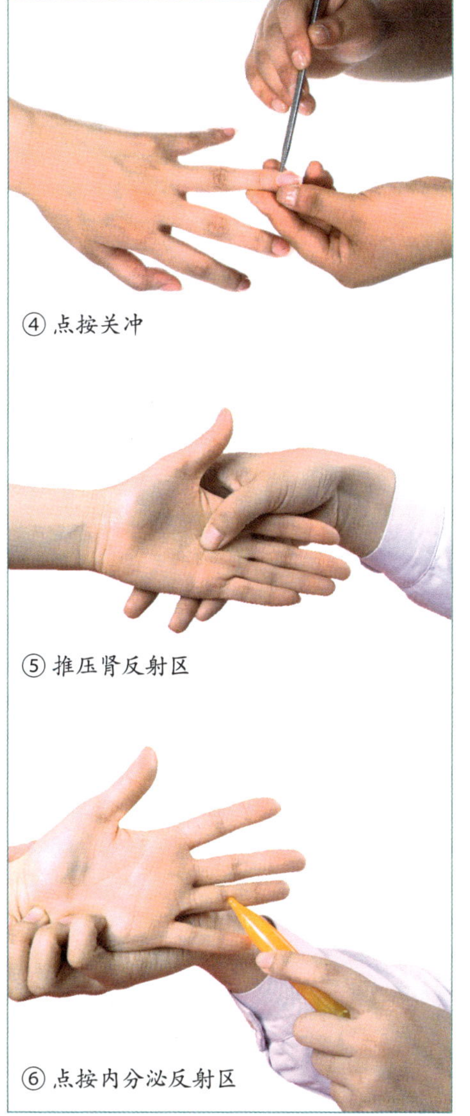
④ 点按关冲

⑤ 推压肾反射区

⑥ 点按内分泌反射区

贴心小叮咛

阳痿食疗方

材料：羊腰（去油脂块）1 对，草果、陈皮、砂仁各 6 克，粳米半杯，姜末、葱花各适量。

调料：盐适量。

做法：1. 草果、陈皮、砂仁用纱布包好；粳米淘洗干净，备用。

2. 将羊腰洗净，与做法 1 中的药包加适量水一同放入锅中煮。

3. 煮至汤成时取出药包，放入粳米、姜末、葱花、盐继续熬煮，煮至粥熟即可。

功效：这道羊肾粳米粥具有补肾益精、壮阳益胃的功效，对房劳虚损、阳虚阳痿等有一定的补益作用，凡有脾肾阳虚而致的腰痛、酸楚等症状者均可食用。不过，此粥对阳虚但体内无热者较为适合，但对于体内湿热过重，或者阴虚火旺、口干舌燥、尿黄便秘、感冒发热者，就不适合食用了。

遗精

遗精是指不因性交而精液自行泄出的病症，有生理性遗精和病理性遗精两种。中医将精液自遗现象称为遗精或失精。有梦而遗者名为“梦遗”，无梦而遗，甚至清醒时精液自行滑出者为“滑精”。

全身按摩

特效穴位

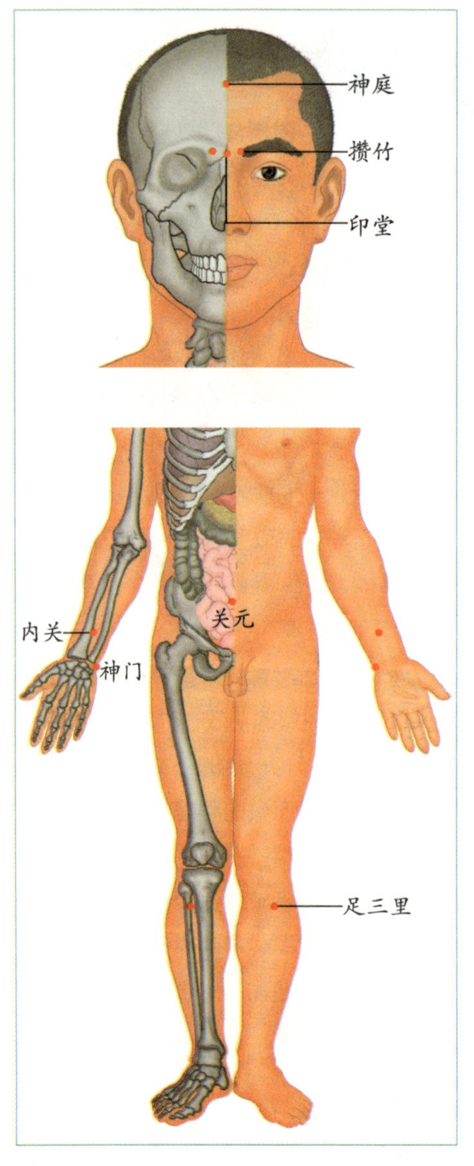

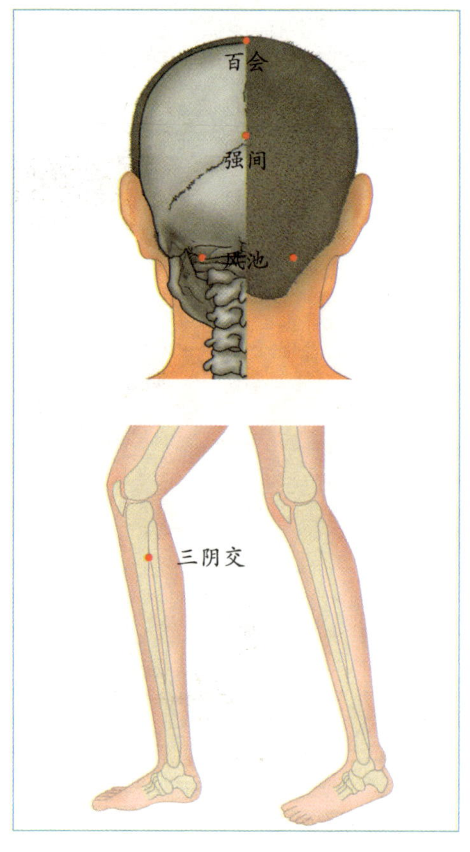

按摩方法

❶用双手拇指桡侧缘交替推印堂至神庭30次。

❷用拇指指腹按揉百会（见P199图①）、强间各100次。

❸用食指指腹按摩攒竹，反复按摩30次（见P199图②）。

❹按揉风池1分钟，以产生酸痛感为宜（见P199图③）。

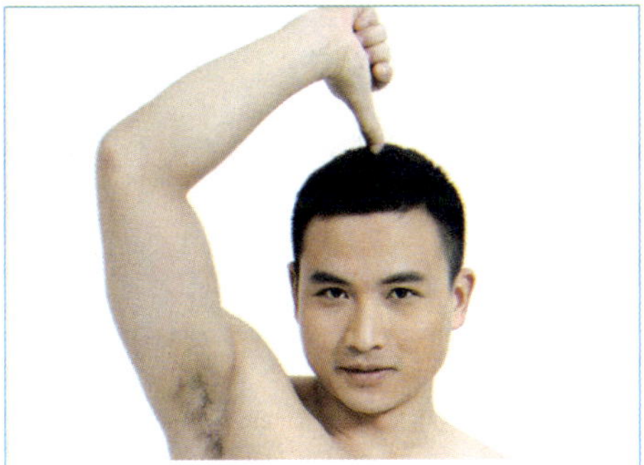

① 揉百会

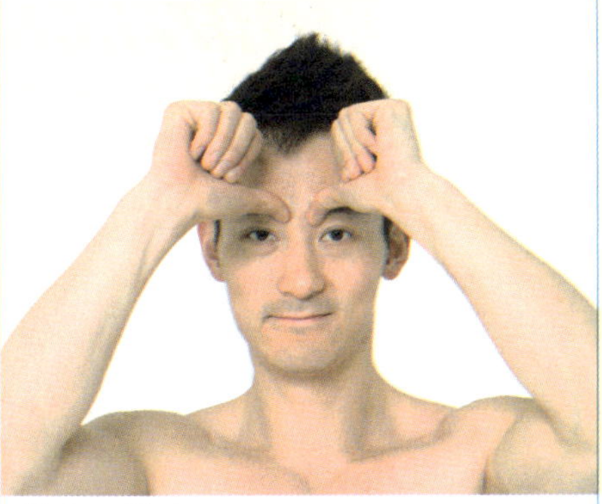

② 按压攒竹

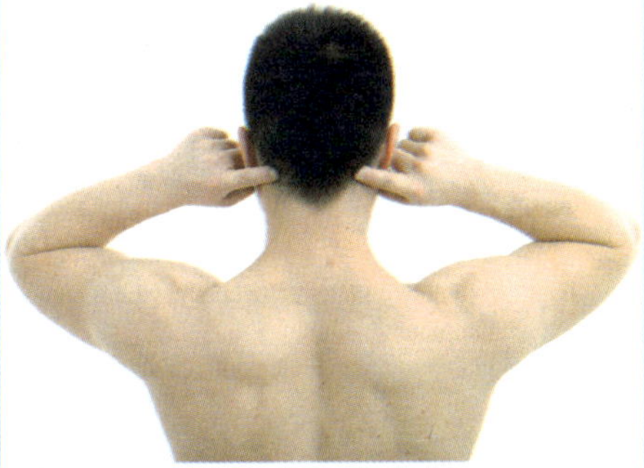

③ 按揉风池

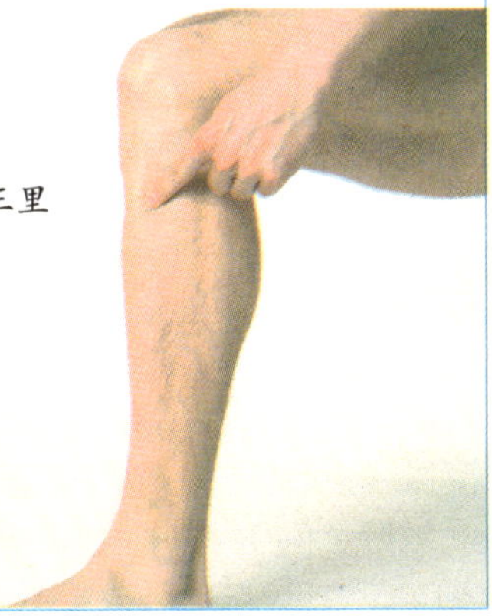

④ 按揉足三里

❺按揉关元、内关、神门、足三里（见图④）、三阴交，每穴 30 秒。

手足耳按摩

特效穴位

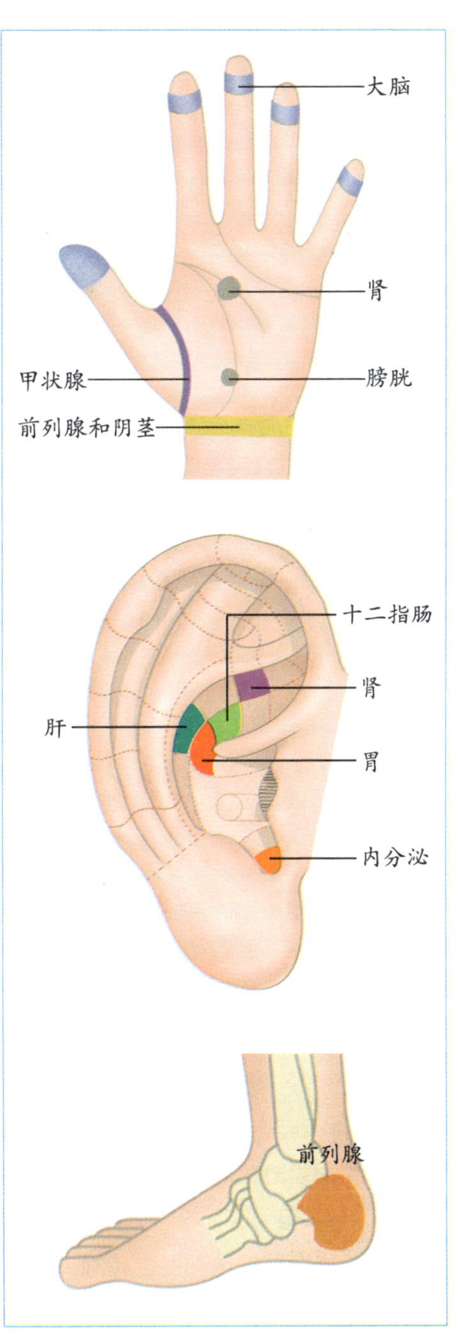

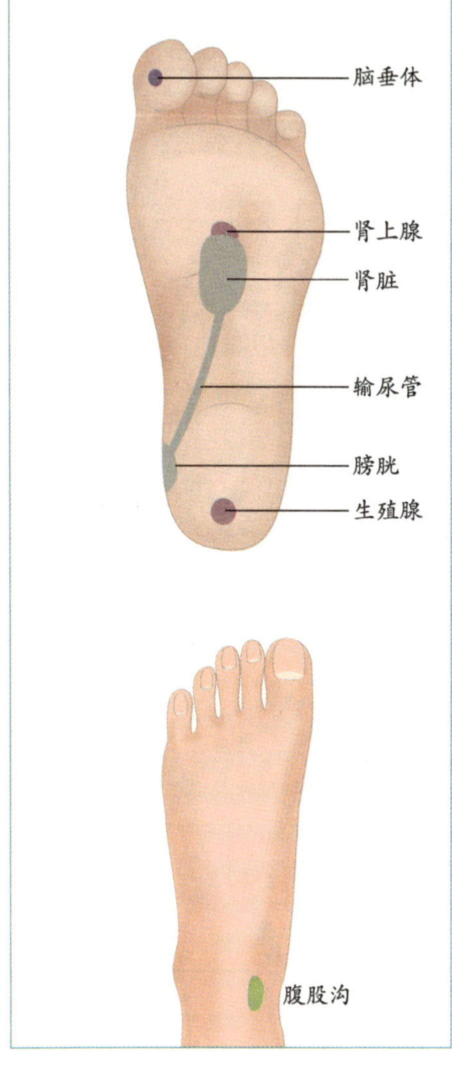

按摩方法

❶ 用拇指按揉手部的肾、膀胱反射区，各 3 分钟。

❷ 用拇指推揉手部的甲状腺、前列腺和阴茎反射区，各 2 分钟。

❸ 用拇指推揉手部的大脑反射区 2 分钟。

❹ 用拇指推法推摩足部的肾上腺、肾脏、输尿管、膀胱反射区，各 8 分钟。

❺ 用拇指指腹推摩足部的生殖腺、前列腺反射区，各 5 分钟。

❻ 用拇指按法按摩足部的脑垂体反射区 2 分钟（见图⑤）。

❼ 用拇指按揉法按揉足部的腹股沟反射区，持续 2 分钟。

❽ 用食指与拇指掐捏耳部的内分泌、肝、胃、十二指肠反射区，各 3 分钟。

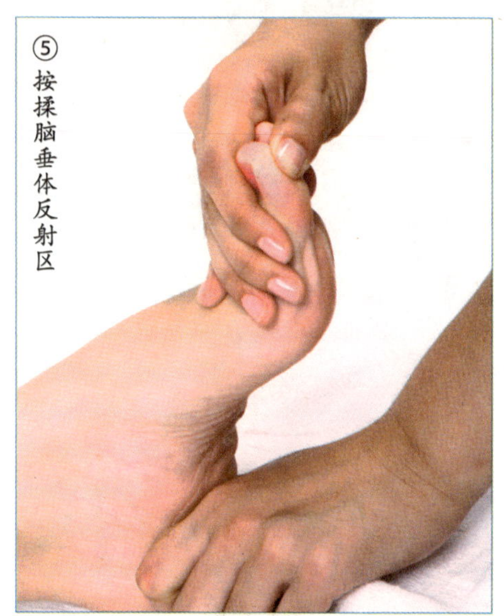
⑤ 按揉脑垂体反射区

贴心小叮咛

正确区分生理性遗精和病理性遗精

男性一般到了十五六岁以后便会有遗精现象，这是男子性成熟的一个标志，大多数属于生理现象。遗精通常发生在睡眠过程中，是一种无性活动的射精。调查研究显示，80% 以上的未婚男性都发生过遗精，频率为每个月 2 ~ 3 次，这对健康与正常的生活不会造成任何影响，不必为此担心。但如果遗精次数过于频繁，每夜必遗或一夜数次遗精，就需要到医院进行治疗了。

痛经

痛经是指女性经期前后或行经期间，出现下腹部痉挛性疼痛，并有全身不适，严重影响日常生活。经过详细妇科临床检查未能发现盆腔器官有明显异常者为原发性痛经，否则为继发性痛经。

全身按摩

特效穴位

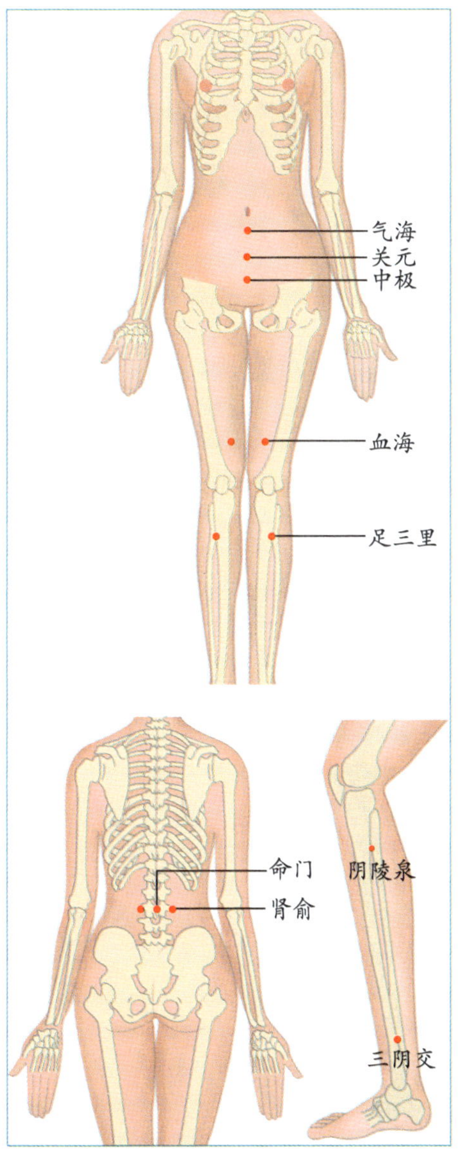

按摩方法

❶ 按揉患者气海（见图①）、关元、中极，各 1 分钟。

❷ 双手相叠置于小腹中间，紧压腹部，慢慢按摩腹部，以 10 次 / 分钟左右的频率进行，直至小腹有热感为宜。共操作 5 分钟（见图②）。

❸ 按揉患者命门、肾俞，各 2 分钟，直至患者感到酸胀为宜。

❹ 用手掌从与肩胛下缘平齐的脊椎棘突下向两侧分推，并沿着肋间向胸部推摩 30 次，直至患者感到温热为宜。

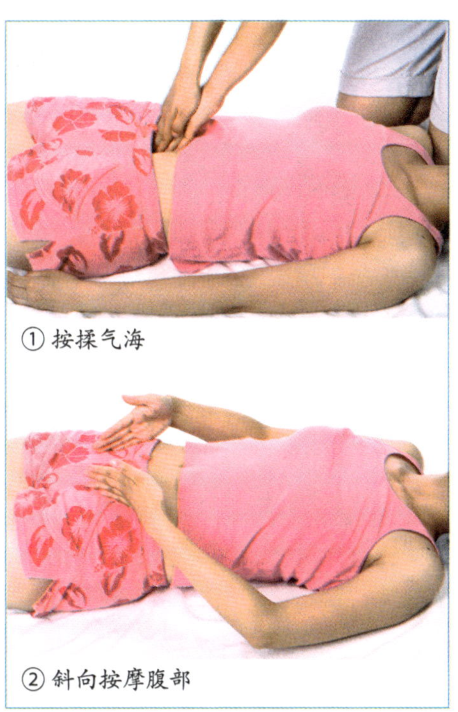

① 按揉气海

② 斜向按摩腹部

❺用双手手指按揉足三里、阴陵泉、血海各 2 分钟。

❻经血色黯，而且伴有淤块的患者，可以击打腰骶部 50 次。

❼患者俯卧，按摩腰骶部，直至患者感到微热（见图③、图④）。

❽双手置于小腹两侧，从后向前斜擦，方向朝外生殖器。不要往返擦动，要方向一致，以摩热为度。共操作 5 分钟。

❾用食指、中指按压住子宫，稍加压力，缓缓点揉，以酸胀为度，操作 5 分钟，以腹腔内有热感为最佳（见图⑤）。

❿用一侧手拇指指腹（也可以用稍硬的棒状物）揉捻对侧三阴交，以有酸胀感为宜，1 分钟后再换另一侧操作 1 分钟（见图⑥）。

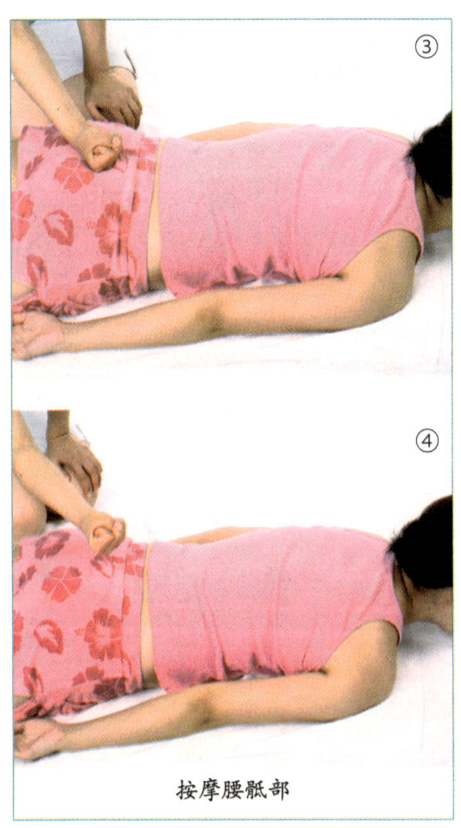

按摩腰骶部

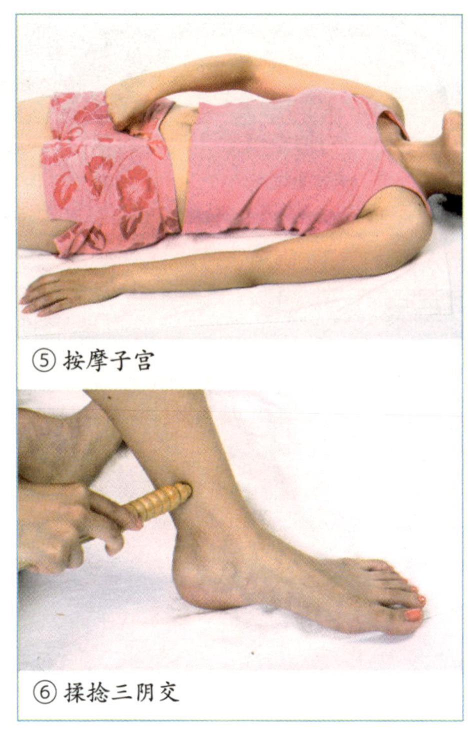
⑤ 按摩子宫

⑥ 揉捻三阴交

手足耳按摩

特效穴位

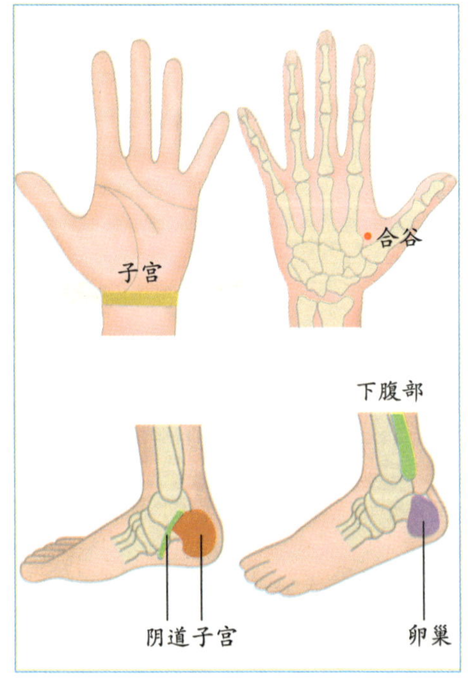

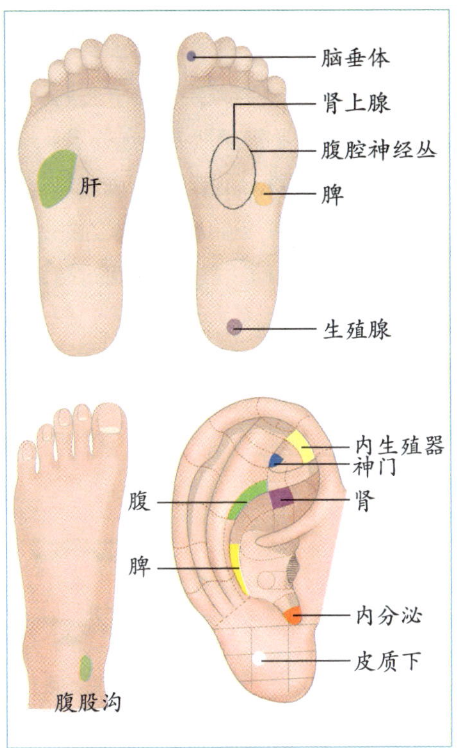

按摩方法

❶ 按揉患者合谷，1 分钟（见图⑦）。

❷ 稍用力推压位于手腕处的子宫反射区，每日按摩 1 次，每次 2 ~ 3 分钟（见图⑧）。

❸ 单食指刮压法刮压位于足部的子宫反射区 50 次（见图⑨）。

❹ 单食指扣压卵巢反射区 50 次（见图⑩）。

❺ 单食指扣拳法推压足部的腹腔神经丛、腹股沟、阴道、生殖腺等反射区，各 50 次。

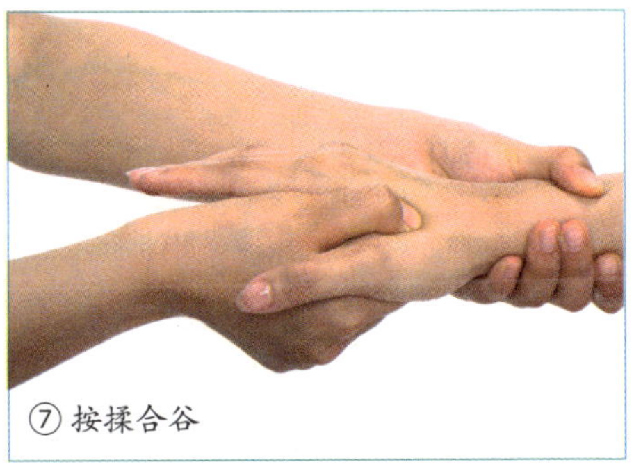
⑦ 按揉合谷

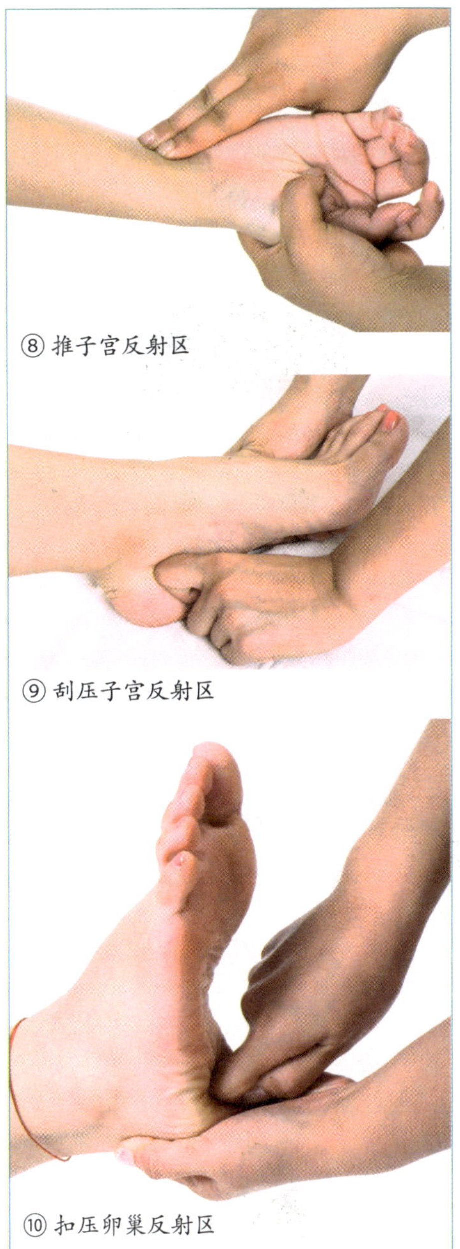
⑧ 推子宫反射区

⑨ 刮压子宫反射区

⑩ 扣压卵巢反射区

❻ 单食指扣拳法按揉足部的肝、脾等反射区，各 30 次。

❼ 捏指法推压放松位于足部的下腹部反射区 30 次。

❽ 单食指扣拳法按揉足部其他反射区（见特效穴位标注）各 30 次。

⑨推揉耳部的神门反射区1分钟（见图⑪）。

⑩捏揉耳部的内生殖器反射区1分钟。

⑪用食指按压耳部的肾反射区5～10次。

⑫用食指点压耳部皮质下反射区5～10次。

⑬用食指点按耳部其他反射区（见特效穴位标注）各5～10次。

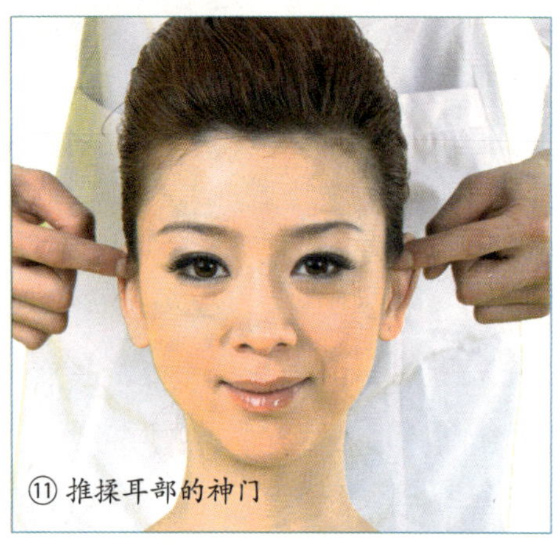
⑪ 推揉耳部的神门

贴心小叮咛

缓解痛经的其他秘诀

痛经时，不妨利用空闲时间试试以下小秘诀，让自己不再害怕生理期的到来！

1. 以圆形木棒，在小腿内侧来回滚动搓揉按摩，可以刺激小腿上穴位，帮助舒缓生理痛。在木棒滚动时要用一定的力度，这样效果会更好一些。

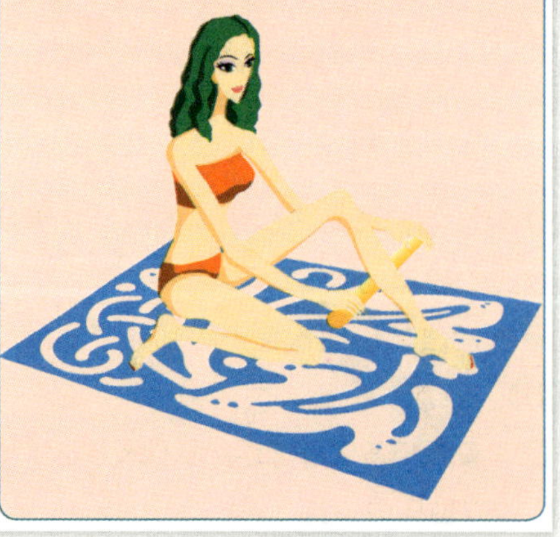

2. 痛经时，将玻璃瓶装温热的水，在后腰部滚动，通过对腰部的加热，促进局部的血液循环，能改善腰酸腹痛的情况。但注意水温不可过高，以免烫伤皮肤。

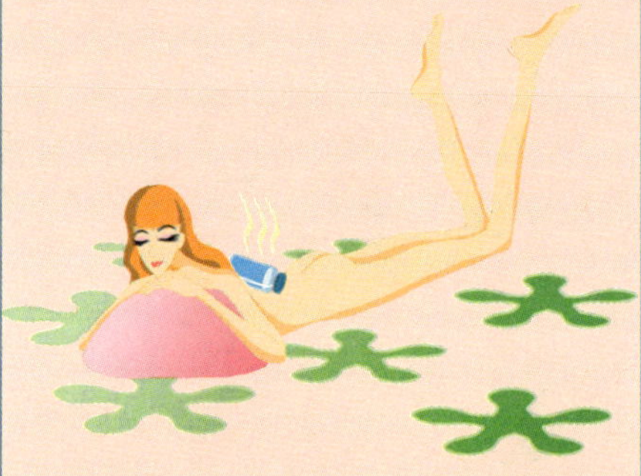

3. 可以利用以下几种按摩精油来缓解痛经：

迷迭香：可改善生理痛，对肝脏机能也有帮助。

洋柑橘：可减轻生理痛、头痛，也可减轻忧虑、焦躁。

薰衣草：可缓解生理痛，改善经血量太少、白带多的症状。

以上精油任选2～3种，总滴数6滴，加入10毫升的基础油中，充分混合之后，就可以拿来按摩生理期不舒服的地方。

月经不调

月经是女性的生理现象，即表现为周期性有规律的子宫出血。月经不调是指月经的周期、经期或经量出现异常，现代医学认为，本病多因内分泌异常引起。

全身按摩

特效穴位

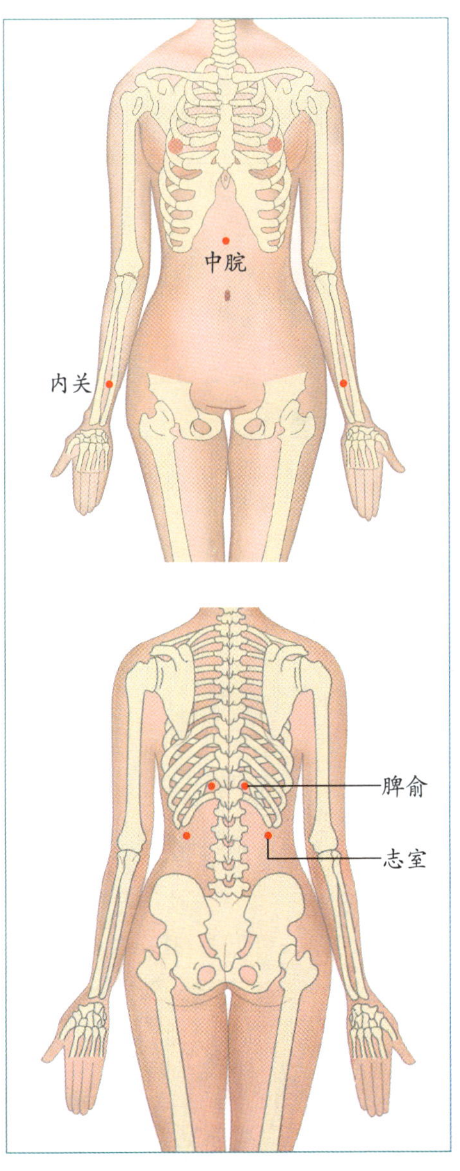

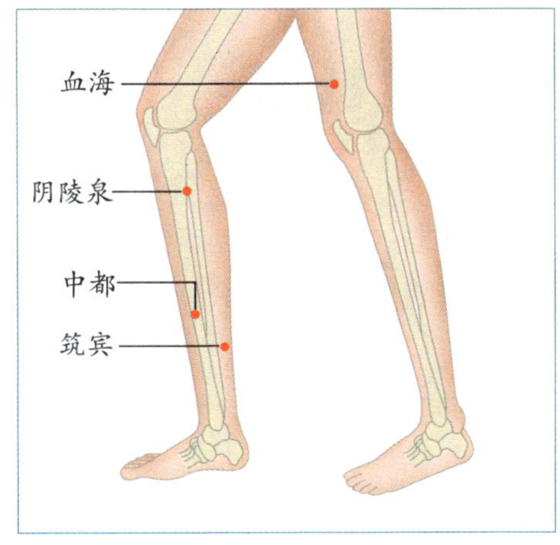

按摩方法

❶患者仰卧，按摩者沿着患者脊柱两侧上下反复推拿10遍。

❷将双手拇指指端并拢用力按压中脘30次，力度较重（见图①）。

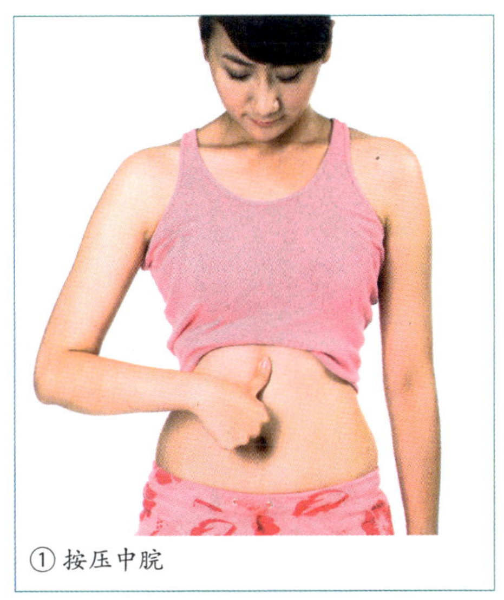

① 按压中脘

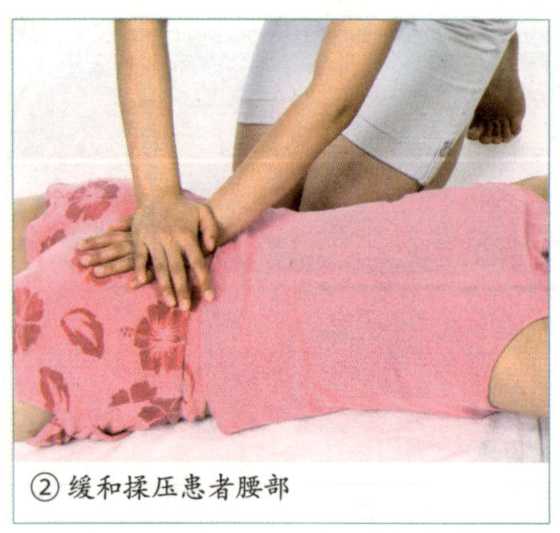

②缓和揉压患者腰部

❸患者仰卧，按摩者用两手缓和揉压患者腰部（见图②）各 1 分钟，以有酸胀感为宜。

❹一手握住患者的膝盖，一手按揉血海、阴陵泉、中都、筑宾，各 1 分钟，以有酸胀感为宜（见图③）。

❺患者俯卧，用掌根沿着脊柱两旁，上下反复揉捏脾俞、志室，各 2 分钟，以有酸胀感为宜。

❻按内关，稍微用力，按揉 1 ～ 2 分钟（见图④）。

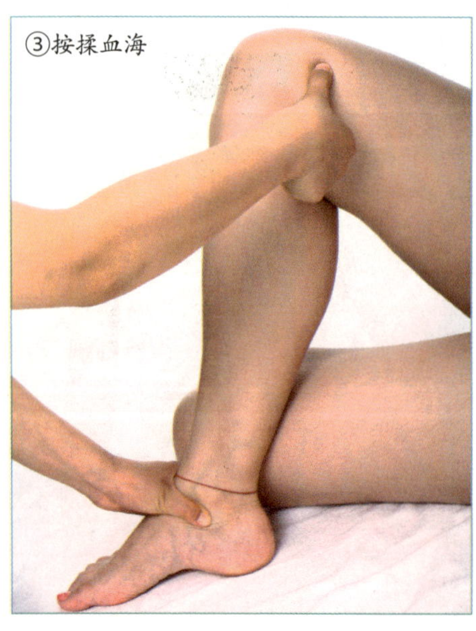

③按揉血海

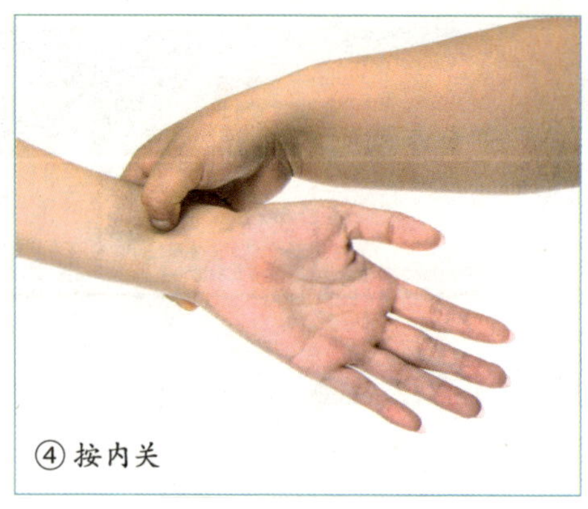

④按内关

手足耳按摩

特效穴位

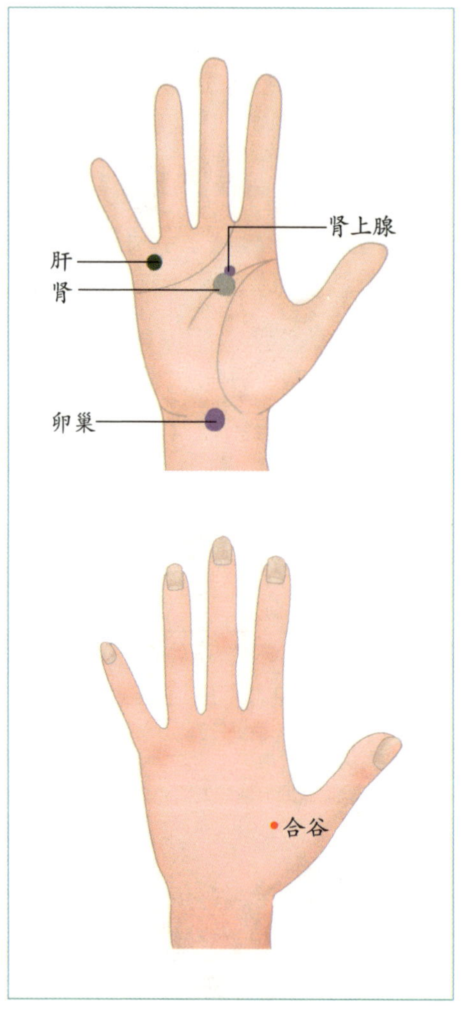

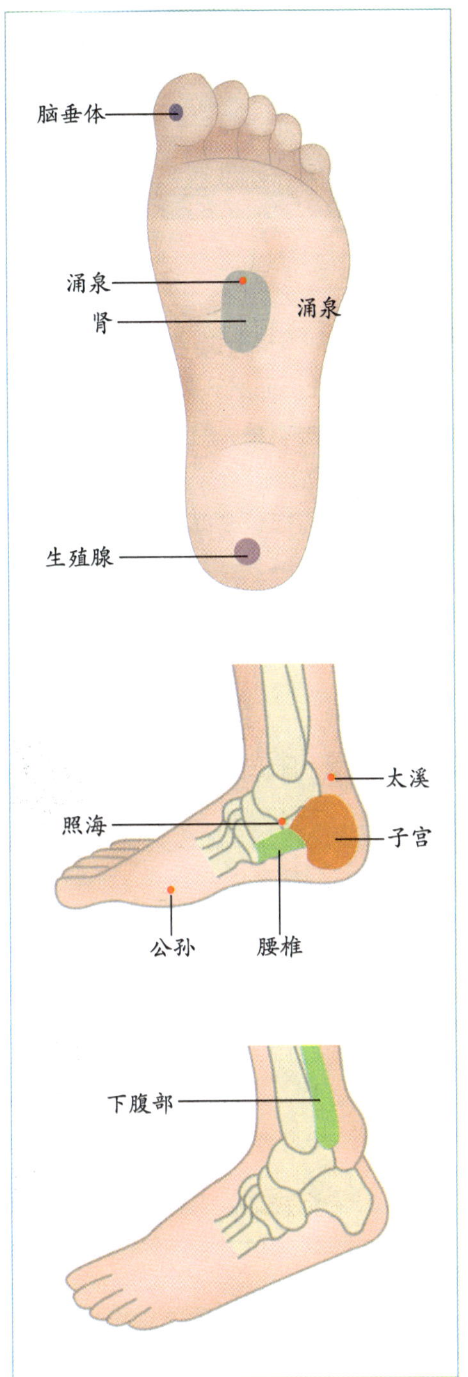

按摩方法

❶ 一手固定患者手臂，另一手用力按压、揉捏患者合谷，以有酸胀感为宜。

❷ 推揉手部的卵巢反射区 2 ~ 3 分钟（见图⑤）。

❸ 按摩手部的肾及其他反射区（见特效穴位标注）各 7 ~ 15 次。

❹ 搓揉足小趾 5 分钟，按揉涌泉 3 ~ 5 分钟，每日 2 次。

❺ 按揉足部的子宫、生殖腺、下腹部、脑垂体、肾脏、腰椎等反射区各 3 ~ 5 分钟，每日 1 ~ 2 次。

❻ 一手持脚，另一手半握拳，食指弯曲，以食指第一指间关节顶点施力，由脚跟向脚趾方向推 5 ~ 6 次，每日 2 ~ 3 次。

❼ 点揉太溪、照海、公孙各 5 ~ 8 分钟，每日 2 次。

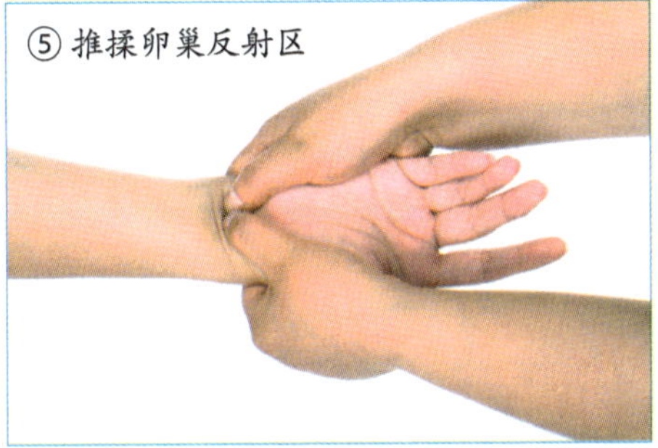

⑤ 推揉卵巢反射区

贴心小叮咛

1. 注意月经期间饮食，忌食偏冷的食物。
2. 月经期间作息正常，不熬夜，注意休息。
3. 平常月经过后应加强锻炼，增强体质。
4. 月经期间注意不要着凉，不要接触冷水。

性冷淡

性是人类最基本的生理需求之一，也是维持夫妻关系的纽带。性冷淡以女性患者居多，在心理学上被称为“性感缺乏”。其主要临床表现为性欲淡漠、性交疼痛、精神萎靡不振、记忆力减退、腰酸乏力等。

全身按摩

特效穴位

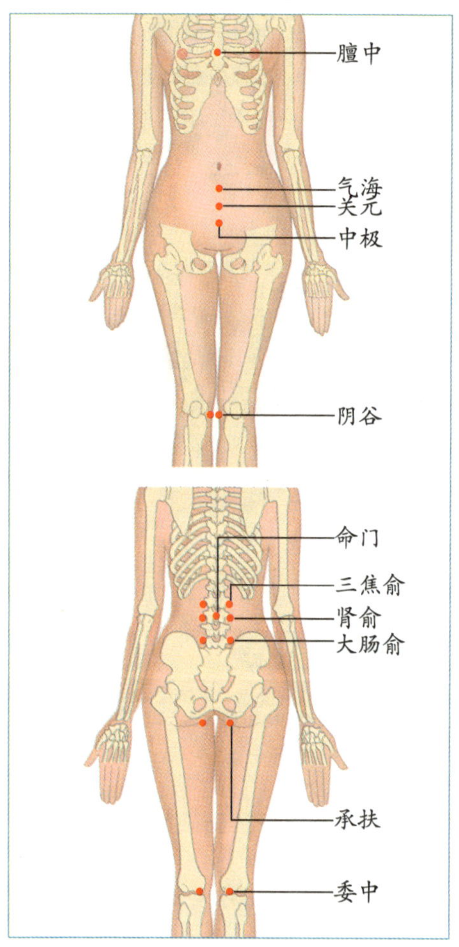

按摩方法

❶ 用拇指指腹按压阴谷，力度要大，以感到酸痛为宜，反复按摩 1 ~ 2 分钟。

❷ 用双手拇指指腹，按压肾俞，一面吐气一面进行，反复进行 15 次（见图①）。

❸ 双手拇指或食指指腹，按压三焦俞，按压时一面吐气一面进行，重复按压 15 次。

❹ 两手的中指重叠，用指腹按压关元，一边吐气一边按压，反复按摩 1 ~ 2 分钟。

❺ 用双手中指指腹或食指指腹按压大肠俞，反复按压 15 次，左右同时进行。

❻ 用手指按摩膻中、气海（见图②）、中极，各 2 分钟。

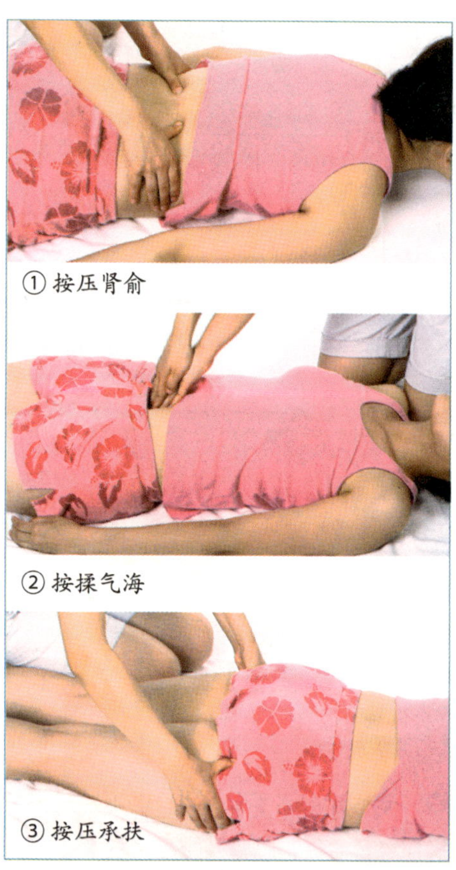
① 按压肾俞
② 按揉气海
③ 按压承扶

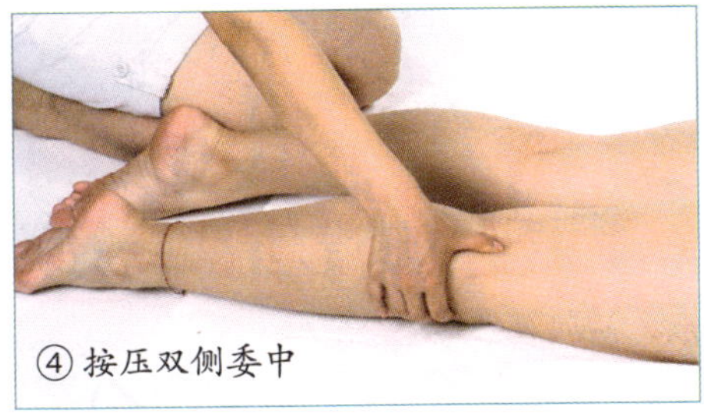

④ 按压双侧委中

❼ 用手掌搓法搓命门，以透热为度。

❽ 按压承扶 2 分钟（见 P208 图③）。

❾ 按压委中 2 分钟（见图④）。

手足耳按摩

特效穴位

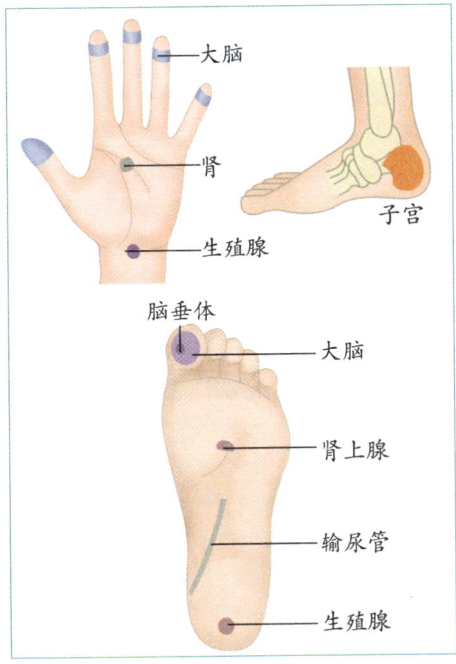

按摩方法

❶ 用拇指重力推按手部的生殖腺反射区，按摩 5 分钟，力度要适中。

❷ 用拇指和食指揉捏拇指上的大脑反射区约 5 分钟。应避免肌肤从手指间滑落，揉动的幅度要适中，不宜过大或过小。

❸ 用拇指指尖按摩手掌部的肾反射区约 5 分钟。用力宜轻柔，动作要协调而有节律。

❹ 脚趾是大脑、脑垂体等反射区的位置，经常用拇指和食指揉捏脚趾，有很好效果。每日按摩 2 次，10 天为 1 个疗程。

❺ 推按足部的子宫反射区 2 分钟，按摩力度以反射区胀痛为宜。

❻ 用拇指按揉法按揉足部的肾上腺、输尿管等反射区，各 3 分钟。

❼ 刮压足底、足外侧的生殖腺反射区 1 ~ 2 分钟（见图⑤）。

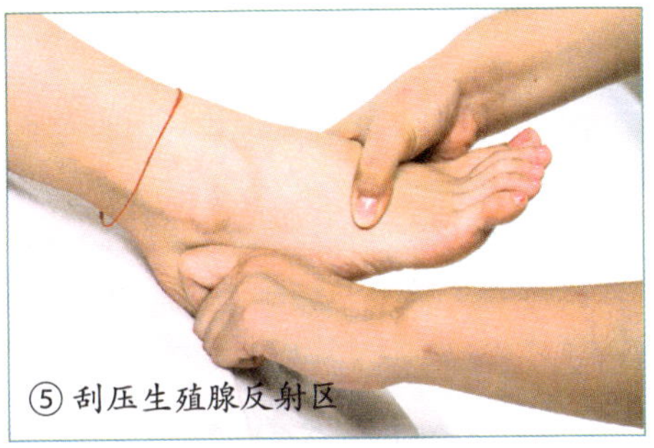

⑤ 刮压生殖腺反射区

贴心小叮咛

缓解性冷淡的生活窍门

★积极参加体育锻炼，特别是进行体操训练，这样有助于增强性生活的快感和消除性冷淡。

★女性尽量少穿高跟鞋，性学专家认为，高跟鞋是影响性欲的主要原因之一。因为经常穿高跟鞋会令腿部、会阴、下腹部的肌肉处于紧张状态，影响盆腔内的血液循环，使盆腔性器官的正常生理功能受损。

★维持良好的夫妻关系，相互理解，多多沟通，对缓解性冷淡也有一定的帮助。

附录

手掌正面穴位图

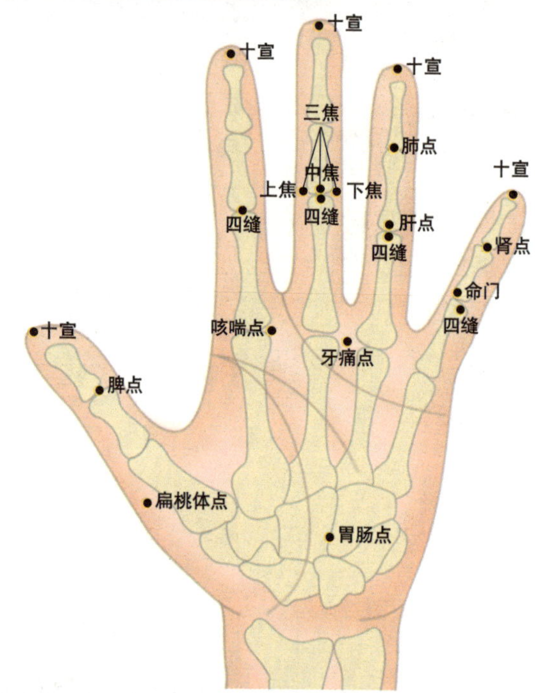

手掌背面穴位图

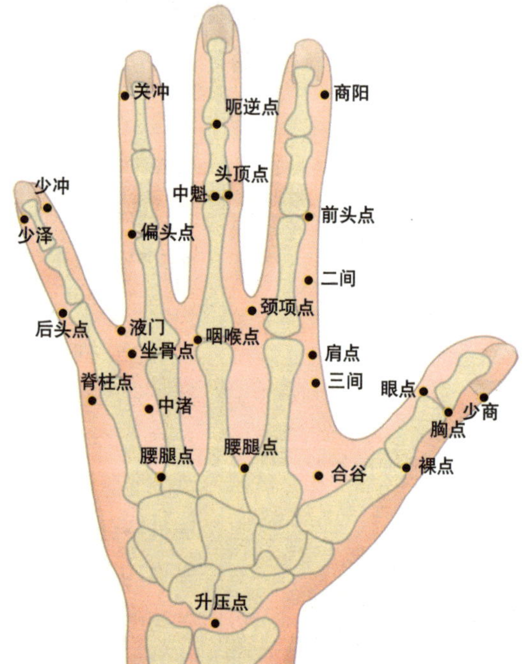

手掌反射区

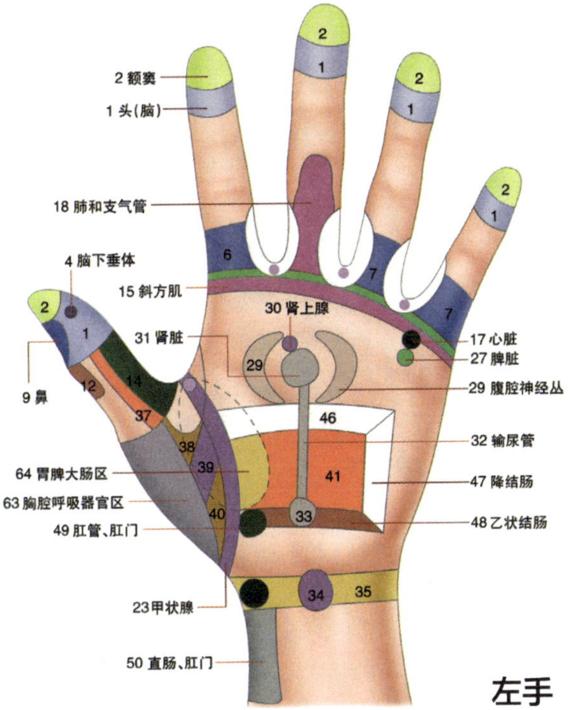

2 额窦
1 头(脑)
18 肺和支气管
4 脑下垂体
15 斜方肌
30 肾上腺
31 肾脏
17 心脏
27 脾脏
9 鼻
29 腹腔神经丛
32 输尿管
64 胃脾大肠区
47 降结肠
63 胸腔呼吸器官区
49 肛管、肛门
48 乙状结肠
23 甲状腺
50 直肠、肛门
左手

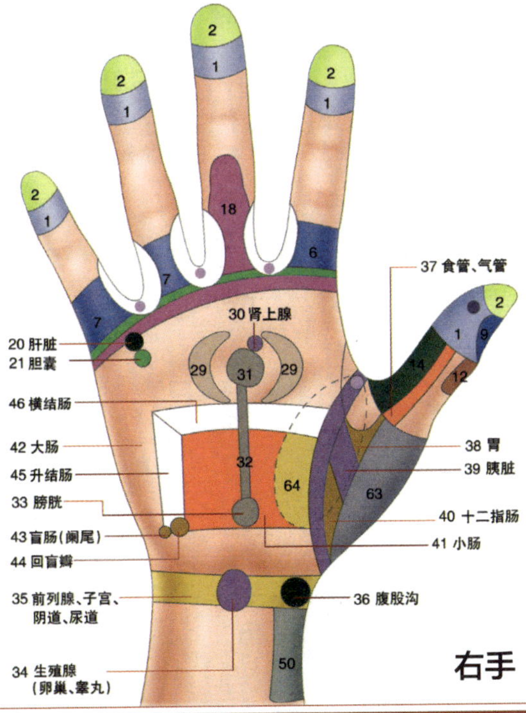

37 食管、气管
30 肾上腺
20 肝脏
21 胆囊
46 横结肠
42 大肠
38 胃
45 升结肠
39 胰脏
33 膀胱
40 十二指肠
43 盲肠(阑尾)
41 小肠
44 回盲瓣
35 前列腺、子宫、
阴道、尿道
36 腹股沟
34 生殖腺
(卵巢、睾丸)
右手

手背反射区

22 头颈淋巴结
6 眼
3 小脑、脑干
5 三叉神经
12 扁桃体
7 耳
8 内耳迷路
16 胸、乳房
19 膈、横膈膜
11 舌、口腔
13 上、下颌
10 喉、气管
24 甲状旁腺
14 颈项
25 胸腺淋巴结
26 上身淋巴结
左手
22 头颈淋巴结
62 颈肩区
57 肋骨
58 肩关节
52 颈椎
53 胸椎
59 肘关节
54 腰椎
65 血压区
57 肋骨
61 膝关节
55 骶骨
60 髋关节
56 尾骨
28 下身淋巴结
26 上身淋巴结
右手

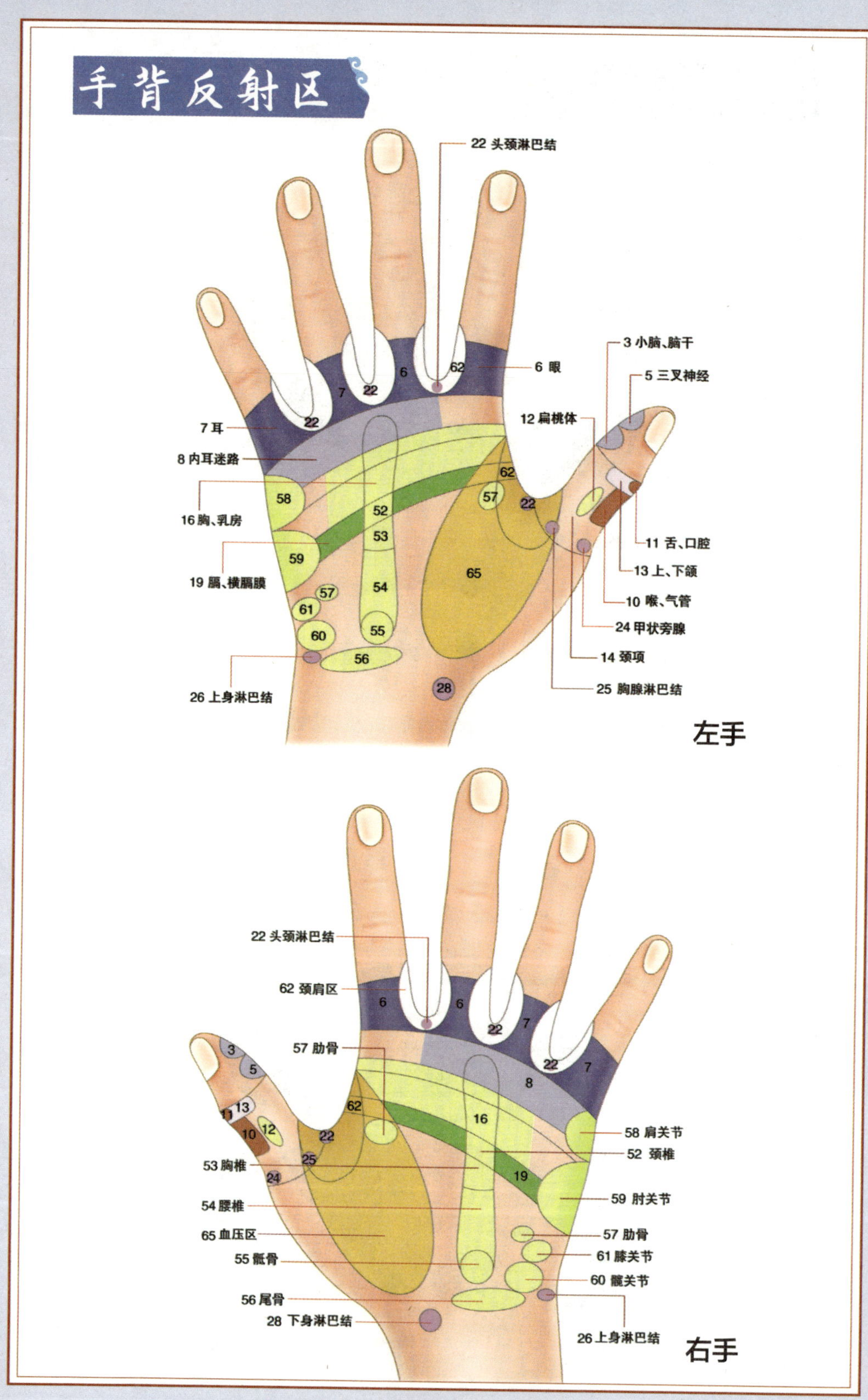

脚心、脚背穴位区

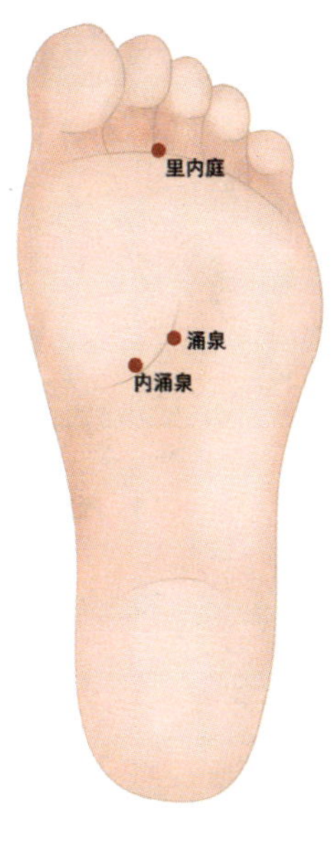

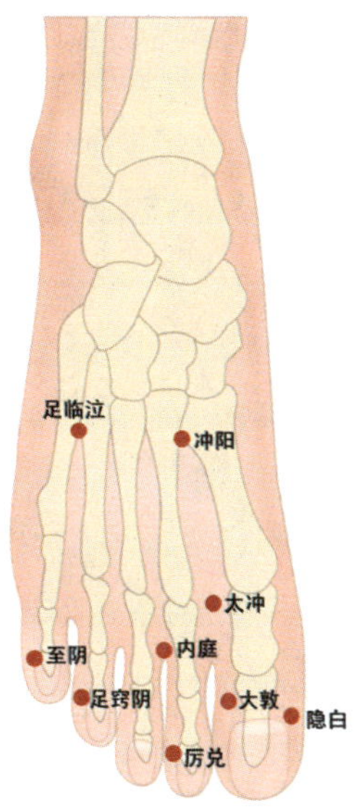

脚内、外侧反射区

13. 甲状旁腺
38-1. 内髋关节
50. 子宫或前列腺
51. 尿道、阴茎（阴道）
52. 直肠、肛门（痔疮）
53. 颈椎
54. 背椎（胸椎）
55. 腰椎
56. 骶椎
57. 内尾骨
62-1. 内侧坐骨神经（胫神经）

10. 肩部
35. 膝部（关节）
36. 生殖腺（男性：睾丸、附睾；女性：卵巢、输卵管）
37. 下腹部
38. 外髋关节
58. 外尾骨
60. 肘关节
62-2. 外侧坐骨神经（腓神经）
63. 手臂

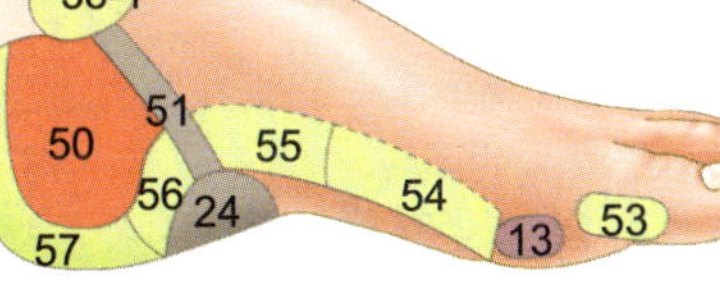

脚内侧

62-2
37
38
36
58
35
60
63
10

脚外侧

脚底反射区

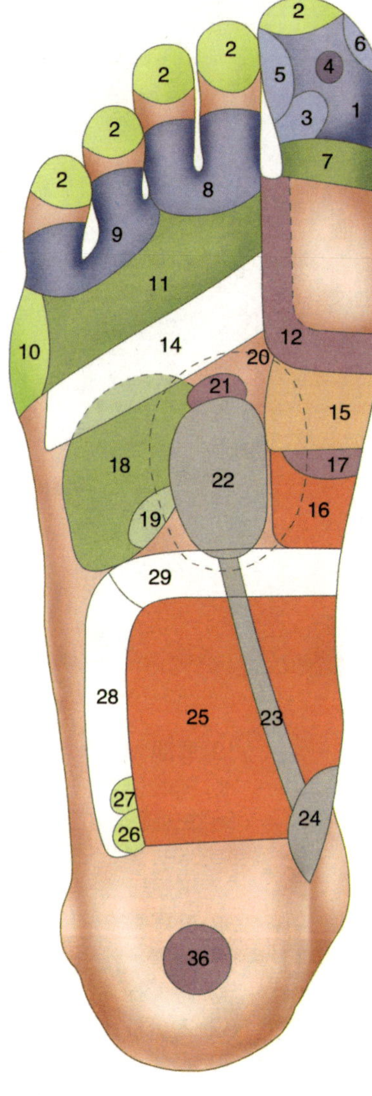

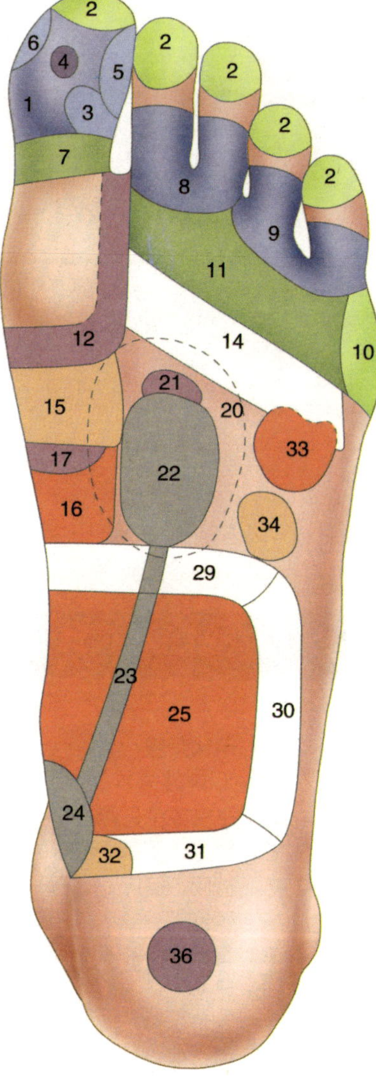

1. 头（脑）部
2. 额窦
3. 脑干、小脑
4. 脑下垂体
5. 颞叶（太阳穴）、三叉神经
6. 鼻腔
7. 颈项
8. 眼睛
9. 耳朵
11. 斜方肌
12. 甲状腺
14. 肺和支气管
15. 胃部
16. 十二指肠
17. 胰脏
18. 肝脏
19. 胆囊
20. 腹腔神经丛（太阳神经丛）
21. 肾上腺
22. 肾脏
23. 输尿管
24. 膀胱
25. 小肠
26. 盲肠（阑尾）
27. 回盲瓣
28. 升结肠
29. 横结肠
30. 降结肠
31. 直肠
32. 肛门
33. 心脏
34. 脾脏
36. 生殖腺

脚背反射区

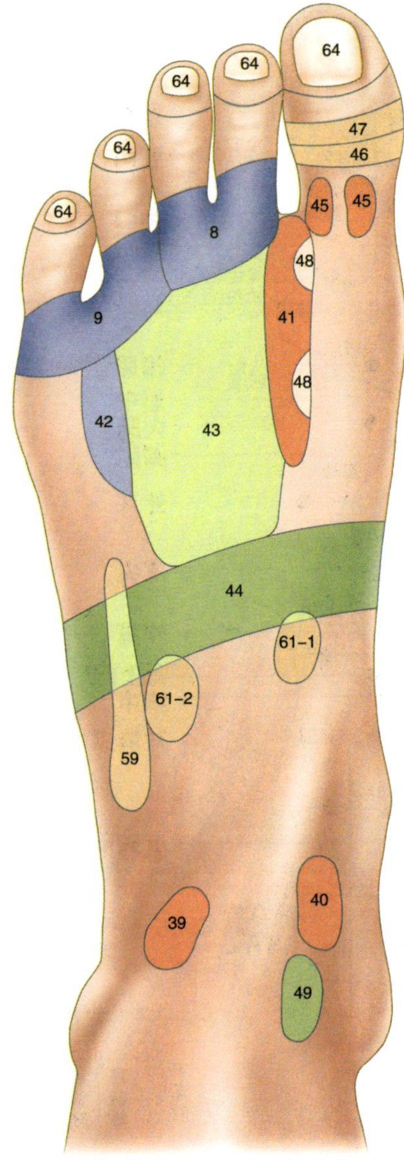

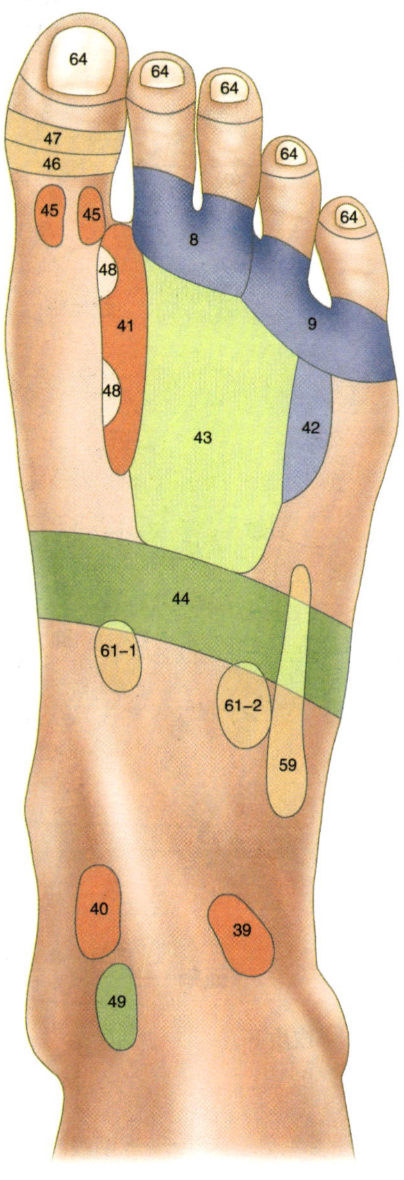

8. 眼睛
9. 耳朵
39. 上身淋巴腺
40. 下身淋巴腺
41. 胸部淋巴腺
42. 内耳迷路（平衡器官）
43. 胸腔、乳房
44. 横膈膜
45. 扁桃体
46. 下颌（牙）
47. 上颌（牙）
48. 喉部、气管
49. 腹股沟
59. 肩胛骨
61-1. 内侧肋骨
61-2. 外侧肋骨
64. 脸部

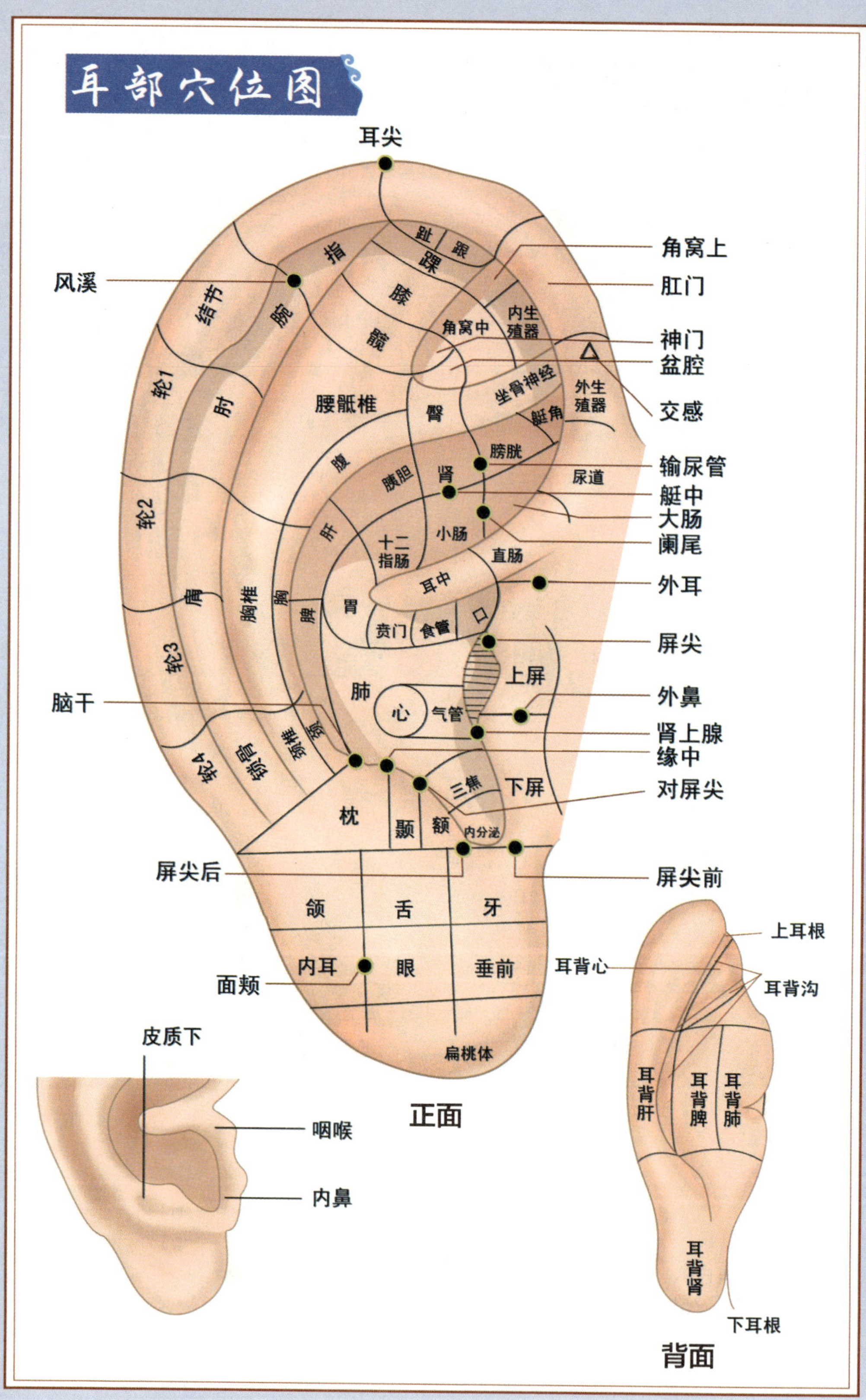
耳部穴位图
耳尖
角窝上
肛门
风溪
神门
盆腔
交感
输尿管
艇中
大肠
阑尾
外耳
屏尖
外鼻
肾上腺
缘中
对屏尖
脑干
屏尖后
屏尖前
面颊
趾
跟
踝
指
膝
结节
腕
髋
角窝中
内生殖器
轮1
肘
腰骶椎
臀
坐骨神经
外生殖器
艇角
膀胱
腹
胰胆
肾
尿道
轮2
肝
十二指肠
小肠
直肠
耳中
肩
胸椎
胸
脾
胃
贲门
食管
口
轮3
上屏
肺
心
气管
颈
颈椎
锁骨
轮4
三焦
下屏
枕
颞
额
内分泌
颌
舌
牙
内耳
眼
垂前
扁桃体
正面
皮质下
咽喉
内鼻
上耳根
耳背心
耳背沟
耳背肝
耳背脾
耳背肺
耳背肾
下耳根
背面